卫生职业教育数字化创新教材

供高等职业教育护理、助产、临床医学、口腔医学、医学检验技术、
医学影像技术等医学相关专业使用

病原生物与免疫学

（第3版）

主　　编　夏金华

副 主 编　张晓红　唐正宇　刘娟娟

编　　者（按姓氏汉语拼音排序）

　　　　　刘娟娟　山东中医药高等专科学校

　　　　　龙小山　广州卫生职业技术学院

　　　　　苗英慧　南阳医学高等专科学校

　　　　　唐正宇　长沙卫生职业学院

　　　　　田玉娜　唐山职业技术学院

　　　　　王　蕾　沧州医学高等专科学校

　　　　　夏金华　广州卫生职业技术学院

　　　　　许名颖　肇庆医学高等专科学校

　　　　　张　苗　江苏护理职业学院

　　　　　张晓红　郑州卫生健康职业学院

编写秘书　龙小山　广州卫生职业技术学院

科 学 出 版 社

北　京

内 容 简 介

  本书为卫生职业教育数字化创新教材，紧扣最新的高职护理专业教学标准和护士执业资格考试大纲，注重与专业核心课程知识点的衔接和护士岗位工作任务来优化教材内容，并有机融入了课程思政元素，着力培养学生的仁爱之心和职业精神。全书分免疫学基础和病原生物学两大部分，共14章，以彩色版形式呈现。精心设计了经典案例和链接、自测题等，在书后还附有自测题单项选择题参考答案。本书还配套制作了全部课程内容的PPT课件和部分动画视频资源，以激发学生的学习兴趣，拓展学习视野，提升学习效果。

  本书供高职高专护理、助产专业和其他卫生类相关专业使用。

图书在版编目（CIP）数据

病原生物与免疫学 / 夏金华主编 . —3 版 . —北京：科学出版社，2023.1
卫生职业教育数字化创新教材
ISBN 978-7-03-073912-4

Ⅰ.①病…　Ⅱ.①夏…　Ⅲ.①病原微生物 - 高等职业教育 - 教材②医学 - 免疫学 - 高等职业教育 - 教材　Ⅳ.① R37 ② R392

中国版本图书馆 CIP 数据核字（2022）第 222402 号

责任编辑：丁海燕 / 责任校对：杨　赛
责任印制：霍　兵 / 封面设计：涿州锦晖

科 学 出 版 社 出版
北京东黄城根北街16号
邮政编码：100717
http://www.sciencep.com

北京汇瑞嘉合文化发展有限公司　印刷
科学出版社发行　各地新华书店经销
*
2013年3月第　一　版　开本：850×1168　1/16
2023年1月第　三　版　印张：14
2024年1月第十三次印刷　字数：423 000
定价：79.80元
（如有印装质量问题，我社负责调换）

前 言

病原生物与免疫学是卫生职业教育护理专业重要的专业基础课，对培养学生的职业能力、专业精神，引导学生树立正确的世界观、人生观和价值观起着重要的作用。坚持以习近平新时代中国特色社会主义思想为指导，深入贯彻落实党的二十大精神和国家职业教育改革实施方案，加快现代卫生职业教育高质量和创新发展，培养高素质护理和其他卫生技术技能型人才，科学出版社组织了几十所高职高专院校的骨干教师编写了护理专业系列教材。

依据《职业院校教材管理办法》以及国家专业教学标准和职业标准（考试大纲），服务学生成长成才和就业创业，我们按照以下思路编写了本教材：

一是遵照护理技术技能人才成长规律和学生认知特点，突出理论和实践相统一，强调实践性。

二是紧扣护理专业教学标准和全国护士执业资格考试大纲，按照护士岗位涵盖的工作任务和后续专业课学习的需求，采取精简、融合、重组等方式对课程内容进行了优化，如第7章"免疫与临床"。

三是打造"教材+教学平台"的新型数字化教材，探索"互联网+教育"模式。充分发挥现代信息技术优势，在优质教育资源和信息化学习环境下，着力培养、提升学生自主学习能力和教师信息化教学水平。

四是有机融入课程思政、国家安全等元素，强化专业素质、人文素养和职业精神的融合教育。贯彻终身教育理念，贴近护士岗位（群）的实际需要，突出其科学性、实用性与适应性。

五是把握教材内容的系统性和各章节的相对独立性，循序渐进、有机衔接地进行内容编排。①将本教材内容精简为14章；②在绪论的基础上，将免疫系统章节放在前面编写，符合学生从人体结构到机能、从宏观到微观、从基础到临床，由浅入深、循序渐进学习的思维惯性；③将细菌和病毒部分按致病系统和传播途径归类编写，便于加深对传播途径相同的常见病原体种类、致病机制和防治方法的学习比较；④插入的经典案例和链接，更能激发学生的学习兴趣。

六是在每章的正文外还配有医者仁心、自测题和教学课件等，可以引导和帮助学生们自学并自我检测。

本书分免疫学基础和病原生物学两大部分，由于专业能力和学术水平有限，难免有不妥和疏漏，恳请专家、同行和师生们指正。

编 者

2023年8月

配 套 资 源

欢迎登录"中科云教育"平台，**免费**数字化课程等你来！

"中科云教育"平台数字化课程登录路径

电脑端

▶ 第一步：打开网址 http://www.coursegate.cn/short/5HB1J.action

▶ 第二步：注册、登录

▶ 第三步：点击上方导航栏"课程"，在右侧搜索栏搜索对应课程，开始学习

手机端

▶ 第一步：打开微信"扫一扫"，扫描下方二维码

▶ 第二步：注册、登录

▶ 第三步：用微信扫描上方二维码，进入课程，开始学习

PPT 课件，请在数字化课程中各章节里下载！

目　录

绪论…………………………………………… 1
　第1节　病原生物学概述 ………………… 1
　第2节　免疫学概述 ……………………… 2
　第3节　病原生物学与免疫学的关系 …… 4

第一部分　免疫学基础

第1章　免疫系统 ………………………… 8
　第1节　免疫器官 ………………………… 8
　第2节　免疫细胞 ………………………… 10
　第3节　免疫分子 ………………………… 13
第2章　抗原 ……………………………… 16
　第1节　抗原的概念、特性与分类 ……… 16
　第2节　决定抗原免疫原性的因素 ……… 17
　第3节　抗原的特异性与交叉反应 ……… 17
　第4节　医学上重要的抗原物质 ………… 18
第3章　免疫球蛋白与抗体 ……………… 23
　第1节　免疫球蛋白的结构与类型 ……… 23
　第2节　各类免疫球蛋白的主要特性 …… 26
　第3节　抗体的生物学功能 ……………… 27
　第4节　抗体的制备及其应用 …………… 29
第4章　补体系统 ………………………… 31
　第1节　概述 ……………………………… 31
　第2节　补体系统的激活与调节 ………… 32
　第3节　补体系统的主要生物学作用 …… 36
　第4节　血清补体异常与疾病 …………… 37
第5章　人类主要组织相容性复合体及
　　　　其编码分子 ……………………… 39
　第1节　概述 ……………………………… 39
　第2节　HLA的结构、分布与功能 ……… 40
　第3节　HLA在医学上的意义 …………… 41
第6章　免疫应答 ………………………… 44
　第1节　概述 ……………………………… 44
　第2节　固有免疫 ………………………… 45
　第3节　适应性免疫——B细胞介导的
　　　　体液免疫应答 …………………… 49

　第4节　适应性免疫——T细胞介导的
　　　　细胞免疫应答 …………………… 52
　第5节　免疫耐受与免疫调节 …………… 54
第7章　免疫与临床 ……………………… 56
　第1节　超敏反应 ………………………… 56
　第2节　自身免疫病 ……………………… 65
　第3节　免疫缺陷病 ……………………… 67
　第4节　肿瘤免疫与移植免疫 …………… 69
　第5节　免疫学防治 ……………………… 72
　第6节　免疫学检测与诊断 ……………… 76

第二部分　病原生物学

第8章　细菌的基本特性 ………………… 80
　第1节　细菌的形态与结构 ……………… 80
　第2节　细菌生长繁殖与变异 …………… 87
　第3节　细菌的分布与消毒灭菌 ………… 90
　第4节　细菌的致病性与感染 …………… 93
　第5节　机体的抗菌免疫 ………………… 99
　第6节　细菌感染的检查方法
　　　　与防治原则 ……………………… 100
第9章　常见的致病菌 …………………… 104
　第1节　呼吸道感染的细菌 ……………… 104
　第2节　消化道感染的细菌 ……………… 110
　第3节　创伤感染的细菌 ………………… 117
　第4节　引起食物中毒的细菌 …………… 126
　第5节　性传播细菌 ……………………… 127
　第6节　动物源性病原菌 ………………… 128
第10章　病毒的基本特性 ………………… 134
　第1节　病毒的一般性状 ………………… 134
　第2节　病毒的感染与免疫 ……………… 139
　第3节　病毒感染的检查与防治原则 …… 142
第11章　常见的致病性病毒 ……………… 145
　第1节　呼吸道感染的病毒 ……………… 145
　第2节　肠道感染的病毒 ………………… 150
　第3节　肝炎病毒 ………………………… 154

第4节 逆转录病毒 ……………………… 160
第5节 疱疹病毒 ………………………… 162
第6节 其他病毒 ………………………… 166

第12章 其他微生物 ……………………… 171
第1节 螺旋体 …………………………… 171
第2节 支原体 …………………………… 175
第3节 衣原体 …………………………… 177
第4节 立克次体 ………………………… 178
第5节 放线菌 …………………………… 179
第6节 真菌 ……………………………… 179

第13章 人体寄生虫的基本特性 ……………… 183
第1节 寄生虫与宿主 …………………… 183
第2节 寄生虫与宿主的相互作用 ……… 184
第3节 寄生虫病的流行与防治 ………… 186

第14章 常见人体寄生虫和医学节肢动物 ⋯ 190
第1节 医学蠕虫 ………………………… 190
第2节 医学原虫 ………………………… 206
第3节 医学节肢动物 …………………… 214

主要参考文献 …………………………… 216

自测题单项选择题参考答案 ……………… 217

第1节　病原生物学概述

病原生物是指自然界中能够导致人类、动物和植物病害的生物，包括病原微生物和人体寄生虫两大部分。

病原生物学（pathogenic biology）包括医学微生物学（medical microbiology）和人体寄生虫学（human parasitology）两部分。医学微生物学是研究人类病原微生物生命活动规律、致病性、诊断及防治的微生物学分支学科。人体寄生虫学是研究人体寄生虫病病原的形态结构与分类、生活史、致病机制、流行规律、实验诊断和防治的学科。学习病原生物学的目的是控制和消灭包括传染病在内的感染性疾病，以保障和提高人类健康。另外，也可为学习其他科目奠定重要的理论基础。

一、病原微生物

（一）微生物的概念和分类

微生物（microorganism）是存在于自然界中的一大群体积微小、结构简单、肉眼看不见，必须借助光学显微镜或者电子显微镜放大数百、数千甚至数万倍才能观察到的微小生物的总称。微生物的种类繁多，根据微生物有无细胞基本结构、分化程度和化学组成等特点，可将其分为三大类。

1. 非细胞型微生物　是结构最简单的微生物。体积微小，可以通过滤菌器，无典型的细胞结构，也无产生能量的酶系统，核酸类型单一，只有DNA或者RNA其中一种，必须寄生在活细胞内才能生长增殖。病毒属于此类微生物。

2. 原核细胞型微生物　细胞分化程度较低，只有DNA盘绕形成的拟核，无核膜和核仁，细胞器也不完善，只有核糖体。该类微生物的种类繁多，包括细菌、支原体、衣原体、立克次体、螺旋体和放线菌。

3. 真核细胞型微生物　细胞核分化程度高，有核膜、核仁和染色体，胞质中具有完整的细胞器。真菌属于此类微生物。

（二）微生物与人类的关系

自然界中微生物种类有十万种之多，分布非常广泛，水、土壤、空气、矿层等都有微生物存在，其中以土壤中微生物最多，1g肥沃的土壤中可含有几亿到几十亿个微生物。正常人的体表和与外界相通的腔道中，也有大量微生物存在，而且人体不同部位微生物分布差别很大，以肠道中分布最多，约占人体微生物总量的80%。自然界中绝大多数微生物对人类、动物和植物的生存是有益的，有些甚至是必需的。只有少数微生物能引起人类、动物和植物的病害，这类能够引起人类、动物、植物疾病的微生物称为病原微生物。

微生物在农业、工业、医药、环境保护等方面发挥着重要的作用。在农业方面，应用微生物制造菌肥、植物生长激素等，也可利用微生物来杀死植物虫害；在工业方面，微生物在食品、皮革、纺织、石油、化工、冶金等行业中的运用日趋广泛；在医药方面，利用微生物制备抗生素、维生素、疫苗等，用于疾病的预防和治疗；在环境保护方面，利用微生物来降解污水中的有机磷、氰化物等有害物质。近年来，微生物在遗传学、分子生物学、基因工程技术等方面也得到了广泛的应用，如在基因工程技术方面利用微生物作为基因载体制备胰岛素、干扰素等生物制品。

二、人体寄生虫

（一）寄生虫的概念与分类

寄生虫（parasite）是指长期或暂时地依附于另外一种生物的体内或体表，获得营养物质，并给对方造成损害的低等无脊椎动物。人体寄生虫由医学蠕虫、医学原虫和医学节肢动物三部分组成。

1. 医学蠕虫　为多细胞无脊椎动物，软体，可借肌肉伸缩而蠕动。寄生于人体的医学蠕虫主要有20～30种，如蛔虫、钩虫、丝虫、血吸虫和绦虫等。

2. 医学原虫　是单细胞真核动物，能够独立完成生命活动中的全部生理功能。寄生于人体的原虫常见的有溶组织阿米巴、疟原虫、刚地弓形虫、阴道毛滴虫等。

3. 医学节肢动物　又称医学昆虫。其特征是身体分节，具有外骨器和附肢。主要寄生于体表，它们或传播疾病，或直接致病，或作为变应原引起超敏反应。常见的医学节肢动物有蚊、蝇、虱、蚤、蜱、螨等。

（二）寄生虫病在我国的流行情况

我国幅员辽阔，地跨寒、温、热三带，自然条件千差万别，人们的生活与生产习惯复杂多样，加之1949年以前政治、经济、文化等社会因素的影响，使我国寄生虫病流行广泛，成为严重影响人体健康、社会经济发展的公共卫生问题。1949年以后国家对多种寄生虫病开展有针对性的防治工作，把钩虫病、丝虫病、血吸虫病、疟疾和黑热病列为重点防治的"五大寄生虫病"。经过几十年的努力，已取得举世瞩目的成就，如丝虫病、黑热病在我国基本消灭，肠道寄生虫病、疟疾、血吸虫病等的发病率也逐渐降低。但近几年来，部分东南亚国家和非洲国家的疟疾，特别是耐药性的恶性疟不断扩散，随着国际交往频繁，出入境人口的增加，提高了疟疾这种寄生虫病的输入机会。另外，在我国南部、西部等经济欠发达的地区，寄生虫病依然威胁着妇女和儿童的健康，如西藏、四川、青海的包虫病。

我国曾分别于1988年、2001年和2014年组织开展了三次全国人体重点寄生虫病调查。与前两次相比，第三次调查显示我国重点寄生虫病人群感染率显著下降，全国总感染率降到6%以下，绝大部分地区均已处于低度流行或散发状态，华支睾吸虫病等各种食源性寄生虫病感染率也已经明显下降。但要彻底消灭寄生虫感染，任务仍然相当艰巨，必须群防群治、综合治理，才能实现目标。

第2节　免疫学概述

一、免疫的概念与类型

（一）免疫的概念

免疫（immunity）原意为"免除税收"，最初被引用到医学中时有"免除瘟疫"之意。人们对免疫的认识是伴随着对传染病防治的认识而逐渐形成的。人类在与传染病长期斗争中发现，一些患天花、鼠疫、霍乱等烈性传染病侥幸康复的人不再患同一种疾病，也就是说，机体通过接触病原体，能够获得针对该病原体感染引起的传染病的抵抗力。由此人们认为，免疫是指机体抗感染的防御能力。后来人们又观察到一些现象，如输血反应、过敏反应等引起的排异现象，从而对免疫又有了新的认识，提出了现代免疫的概念，就是机体识别和排除抗原性异物即机体区分自己与非己进而排除异己的功能。免疫通常对机体有利，但在某些条件下为维持机体自身生理平衡与稳定，也可对机体有害。

（二）免疫学的概念

免疫学（immunology）是研究免疫系统结构与功能的学科。研究人体免疫系统的组成和功能、免疫应答的规律和效应、免疫功能异常所致疾病及其发生机制，以及免疫学诊断与防治等。该学科既是一门医学基础课，又是一门联系临床的桥梁学科，它牵涉到许多临床问题。随着免疫学理论和技术的迅速发展，免疫学技术在临床中的应用越来越广泛，如运用抗原与相应抗体结合具有高度特异性和敏感性这一特点，用于临床感染性疾病的诊断与治疗；新疫苗的研制更为当前流行的传染病的预防提供了有效保障（如新冠病毒疫苗）。此外，以免疫学为主干形成了许多分支学科，如肿瘤免疫学、分子免疫学、免疫病理学、移植免疫学等，这些免疫学分支学科为免疫学的发展注入了新的活力和指明了新的研究方向。

（三）免疫的类型

人类机体在长期的种系发育和进化过程中逐渐建立起来两类免疫机制，一类是固有免疫，即个体在长期进化中所形成，与生俱来而并非由特定抗原诱导的抵抗病原体侵袭、清除体内异物的防御能力。由固有免疫分子和固有免疫细胞所执行，是机体抵御病原体感染的第一道防线，又称先天性免疫或非特异性免疫；另一类是适应性免疫，指个体出生后通过与抗原物质接触而由淋巴细胞所产生的免疫力，具有特异性和记忆性。机体经后天感染或人工预防接种后而获得的只针对该抗原的特异性免疫，称获得性免疫或特异性免疫。固有免疫在感染的早期发挥作用，是适应性免疫的始动者，固有免疫可调控或影响适应性免疫的类型和强度；适应性免疫在抗感染的中后期发挥作用，其效应的发挥须有固有免疫的参与辅助，两类免疫之间相互协调、互相配合共同完成机体的免疫功能。固有免疫和适应性免疫既有区别又有联系，两者的特点比较见表 0-1。

表 0-1　固有免疫和适应性免疫的主要特点比较

区别点	固有免疫	适应性免疫
获得方式	先天获得	后天获得
抗原的激发	无需抗原刺激产生	需要抗原刺激产生
参与应答的免疫细胞	Mφ细胞、NK细胞、中性粒细胞	T细胞、B细胞
参与应答的免疫分子	炎症因子、补体、细胞因子	抗体
作用时段	感染早期	感染中后期
作用特点	非特异性；无记忆性	特异性；有记忆性

二、免疫的基本功能

免疫的功能是机体免疫系统在识别和清除"非己"抗原过程中所产生的各种生物学作用的总称，主要表现在三个方面，即免疫防御、免疫稳定和免疫监视。免疫的主要功能及其生理、病理表现见表 0-2。

1. 免疫防御（immune defence）　指机体免疫系统抵御病原微生物感染，识别与清除病原体，保护机体免受感染的能力，即抗感染免疫。免疫防御功能发生异常可引起相应疾病，如反应强度过高会发生超敏反应；反应过低可导致免疫缺陷病。

2. 免疫稳定（immune homeostasis）　是指免疫系统维持机体内环境相对稳定的生理功能。机体识别和清除自身衰老、损伤、死亡的细胞，但对自身正常组织和细胞形成耐受的能力，以维持机体生理平衡的功能。免疫稳定功能异常时，将会导致自身免疫病的发生。

3. 免疫监视（immune surveillance）　是机体免疫系统可识别和清除体内表达新生抗原的突变细胞和病毒感染细胞的功能。该功能失调可致肿瘤发生和持续性病毒感染。

表0-2　免疫的主要功能及其生理、病理表现

主要功能	生理表现	病理表现
免疫防御	清除病原微生物，抗感染免疫作用	过低：免疫缺陷病
		过高：超敏反应
免疫稳定	清除衰老、损伤及死亡的细胞	紊乱：自身免疫病
免疫监视	清除突变细胞及病毒感染细胞	过低：肿瘤发生及持续性病毒感染

三、免疫学在医学中的地位和作用

（一）免疫学在预防医学中的地位及作用

人类运用免疫学的方法防治传染病的实践有着悠久的历史，从人痘苗、牛痘苗接种预防天花开始，到七种传染病（麻疹、白喉、百日咳、破伤风、脊髓灰质炎、乙肝和结核病）计划免疫的实施，人类经过不懈的努力，传染病的防治取得了很大的成就，如在1979年10月26日由世界卫生组织宣布在全世界已经消灭了天花，在2000年世界卫生组织宣布中国消灭了脊髓灰质炎。随着免疫学技术的发展、疫苗的制备技术不断被创新，新型疫苗（如埃博拉病毒疫苗、新冠病毒疫苗等）不断问世，困惑人类的艾滋病疫苗也正在积极研制。

（二）免疫学在临床医学中的地位及作用

免疫学的理论知识与技术在临床医学中应用非常广泛，对临床医学的发展具有重要的意义。比如通过免疫学的研究揭示了临床许多原因不明的疾病如免疫缺陷病、免疫性不育症、系统性红斑狼疮、1型糖尿病、重症肌无力和某些贫血等的发病机制。通过免疫学的研究阐明了移植排斥反应的发生机制，同时应用免疫学方法，寻找适合的供者，防止和控制移植排斥反应的发生，大大提高了同种异体器官移植的存活率。免疫学检验技术已经在临床各个领域得到了广泛的应用，与其他检测方法相比有高度的特异性和敏感性，而且具有定性、定量、定位等优点。

（三）免疫学在医学研究领域的地位和作用

免疫学在医学研究领域的地位和作用可从诺贝尔奖中体现出来。从1901年首次颁布诺贝尔生理学或医学奖开始至今，就有20多位科学家是由于在免疫学及其相关学科领域做出了杰出贡献而获得这项大奖。由此说明，免疫学的研究领域范围广泛，已得到大批科学家的重视，并取得了重要成果，它对医学乃至整个生命科学的发展均有巨大的推动作用。

第3节　病原生物学与免疫学的关系

一、病原生物学与免疫学的发展简史

（一）医学微生物学的发展简史

医学微生物学主要是研究与人类疾病有关的病原微生物的生物学特性、致病性和免疫性、特异性诊断和防治措施的一门学科，是人类在探索感染性疾病的病因、流行规律和疾病防治过程中逐渐发展和完善而来的。其发展过程大致经历了三个时期。

1. 经验微生物学时期　在古代，人类虽未观察到微生物，但早已将微生物学知识广泛用于工农业

生产和疾病防治中。如公元前两千多年的夏朝，就有仪狄酿酒的记载。北魏时期的农学家贾思勰所著《齐民要术》一书中详细记载了制醋、制酱、酿酒等工艺。长期以来民间常用盐腌、糖渍、烟熏、风干等方法保存食物，这实际上是通过抑制微生物的生长繁殖来防止食物腐烂变质。我国北宋末年刘真人就提出"肺痨由虫引起"之说。清代乾隆年间，我国云南诗人师道南在《天愚集·鼠死行》中生动地描述了当时鼠疫流行的凄惨景象，并正确地指出了鼠疫与鼠之间的关系。在预防医学方面，我国很早就有将水煮沸后饮用的习惯。我国在明代隆庆年间就已广泛应用人痘来预防天花，这是我国在预防医学上的一大贡献。

2. 实验微生物学时期　　1676年荷兰人列文虎克（Leeuwenhoek，1632～1723）第一次用自制的原始显微镜观察到微生物，并描述了各种形态的微生物的存在提供了科学依据，也为微生物形态学的建立奠定了基础。随后，法国科学家路易·巴斯德（Louis Pasteur）首先实验证明有机物质的发酵与腐败皆由微生物所引起，由此开创了用于酒类和牛奶消毒的巴氏消毒法。在巴斯德的影响下，英国的外科医生李斯特开创性使用石炭酸喷洒手术室和煮沸手术用具，以防止术后感染，为临床消毒灭菌技术的应用奠定了基础。德国细菌学家罗伯特·科赫（Robert Koch），创用了固体培养基和染色技术，先后确定了多种传染病的病原菌。在19世纪的最后20年中，多数细菌性传染病的病原体由科赫和其带动的一大批学者发现并分离培养成功。俄国生物学家伊凡诺夫斯基于1892年发现了第一种病毒，即烟草花叶病毒。1897年勒夫勒（Loeffler）和弗罗施（Frosch）发现动物口蹄疫病毒。1901年美国学者瓦尔特·里德（Walter Reed）首先分离出对人类致病的黄热病毒。18世纪末，英国医生爱德华·琴纳（Edward Jenner）创用牛痘苗预防天花的成功，为预防医学奠定了基础。随后巴斯德研制成功鸡霍乱疫苗、炭疽疫苗和狂犬病疫苗。1929年英国的弗莱明（Fleming）首先发现青霉素能抑制金黄色葡萄球菌的生长，用于感染性疾病的治疗，并取得了惊人的效果，随后链霉素、氯霉素、金霉素、土霉素、四环素、红霉素等抗菌药物不断被发现并广泛应用于临床。

💻 **链 接**　微生物学之父——路易·巴斯德

　　路易·巴斯德（Louis Pasteur，1822～1895），是法国微生物学家、化学家。近代微生物学的奠基人。巴斯德开辟了微生物领域，他研究了微生物的类型、习性、营养、繁殖、作用等，把研究从微生物的形态转移到微生物的生理途径上来，奠定了工业微生物学和医学微生物学的基础，并开创了微生物生理学。他首次指出细菌与人类生活、生命的关系，研究出了狂犬病疫苗、鸡霍乱疫苗和炭疽疫苗，为这些传染病的防治做出了巨大的贡献。他还开创了用于牛奶、酒类消毒的巴氏消毒法。英国医生李斯特据此解决了创口感染问题。从此，整个医学迈进了细菌时代，得到了空前的发展。巴斯德为微生物学、免疫学、化学，尤其是微生物学做出了杰出贡献，被后人誉为微生物学之父。

3. 现代微生物学时期　　近50年来，随着生物化学、遗传学、细胞生物学、分子生物学等学科的发展，以及电子显微镜、免疫荧光技术、单克隆抗体技术、分子生物学技术等应用，医学微生物学得到了快速发展。人们能够从分子水平上探讨病原微生物的基因结构与功能、致病物质与作用机制以及诊断方法，使人们对病原微生物的活动规律有了更深刻的认识。类病毒、朊粒等逐渐被认识，并发现了许多新的病原微生物，如嗜肺军团菌、空肠弯曲菌、人类免疫缺陷病毒、H5N1亚型禽流感病毒、新型冠状病毒等。用于检测病原微生物的技术更是突飞猛进，向着特异性、灵敏性及快速、简便的方向发展。新型疫苗不断问世，新的抗生素不断被制造出来，有效控制了细菌性传染病的流行。人类在医学微生物学领域及控制传染病方面已取得巨大成就，如天花病毒已被消灭，有些疾病如脊髓灰质炎、白喉等已基本得到控制，但距离控制和消灭传染病的目标还很大，至今仍有一些传染病的预防与治疗没有被攻破，如狂犬病至今还无有效的治疗方法，艾滋病目前依然没有可预防的有效疫苗。病原微生物引起的传染病仍然严重威胁着人类的健康。

（二）免疫学的发展简史

免疫学的发展一般认为经历了四个时期，即经验免疫学时期、经典免疫学时期、近代免疫学时期和现代免疫学时期。

1. 经验免疫学时期（公元前400年至18世纪末）　人们对免疫的认识来自烈性传染病对人类生存的威胁和人类与传染病斗争的实践。在无数次烈性传染病的流行中，人们不断观察和总结经验。公元16世纪，中国人首次创用人痘苗预防天花，这一技术被传到多个国家，是人类第一次人为地、主动地预防烈性传染病，这也是人类认识免疫学的开始（图0-1）。

2. 经典免疫学时期（18世纪末至20世纪中叶）　18世纪末，人们可以通过实验有目的地研究一些免疫现象。如英国医生琴纳观察到患过牛痘的挤奶女工不再患天花的现象后，通过长期研究与实验，发明了用以预防天花的牛痘苗（图0-2）。这是人类第一个安全、有效的疫苗，为传染病的预防开辟了新途径。19世纪后期，法国微生物学家巴斯德成功地研制了炭疽减毒疫苗、狂犬病疫苗。1890年，德国医师贝林（E.von Behring）和日本学者北里（S.Kitasato）研制了白喉抗毒素，并成功地用于白喉治疗，由此形成了抗原、抗体的概念，并开创了人工被动免疫。1883年，俄国动物学家梅奇尼科夫（Metchnikoff）发现了白细胞的吞噬作用，并提出了细胞免疫学说。而德国学者埃尔利希（Ehrlich）认为血清中存在的抗体在抗感染中起关键作用，提出了体液免疫学说。在一段时间内，体液免疫学说和细胞免疫学说争论不休。直到1903年，赖特（Wright）和道格拉斯（Douglas）发现抗体可促进白细胞的吞噬作用，才将两种学说统一起来。1902年里歇（Richet）等给动物重复注射有毒的海葵触角提取物时，不但未出现保护作用，反而出现了生理功能异常甚至死亡，由此提出了免疫病理的概念。经典的血清学反应技术，如沉淀反应、凝集反应、补体结合反应等也是在此时期建立的。

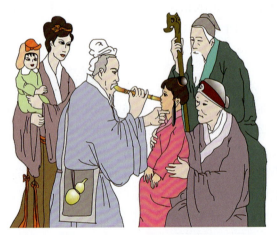

图0-1　中国古代人接种人痘苗

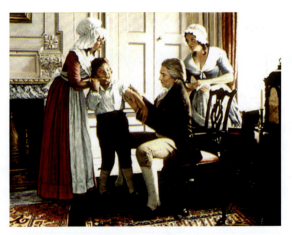

图0-2　琴纳接种牛痘

3. 近代免疫学时期（20世纪中叶）　1945年，欧文（Owen）观察到胎盘融合的异卵双生小牛体内同时存在有两种血型不同的红细胞，但不产生排斥。1953年梅达瓦尔（Medawar）等进一步用实验证实了这一免疫耐受现象。1958年伯内特（Burnet）提出了克隆选择学说，该学说认为，体内存在识别各种抗原的免疫细胞克隆，不同抗原通过选择这些细胞表面的特异受体，使相应的克隆活化，产生免疫应答。此学说对免疫学中的根本问题——"抗原自我识别"有了比较满意的解释，而且对免疫记忆、免疫耐受、自身免疫等现象也能做出合理的说明，这对免疫学的发展起到了很大的推动作用。此时期另一项重大成就是1959年波特（Porter）和埃德尔曼（Edelman）阐明了免疫球蛋白的基本结构。

4. 现代免疫学时期（20世纪60年代至今）　20世纪60年代以来，随着分子生物学、分子遗传学的快速发展，免疫学进入飞速发展的阶段。这一时期揭示了主要组织相容性复合体及其产物在免疫调节、抗原呈递中的作用；对免疫细胞表面分子研究日益深入；进一步阐明了免疫球蛋白基因结构及重组规律；单克隆抗体的制备及各种标记技术广泛应用于医学研究和临床医疗；细胞因子的研究也取得了惊人的成果。现代免疫学已不仅仅是一门独立学科，还衍生出多个分支学科，如分子免疫学、移植免疫学、免疫遗传学、肿瘤免疫学、免疫病理学等，推动了医学和生物学各领域的研究，并促进了临床医学的进步。

二、病原生物学与免疫学对医学教育的意义

免疫学起源于医学微生物学，最初主要用于传染病的预防。近些年，这两门学科相辅相成、共同发展，都取得了瞩目的成果，它们系统地解释人类疾病的病因、发生、发展与转归的机制与规律。现如今这两门学科的理论知识和技术已广泛渗透到医学多个学科，成为生命科学和现代医学中的前沿学科，在重大疾病发生机制的研究和防治，生物高科技产品开发和应用等方面发挥着非常重要的作用。这两门学科可以为护理、临床及医学相关专业的学生提供最基本的疾病学基础知识，而且这两门学科的相关知识在目前现代临床医学的诊断与防治中具有非常重要的作用和意义。

自 测 题

一、名词解释

1. 免疫
2. 免疫防御
3. 免疫监视

二、单项选择题

1. 不属于原核细胞型的微生物是

 A. 螺旋体   B. 放线菌

 C. 病毒   D. 细菌

 E. 立克次体

2. 属于真核细胞型的微生物是

 A. 螺旋体   B. 放线菌

 C. 病毒   D. 细菌

 E. 真菌

3. 世界上最早用接种人痘苗预防天花的国家是

 A. 英国   B. 美国

 C. 日本   D. 中国

 E. 法国

4. 免疫的正确概念是

 A. 机体对病原微生物的防御能力

 B. 机体清除突变细胞的能力

 C. 机体识别和排除抗原性异物的功能

 D. 机体清除自身衰老和死亡细胞的功能

 E. 机体清除病毒感染细胞的能力

5. 机体免疫防御功能过高可导致

 A. 严重感染   B. 免疫缺陷

 C. 超敏反应   D. 自身免疫病

 E. 肿瘤

6. 机体清除自身突变细胞，防止肿瘤发生的免疫功能是

 A. 免疫防御功能   B. 免疫监视功能

 C. 免疫稳定功能   D. 以上都是

 E. 以上都不是

三、简答题

1. 根据微生物的结构和化学组成，可把微生物分为哪几大类？并举例说明。
2. 免疫的功能有哪些？异常情况下可以引起何种疾病？

（苗英慧）

第一部分　免疫学基础

第1章
免疫系统

免疫系统（immune system）是机体执行免疫应答和免疫功能的组织系统，由免疫器官及组织、免疫细胞和免疫分子组成。机体通过识别"自身"与"非己"行使免疫功能，维持自身生理功能平衡与稳定。免疫系统的构成见图1-1。

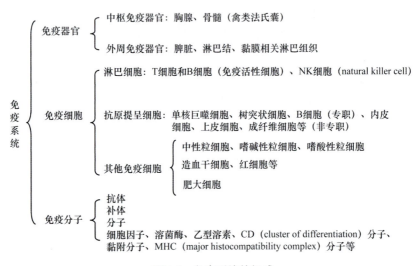

图1-1　免疫系统的组成

第1节　免疫器官

免疫器官是指免疫细胞发生、发育、成熟和产生免疫应答的器官。主要分为中枢免疫器官、外周免疫器官及组织（图1-2）。

一、中枢免疫器官

中枢免疫器官是免疫细胞发生、发育、接受抗原（主要是自身抗原）刺激和分化、成熟的场所，并对外周免疫器官的发育起主导作用。哺乳动物中为骨髓与胸腺，禽类中还有法氏囊（其功能相当于骨髓）。

（一）胸腺

胸腺（thymus）是哺乳动物的中枢免疫器官，是T细胞分化、发育、成熟的场所。胸腺位于胸骨柄后方，呈锥形，由不对称的左、右两叶组成，两叶间借结缔组织相连。在胚胎第9周时形成胸腺雏形，至第20周时发育成熟。出生时胸腺重量约20g，青春期时达顶峰（约40g），以后随年龄增长而逐渐萎缩，到老年时仅为10g左右，且多被脂肪组织所取代，功能衰退。

胸腺的基本结构是胸腺小叶，胸腺实质由胸腺细胞和基质细胞组成。胸腺细胞大多为未成熟的T

细胞，而基质细胞包括胸腺上皮细胞、巨噬细胞、树突状细胞、抚育细胞、成纤维细胞等。基质细胞及其分泌的胸腺激素和细胞因子等构成了胸腺细胞发育的微环境，决定T细胞发育和选择性分化。来自骨髓的前T细胞（即胸腺细胞）在胸腺微环境作用下，经过阳性或阴性选择，90%以上的细胞死亡，而只有少部分胸腺细胞最终分化发育成为成熟的CD4$^+$T细胞或CD8$^+$T细胞。

（二）骨髓

骨髓（bone marrow）是主要的造血器官，各类血细胞和免疫细胞在此发生，也是人类和其他哺乳类动物的中枢免疫器官，是B细胞分化成熟的场所。骨髓中的造血干细胞分化为髓样干细胞和淋巴干细胞，前者进一步分化为红细胞系、单核细胞系、粒细胞系和巨核细胞系；后者则发育为各种淋巴细胞的前体细胞，其中一部分随血流进

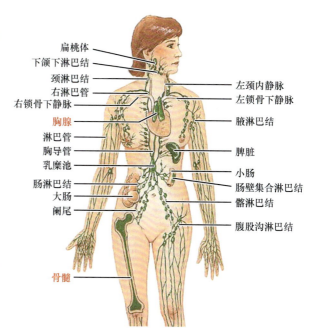

图1-2 免疫器官及组织在全身的分布

入胸腺发育为胸腺依赖性淋巴细胞（thymus dependent lymphocyte，T细胞），另一部分则在骨髓内继续发育为骨髓依赖性淋巴细胞（bone marrow-dependent lymphocyte，B细胞）或自然杀伤细胞（NK细胞）。

成熟的T细胞、B细胞和NK细胞随血液循环迁移并定居于外周免疫器官。

（三）法氏囊

法氏囊又称腔上囊，位于禽类泄殖腔后上方，是中枢免疫器官，也是B细胞发育和分化成熟的部位。

二、外周免疫器官及组织

外周免疫器官及组织是成熟淋巴细胞定居并产生免疫应答的场所，包括脾脏、淋巴结和黏膜相关淋巴组织等。

（一）脾脏

1. 脾脏的结构 脾脏是人体最大的免疫器官。脾脏实质分白髓和红髓，是各种成熟淋巴细胞定居的场所，其中B细胞约占脾淋巴细胞总数的60%，T细胞约占40%。此外还有巨噬细胞、树突状细胞、浆细胞等。

2. 脾脏的功能

（1）造血、储血和过滤血液 在胚胎期，脾脏是重要的造血器官，出生后造血功能停止。机体约90%的循环血液要经过脾脏，脾脏中的巨噬细胞和树突状细胞可吞噬和清除血液中的病原体、衰老死亡的红细胞和白细胞、某些退变细胞、免疫复合物及其他异物，发挥滤过和净化血液的作用。

（2）免疫应答发生的场所 脾脏是机体对血源性抗原产生免疫应答的主要场所。血液中的病原体等抗原性异物经血液循环进入脾脏，可刺激T、B细胞活化、增殖，产生效应T细胞和浆细胞，并分泌抗体，发挥免疫效应。

（3）生物合成作用 脾脏可合成补体（C5、C8等）、备解素等免疫效应分子，还可产生干扰素、促吞噬肽（tuftsin），增强巨噬细胞和中性粒细胞的吞噬作用。

（二）淋巴结

1. 淋巴结的结构 淋巴结广泛分布于全身淋巴通道，其表面覆盖有致密的结缔组织被膜，实质分为皮质区和髓质区。其中T细胞约占75%，B细胞约占25%，此外还富含树突状细胞、巨噬细胞、浆

细胞等。

2. 淋巴结的功能

（1）过滤淋巴　侵入机体的病原菌、毒素和其他有害异物可随淋巴进入局部淋巴结，被巨噬细胞和抗体有效地吞噬和清除，从而起到过滤和净化淋巴的作用。

（2）免疫应答发生的场所　淋巴结是成熟T、B细胞定居的主要部位。抗原进入淋巴结后，树突状细胞、巨噬细胞和T、B细胞接受抗原刺激后，后者被活化、增殖、分化成为效应T细胞和浆细胞并产生抗体，发挥免疫效应。

（3）参与淋巴细胞再循环　淋巴细胞随血流经过淋巴结，可穿过高内皮细胞小静脉进入淋巴结，向髓质移行，最终经输出淋巴管到达胸导管，回到血液循环。

（三）黏膜相关淋巴组织

黏膜相关淋巴组织（mucosal-associated lymphoid tissue，MALT）是消化道、呼吸道及泌尿生殖道的集合淋巴组织或其黏膜表面淋巴细胞及辅佐细胞的统称。它们参与抵御由黏膜表面入侵的病原微生物，构成了第一道免疫屏障，在黏膜局部抗感染免疫中发挥重要作用，故又称为黏膜免疫系统。

第2节　免疫细胞

免疫细胞是指参与免疫应答或与免疫应答相关的细胞，包括淋巴细胞、树突状细胞、单核巨噬细胞、粒细胞、肥大细胞等。根据功能不同，将它们分为淋巴细胞、抗原提呈细胞（antigen-presenting cell，APC）和其他免疫细胞三大类。

一、淋巴细胞

淋巴细胞（lymphocyte）是在适应性免疫中起关键作用的白细胞，主要指B细胞和T细胞，经抗原激发可分化为抗原特异性效应细胞，分别介导体液免疫和细胞免疫。它们来源于淋巴干细胞，占外周血白细胞总数的20%～40%，也是构成机体免疫系统的主要细胞群，在机体免疫应答中起核心作用。T细胞和B细胞还可进一步分为若干亚群。

（一）T细胞

T细胞起源于骨髓造血干细胞，在胸腺中发育成熟。它是血液和淋巴细胞再循环中的主要淋巴细胞，在外周血中占淋巴细胞总数的65%～75%，在胸导管中高达淋巴细胞总数的95%以上。

1. T细胞的发育　来源于骨髓造血干细胞的祖T细胞在胸腺上皮细胞分泌的细胞因子作用下，经过早期发育、阳性选择和阴性选择三个阶段后，逐渐发育成熟，最终离开胸腺，到外周免疫器官定居。

（1）早期发育阶段　指祖T细胞进入胸腺的最初阶段。进入胸腺不表达CD4和CD8的祖T细胞，称为双阴性细胞。

（2）阳性选择阶段　早期的双阴性细胞进入胸腺深皮质区，增殖、分化并表达CD4和CD8，称为双阳性细胞。双阳性细胞离开胸腺皮质，向胸腺髓质迁移，并与胸腺上皮细胞相遇。双阳性细胞表面的CD4和CD8与胸腺上皮细胞表面的自身MHC Ⅰ类或MHC Ⅱ类分子结合，该细胞就继续发育分化为CD4$^+$或CD8$^+$的单阳性细胞；未能与上皮细胞表面MHC分子结合的双阳性细胞则发生凋亡。通过阳性选择而产生的单阳性细胞具有自身MHC限制性。

（3）阴性选择阶段　在胸腺皮质区、皮髓质交界区和髓质区，单阳性T细胞与胸腺树突状细胞、巨噬细胞所表达的自身抗原肽-MHC分子高亲和力结合，从而被清除或失能；不与自身抗原肽-MHC Ⅰ/Ⅱ类分子高亲和力结合的T细胞则存活；通过阴性选择而形成的成熟T细胞中不含针对自身成分的

T细胞克隆，从而维持中枢性自身耐受。

2. T细胞的表面分子 T细胞能表达多种不同的细胞膜分子，主要包括表面受体、表面抗原和黏附分子。这些膜分子不仅赋予不同T细胞亚群以不同的功能，而且是T细胞识别抗原、与其他免疫细胞相互作用以及接受刺激后细胞活化、信号转导、细胞增殖分化，产生免疫应答的物质基础，也是鉴别和分离T细胞的重要依据。T细胞表面分子主要有以下几种。

（1）T细胞表面受体

1）T细胞抗原受体（T-cell antigen receptor，TCR）：是所有T细胞表面的特征性标志，以非共价键与CD3分子结合，形成TCR-CD3复合物。TCR识别MHC分子抗原肽，CD3分子转导TCR接受的抗原刺激信号。TCR为异二聚体结构，分为TCRαβ和TCRγδ，大部分T细胞表达TCRαβ。TCR不能直接识别和结合游离的可溶性抗原，只能识别经抗原提呈细胞（APC）加工处理后表达于APC表面并与MHC分子结合的抗原。

2）T细胞的辅助受体：T细胞的辅助受体为CD4分子和CD8分子，其主要功能是辅助TCR识别抗原，参与T细胞的活化。CD4能与MHC Ⅱ类分子结合，而且是HIV外壳蛋白gp120的受体，这是HIV感染CD4$^+$T细胞的机制之一。CD8能与MHC Ⅰ类分子结合。

3）绵羊红细胞受体：即CD2分子，又称E受体。CD2可介导T细胞与APC间的黏附，增强TCR与MHC分子抗原肽的结合。T细胞可与绵羊红细胞结合形成玫瑰花样的花结，称为E玫瑰花结试验，可用于检测外周血T细胞的数量，间接反映机体细胞免疫功能状态。

4）丝裂原受体：T细胞表面还表达植物血凝素（PHA）、伴刀豆球蛋白A（Con A）和美洲商陆丝裂原（PWN）等的受体，丝裂原可直接诱导静息T细胞的活化、增殖和分化。丝裂原对T细胞的活化作用无特异性。

5）细胞因子受体：T细胞活化后还表达多种细胞因子受体，诱导T细胞的活化、增殖和分化，如IL-2R等。细胞因子通过与T细胞表面相应的受体结合而发挥作用。

（2）T细胞表面抗原

1）MHC抗原：所有T细胞均表达MHC Ⅰ类分子，人T细胞被激活后表达MHC Ⅱ类分子。MHC分子在T细胞介导免疫应答的抗原识别、B细胞活化过程中起重要作用。

2）白细胞分化抗原：是白细胞（包括血小板、血管内皮细胞等）在正常分化不同谱系、不同阶段及活化过程中出现或消失的细胞表面标志。白细胞分化抗原的归类及命名是以借助单克隆抗体鉴定为主的聚类分析法，将来自不同实验室单克隆抗体所识别的同一白细胞分化抗原归为同一个分化群。相关抗原统称为"CD抗原"（CD antigen）或"分化群抗原"（cluster of differentiation antigen）。T细胞表面的CD抗原（分子）主要有：CD3、CD4、CD8、CD28分子等。CD28与APC表面的B7结合，提供T细胞活化的协同刺激信号，也称第二信号。

（3）细胞黏附分子 是所有参与细胞黏附功能的分子总称，可分为整合素家族、免疫球蛋白超家族、选择素家族、黏蛋白样血管地址素和钙黏素家族等。

3. T细胞亚群及其功能 根据T细胞表面是否具有CD4或CD8，可将人的成熟T细胞分为CD4$^+$T细胞和CD8$^+$T细胞亚群。

（1）CD4$^+$T细胞 CD4$^+$T细胞识别MHC Ⅱ类分子抗原肽。根据其分泌的细胞因子不同分为Th1细胞和Th2细胞。Th1细胞主要分泌IL-2、IFN-γ、TNF-β，介导细胞毒作用和迟发型超敏反应，在抗细胞内寄生病原体感染的免疫中具有重要的作用；Th2细胞主要分泌IL-4、IL-5、IL-6、IL-10、IL-13，主要辅助体液免疫，在抗胞外病原感染中发挥作用。

（2）CD8$^+$T细胞 主要是细胞毒T细胞（cytotoxicity T lymphocyte，CTL或Tc细胞）。CD8$^+$T细胞识别MHC Ⅰ类分子抗原肽，通过使靶细胞裂解或靶细胞凋亡的机制，特异性杀伤病毒感染细胞和肿瘤细胞。

（二）B细胞

B细胞是前B细胞在人和哺乳类动物骨髓或禽类腔上囊中分化成熟的淋巴细胞。

1. B细胞发育　　B细胞在骨髓中发育经历祖B细胞、前B细胞、未成熟B细胞、成熟B细胞四个阶段。未成熟B细胞在骨髓中若识别自身抗原肽即发生细胞凋亡，以清除大多数对自身反应的B细胞克隆。成熟B细胞随血流至外周淋巴组织分布于B细胞区，在此识别抗原，发生免疫应答并分化为浆细胞，产生抗体而发挥特异性体液免疫。

2. B细胞的表面分子

（1）B细胞抗原受体（B cell antigen receptor，BCR）　是B细胞最特征性的表面标志，它通过B细胞膜表面的免疫球蛋白分子识别抗原，故BCR又被称为膜表面免疫球蛋白（SmIg）。BCR可直接识别未经加工处理的抗原，无须与MHC分子结合。

（2）补体受体　大多数B细胞表面具有补体受体，包括CR1和CR2。CR1可与C3b和C4b结合，从而促进B细胞的活化；CR2与C3d结合亦可调节B细胞的生长和分化。CR2也是EB病毒的受体，这与EB病毒选择性感染B细胞有关。

（3）丝裂原受体　B细胞表面具有脂多糖（LPS）、葡萄球菌A蛋白（SPA）和美洲商陆丝裂原（PWN）的受体，B细胞可在相应丝裂原作用下活化和进行有丝分裂。

（4）B细胞分化抗原（CD分子）　B细胞在分化、成熟过程中可表达不同的CD分子，如CD80/CD86、CD40等。CD80/CD86在静息的B细胞中不表达或低表达，在活化的B细胞中表达增加。CD40恒定表达于成熟B细胞表面，与活化的T细胞表达的CD40L结合是B细胞活化的第二信号。

3. B细胞的功能

（1）介导体液免疫　B细胞接受抗原刺激后，在Th细胞辅助下活化、增殖和分化为浆细胞，浆细胞能产生特异性抗体，发挥体液免疫作用。

（2）提呈抗原　B细胞亦具有抗原提呈功能。B细胞的BCR特异性识别并结合抗原，通过内吞和加工处理后，以MHC分子抗原肽聚合物的形式提呈给T细胞识别。

（3）分泌细胞因子　活化的B细胞能产生大量的细胞因子，如IL-10、IL-12、IL-13、IL-14等，可参与免疫调节、炎症反应及造血过程。

（三）NK细胞

自然杀伤（NK）细胞来源于骨髓，占外周血液淋巴细胞总数的5%～10%。NK细胞表面没有TCR和CD3等T细胞标志，也没有SmIg和CD40等B细胞标志，它没有抗原识别受体，但它具有非特异性杀伤肿瘤细胞和病毒感染细胞的作用，且无MHC分子的限制性，故称为自然杀伤细胞。

1. NK细胞的特性　　NK细胞可以杀伤某些病毒感染细胞及肿瘤细胞，但对正常细胞无杀伤作用。这说明它具有识别正常自身组织细胞和异常组织细胞的能力。

2. NK细胞的功能

（1）非特异性杀伤作用　NK细胞可非特异性识别、杀伤MHC Ⅰ类分子低表达的病毒感染细胞和某些肿瘤细胞，而且其杀伤作用没有抗原的特异性和MHC限制性，故在感染早期即可发挥作用。与Tc细胞杀伤的抗原特异性和MHC限制性形成了互补效应。

（2）抗体依赖性细胞介导的细胞毒作用　NK细胞表面有IgG的Fc受体，可通过抗体介导NK细胞杀伤跟抗体结合的靶细胞。这种针对靶细胞的抗原特异性IgG与靶细胞相应抗原结合，IgG的Fc段与NK细胞、巨噬细胞等表面Fc受体结合，从而引发对靶细胞的细胞毒作用，称为抗体依赖性细胞介导的细胞毒作用（antibody-dependent cell-mediated cytotoxicity，ADCC）。

（3）免疫调节作用　NK细胞通过分泌IFN-γ、TNF-β、IFN-α等细胞因子对免疫应答进行调节。某些细胞因子如IL-2、IL-12、IFN-γ还可激活NK细胞的杀伤活性。

二、抗原提呈细胞

抗原提呈细胞（antigen presenting cell，APC）是一类参与适应性免疫应答的重要细胞类型，分为专职性和非专职性两类。其功能为：①摄取和加工抗原，并使抗原肽与MHC分子形成复合物而呈现于细胞表面，供T细胞识别；②组成性或诱导性表达多种共刺激分子，通过与T细胞表面相应配体结合而提供T细胞活化的共刺激信号。

（一）专职性抗原提呈细胞

专职性抗原提呈细胞包括单核巨噬细胞系统、树突状细胞和B细胞，其组成性表达MHC II类分子和共刺激分子，具有摄取、加工和提呈外源性抗原的能力，可将抗原提呈给CD4$^+$Th细胞。

1. 单核巨噬细胞系统 包括血液中单核细胞和组织中巨噬细胞，是抗原提呈细胞中具有强大吞噬能力的细胞。单核巨噬细胞系统表面具有多种受体，如IgG Fc受体、补体C3b受体及IL-2、IFN等细胞因子受体等。所有的单核巨噬细胞均表达MHC II类分子，与抗原提呈有关，其主要功能如下。

（1）吞噬杀伤功能 单核巨噬细胞可吞噬和杀伤多种病原微生物及衰老损伤细胞，其吞噬作用可通过抗体（IgG）和补体（C3b）的介导而增强，是机体重要的非特异性免疫细胞之一。

（2）抗原提呈作用 在特异性免疫应答中，TD抗原进入机体后，首先被单核巨噬细胞吞噬、加工、处理，然后以MHC II类分子抗原肽的形式提呈给CD4$^+$T细胞，启动免疫应答。

（3）分泌和免疫调节作用 单核巨噬细胞可合成和分泌50余种生物活性物质，包括多种细胞因子（IL-1、IL-3、IL-6、IL-10、IL-12、TNF-α等）、多种补体成分（C1、C2、C3、C4、C5等）、多种蛋白水解酶和前列腺素等炎症介质，参与机体的免疫应答和免疫调节。

（4）抗肿瘤作用 巨噬细胞自身的杀伤肿瘤细胞的作用较弱，但某些细胞因子（IFN-γ）可增强其杀瘤效应。其主要通过与肿瘤细胞的接触、释放溶细胞素和TNF等细胞毒性物质杀伤肿瘤细胞。

2. 树突状细胞（dendritic cell，DC） 是一类具有分支或树突状形态的细胞，分为髓系和淋巴系两类，前者是最重要的专职抗原提呈细胞，可组成性表达MHC II类分子和共刺激分子。它来源于骨髓中的多能造血干细胞，是抗原提呈细胞中提呈能力最强的细胞。

3. B细胞 不具有吞噬能力，主要通过表面的抗原受体（BCR）特异性地摄取可溶性、低浓度抗原，是抗原提呈细胞中提呈效率最高的细胞。

以上三类抗原提呈细胞加工、提呈抗原的方式和机制及功能虽有不同，但可互相补充，使机体可提呈不同类型的抗原。

（二）非专职性抗原提呈细胞

非专职性抗原提呈细胞是一类异质性的抗原提呈细胞。其仅在炎症因子刺激下才诱导性表达MHC II类分子和共刺激分子，因此具有抗原提呈功能，包括内皮细胞、上皮细胞、成纤维细胞等。另外，所有表达MHC I类分子并具有提呈内源性抗原能力的细胞，在广义上也属于抗原提呈细胞。

三、其他免疫细胞

免疫应答中，粒细胞、肥大细胞、红细胞和造血干细胞等也发挥了不同的作用，这些细胞亦属于免疫细胞。

第3节 免疫分子

参与免疫应答或与免疫应答有关的分子统称为免疫分子，主要包括免疫球蛋白、补体、细胞因子、MHC分子及其他细胞表面分子等（部分内容见后续章节详细描述）。

一、细胞因子

（一）细胞因子的概念

细胞因子（cytokine）是一组由多种细胞所分泌的可溶性蛋白与多肽的总称。在 nmol/L 或 pmol/L 水平即显示生物学作用，可广泛调控机体免疫应答和造血功能，并参与炎症损伤等病理过程。

（二）重要的细胞因子

细胞因子种类繁多，已知的细胞因子有 200 多种。目前惯用的分类方法是依据细胞因子的生物学功能来归类的，主要将细胞因子分为：白细胞介素、干扰素、肿瘤坏死因子、集落刺激因子、生长因子和趋化因子等。

1. 白细胞介素（IL） 是一组由多种类型细胞所分泌的、结构和功能各异的可溶性蛋白。参与细胞间信息交换，目前已发现 IL-1～IL-33。它们可调节免疫细胞间的相互作用，参与免疫调节、造血以及炎症过程。

2. 干扰素（IFN） 是细胞因子中的一个家族，以干扰病毒复制而得名。根据产生的细胞不同可分为 α 干扰素（IFN-α）、β 干扰素（IFN-β）和 γ 干扰素（IFN-γ）三类。它们主要由病毒感染细胞或活化 T 细胞、NK 细胞产生。通常又将 IFN-α、IFN-β 称为 I 型干扰素，具有较强的抗病毒作用；将 IFN-γ 称为 II 型干扰素，它具有抗肿瘤及免疫调节作用。

3. 肿瘤坏死因子（TNF） 是细胞因子的一种，因其具有杀伤肿瘤细胞的作用而得名，包括 TNF-α 和 TNF-β 两类。TNF-α 主要由活化的单核巨噬细胞分泌，TNF-β 则主要由活化的 T 细胞分泌，又称淋巴毒素。它们不仅有杀伤肿瘤细胞的作用，而且参与免疫调节、发热和炎症发生。

4. 集落刺激因子（CSF） 是选择性刺激造血干细胞增殖分化为某一谱系的细胞因子，可刺激不同造血细胞系或不同分化阶段的细胞在半固体培养基中形成集落，包括粒细胞集落刺激因子（G-CSF）、巨噬细胞集落刺激因子（M-CSF）、粒细胞-巨噬细胞集落刺激因子（GM-CSF）、干细胞因子（SCF）、红细胞生成素（EPO）、血小板生成素（TOP）、IL-3、IL-5 等。

5. 生长因子（GF） 是一大类以刺激细胞生长为特征的多肽，包括转化生长因子-β（TGF-β）、表皮细胞生长因子（EGF）、血管内皮细胞生长因子（VEGP）等。

6. 趋化因子 主要由白细胞与造血微环境中的基质细胞分泌，能吸引白细胞移行到感染部位，在炎症反应中发挥重要作用。有中性粒细胞趋化因子（IL-8）、单核细胞趋化蛋白-1、淋巴细胞趋化蛋白等。

（三）细胞因子的主要生物学作用

细胞因子种类多，作用多样，主要生物学作用见表 1-1。

表 1-1　重要细胞因子的主要生物学作用

名称	产生细胞	主要生物学功能
IL-1	巨噬细胞、内皮细胞	刺激 T 细胞活化；B 细胞增殖与抗体反应；吞噬细胞活化；肝细胞急性期应答；诱导其他细胞产生细胞因子；发热与炎症反应
IL-2	活化 T 细胞和 NK 细胞	T 细胞、B 细胞活化、增殖与分化、产生细胞因子；NK 细胞活化和增殖
IL-4	活化 Th2 细胞、肥大细胞	B 细胞增殖、分化；IgE 类别转换；抑制 Th1 细胞；诱导 Th2 细胞产生
IL-6	T 细胞、巨噬细胞和内皮细胞	T 细胞、B 细胞增殖与分化；急性期应答；发热；与 IL-1、TNF 协同作用
IL-10	活化 Th2 细胞、巨噬细胞	强烈抑制巨噬细胞；抑制 Th1 细胞、NK 细胞；促进 B 细胞增殖、产生抗体
IL-12	B 细胞、巨噬细胞	增强 NK、CTL 细胞杀伤活性；诱导 Th1 细胞产生；诱导 IFN-γ 产生
IFN-α/β	白细胞、成纤维细胞	抗病毒；促进 MHC I 类分子表达；增强 NK 细胞杀伤活性

续表

名称	产生细胞	主要生物学功能
IFN-γ	活化Th1细胞、NK细胞	提高MHC分子和抗原加工成分的表达；参与免疫球蛋白类别转换；活化巨噬细胞；促进Th1细胞分化，抑制Th2细胞分化
TNF-α	巨噬细胞、NK细胞和T细胞	局部炎症；内皮细胞激活；引起发热；引起恶病质
TNF-β	T细胞、B细胞	杀伤作用；内皮细胞激活

二、其他免疫分子

免疫球蛋白（Ig）是一类重要的免疫分子，包括膜型和分泌型，主要参与抗原肽识别和特异性体液免疫应答，发挥清除抗原等免疫效应；补体（C）是正常人血清中一组不耐热、具有酶活性的免疫分子，活化后具有多种生物学效应，参与非特异性和特异性免疫应答；CD分子、黏附分子、MHC分子及各类细胞表面受体等，均在免疫细胞间相互作用、免疫应答和调节中发挥重要作用。

以上免疫分子见后续相关章节详细介绍。

自 测 题

一、单项选择题

1. 属于中枢免疫器官的是
   A. 淋巴结 　　　　　　B. 扁桃体
   C. 胸腺 　　　　　　　D. 脾脏
   E. 黏膜相关淋巴组织

2. 人类B细胞分化、成熟的器官是
   A. 胸腺 　　　　　　　B. 骨髓
   C. 腔上囊 　　　　　　D. 脾脏
   E. 淋巴结

3. 能与绵羊红细胞特异性结合的是
   A. TCR 　　　　　　　B. CD2
   C. CD3 　　　　　　　D. CD4
   E. CD8

4. 能与HIVgp120特异性结合的是
   A. TCR 　　　　　　　B. CD2
   C. CD3 　　　　　　　D. CD4
   E. CD8

5. 既能吞噬杀菌又具有抗原加工提呈作用的细胞是
   A. 中性粒细胞 　　　　B. 巨噬细胞
   C. 树突状细胞 　　　　D. B细胞
   E. 肥大细胞

6. 人类T细胞是在哪里分化成熟的
   A. 脾脏 　　　　　　　B. 淋巴结
   C. 骨髓 　　　　　　　D. 胸腺
   E. 扁桃体

7. T细胞能识别特异性抗原，是因其表面有
   A. TCR 　　　　　　　B. E受体
   C. SmIg 　　　　　　 D. IgE受体
   E. 有丝分裂原受体

8. 合成并分泌抗体的细胞是
   A. 中性粒细胞 　　　　B. T细胞
   C. 树突状细胞 　　　　D. B细胞
   E. 浆细胞

9. 具有细胞毒作用的细胞是
   A. B细胞和NK细胞
   B. Tc细胞和B细胞
   C. 肥大细胞和NK细胞
   D. NK细胞和Tc细胞
   E. Th细胞和NK细胞

10. B细胞表面特有的标志是
    A. E受体 　　　　　　B. PHA受体
    C. C3b受体 　　　　　D. 抗原受体（SmIgM/D）
    E. IL-2受体

二、简答题

1. 简述免疫系统的组成。
2. 简述中枢免疫器官和外周免疫器官及组织的组成和功能。
3. 重要的抗原提呈细胞有哪些？

（夏金华）

第 **2** 章
抗　原

第 1 节　抗原的概念、特性与分类

一、抗原的概念

抗原（antigen，Ag）是一类能刺激机体免疫系统使之产生特异性免疫应答，并能与相应免疫应答产物（抗体或抗原受体）在体内外发生特异性结合的物质。

二、抗原的特性

抗原通常具有两种基本特性：一是免疫原性，指抗原（表位）作用于 T 细胞、B 细胞的抗原识别受体（T 细胞受体、B 细胞受体），促使其增殖、分化，并产生免疫效应物质（特异性抗体和致敏淋巴细胞）的特性。二是抗原性，又称免疫反应性，指抗原与其所诱导产生的抗体或致敏淋巴细胞在体内发生特异性结合的能力。

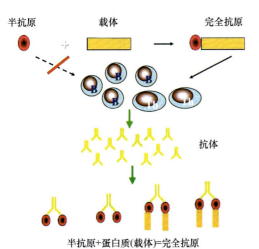

图 2-1　半抗原 - 载体效应示意图

三、抗原的分类

（一）根据抗原的基本性能分类

1. 完全抗原（complete antigen）　同时具有免疫原性和抗原性的物质。如大多数蛋白质、细菌、病毒等。

2. 半抗原（hapten）　只有抗原性而无免疫原性的物质。其可与抗体或致敏淋巴细胞特异性结合，但不能单独诱发免疫应答，如大多数多糖、类脂和小分子药物等。半抗原在某些特殊情况下和蛋白质载体结合以后，就获得了免疫原性而变成完全抗原（图 2-1）。

（二）根据抗原诱导机体免疫应答的性能分类

1. 胸腺依赖性抗原（thymus dependent antigen，TD-Ag）　一类有赖于 Th 细胞辅助才可诱导机体产生特异性抗体的抗原，主要为蛋白质。大多数天然抗原如病原微生物、细胞、异种血清等属于此类。

2. 非胸腺依赖性抗原（thymus independent antigen，TI-Ag）　一类无须 Th 细胞辅助即可刺激机体产生抗体的抗原。如细菌的脂多糖、荚膜多糖、聚合鞭毛素等。

（三）根据抗原与机体的亲缘关系分类

根据两者亲缘关系分为：异种抗原、嗜异性抗原、同种异型抗原、自身抗原（详见本章第 4 节）。

第2节　决定抗原免疫原性的因素

一、异 物 性

异物即非己物质，是指与自身正常组织成分有差异或在胚胎期未与免疫细胞接触过的物质，机体免疫系统能识别"自己"与"非己"，并只清除"非己"物质，所以异物性是构成抗原免疫原性的首要因素。一般而言，抗原与机体之间的亲缘关系越远，组织结构差异越大，其免疫原性越强，反之亦然。根据来源不同，可把具有异物性的物质分为三类：①异种物质，如各种病原微生物及其代谢产物、异种动物血清等对人体而言均属异种物质。②同种异型物质，如人类血型抗原、主要组织相容性抗原及免疫球蛋白等。③自身抗原，如在外伤、感染、电离辐射、药物等因素影响下，自身组织结构发生改变或未与免疫细胞接触过的自身物质（如精子、晶状体蛋白等）。

二、物质的理化性状

（一）分子量

具有免疫原性的物质，分子量大多在10kDa以上，而低于4kDa的无机物一般不具备免疫原性。一般情况下，分子量越大，免疫原性越强。

（二）化学组成与结构

抗原的免疫原性除与异物性和分子量大小有关外，还与其化学组成和结构相关。一般情况下，化学组成与结构越复杂，免疫原性越强。例如，明胶的分子量为100kDa，因其主要成分为直链氨基酸，在体内易被降解，所以免疫原性很弱。而胰岛素的分子量仅为5.734kDa，其含有芳香族氨基酸，空间构型比较复杂，性质稳定，在体内不易降解，因此具有一定的免疫原性。若在明胶分子中连上2% 酪氨酸，则能明显增强其免疫原性。通常情况下蛋白质是良好的抗原，如糖蛋白、核蛋白、脂蛋白，多糖、脂多糖也具有免疫原性，而核酸分子多无免疫原性。

（三）分子构象与易接近性

抗原分子中一些特殊化学基团的立体结构是决定抗原分子与相应淋巴细胞表面的抗原受体结合并引起免疫应答的关键，也是决定抗原与相应抗体结合的物质基础。抗原分子中具有免疫原性的化学基团空间构型与其受体之间越吻合，两者结合得越紧密，免疫原性越强。同时，如果这些化学基团存在于分子表面，在分子构象上具有易接近性，更易刺激机体产生免疫应答，其免疫原性强。

三、机体反应性

抗原的免疫原性还受抗原的物理状态、进入机体的途径及机体的遗传因素、年龄、性别与健康状态等因素的影响。

第3节　抗原的特异性与交叉反应

一、抗原的特异性

特异性是指物质间的相互吻合性或专一性。抗原的特异性具体表现在免疫原性和免疫反应性两个方面，前者指某一抗原分子只能诱导机体发生某一特定免疫应答，产生针对该抗原的特异性抗体或效应淋巴细胞；后者指某一抗原分子只能与其相应的抗体或效应淋巴细胞发生特异性结合而产生免疫反应。例如，葡萄球菌只能刺激机体产生针对葡萄球菌的抗体和效应淋巴细胞；葡萄球菌也只能与抗

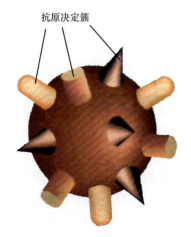

抗原决定簇

图2-2　抗原决定簇示意图

葡萄球菌的抗体和效应淋巴细胞发生特异性结合。抗原的特异性是由抗原物质中的特殊化学基团决定，这些化学基团称为抗原决定簇（基）或抗原表位（图2-2）。抗原以抗原决定簇与相应淋巴细胞的抗原受体结合而激活淋巴细胞引起免疫应答。因此，抗原决定簇是免疫应答和免疫反应具有特异性的物质基础。抗原决定簇大多存在于抗原物质的表面，有些存在于抗原物质的内部，须经酶或其他方式处理后才暴露出来。天然抗原物质可有多种和多个决定簇。抗原决定簇的性质、数目、位置和空间构象决定了抗原的特异性。

二、共同抗原与交叉反应

天然抗原分子结构复杂，具有多种抗原决定簇，不同的抗原物质抗原决定簇不同并各具特异性。抗原分子特有的抗原决定簇称为特异性抗原（specific antigen）。但有时某一抗原决定簇同时出现在不同抗原物质上，成为共同抗原决定簇，带有共同抗原决定簇的不同抗原互称为共同抗原（common antigen）。例如，伤寒沙门菌有菌体抗原O9和O12，乙型副伤寒沙门菌有菌体抗原O4和O12，两者均具有菌体抗原O12而互为共同抗原。由共同抗原决定簇刺激机体产生的抗体可分别与两种抗原（含有共同抗原决定簇）结合发生反应，此反应称为交叉反应（cross reaction）（图2-3）。

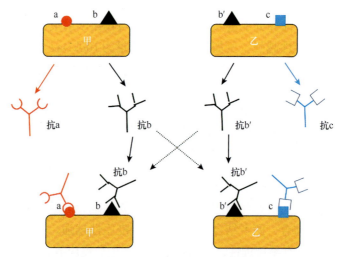

图2-3　共同抗原和交叉反应示意图

a、b、b′、c均为抗原

第4节　医学上重要的抗原物质

一、病原微生物及其代谢产物

（一）病原微生物及各种生物疫苗

各种病原微生物结构虽然简单，但其化学组成很复杂，含有蛋白质、多糖、类脂等多种成分，含有多种抗原决定簇，具有较强的免疫原性，能诱导机体发生免疫应答。同时，可利用微生物抗原的免疫原性，制备相应的疫苗和抗体，用于传染性疾病的特异性预防、诊断和治疗等。

（二）细菌外毒素和类毒素

外毒素（exotoxin）是由细菌所分泌、能在局部及全身产生毒性效应的蛋白质成分，如破伤风外毒素、白喉外毒素。外毒素经0.3%～0.4%甲醛处理失去毒性、保留抗原性，即成类毒素（toxoid）。注射类毒素可刺激机体产生相应的抗体，称为抗毒素。抗毒素能中和相应外毒素的毒性作用，保护机体免于患病。因此，将类毒素作为人工免疫的生物制剂，可预防相应外毒素引起的疾病，如接种破伤风类毒素，可刺激机体产生破伤风抗毒素，使机体获得对破伤风的免疫力。

二、动物免疫血清

一般用类毒素免疫动物（常用马）制备免疫血清或精制抗体，如破伤风抗毒素、白喉抗毒素即属此类。动物免疫血清对人具有两重性：一方面，含有特异性抗体（抗毒素），可以中和相应的外毒素，用于紧急预防或治疗外毒素引起的疾病；另一方面，马血清对人而言是异种蛋白，具有免疫原性，可引起过敏反应，所以在临床使用抗毒素之前必须做皮肤试验。

三、嗜异性抗原

在不同种属动物、植物和微生物细胞表面所存在的共同抗原，又称为嗜异性（Forssman）抗原。目前已发现多种嗜异性抗原，如乙型溶血性链球菌与人体的心肌、心瓣膜及肾小球基底膜之间存在着嗜异性抗原（图2-4）；引起斑疹伤寒的立克次体和变形杆菌的一些菌株之间有共同抗原。嗜异性抗原是引起免疫病理损伤的物质基础，也可借助嗜异性抗原辅助临床诊断，如外斐反应。

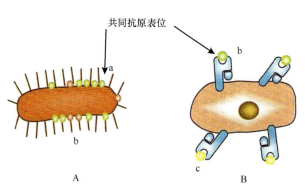

图2-4 乙型溶血性链球菌与人心肌细胞的共同抗原
A. 乙型溶血性链球菌；B. 人心肌细胞

> **案例 2-1**
>
> 　　患者，男，27岁，因咽感不适伴轻咳2周，双下肢水肿、少尿1周入院。体格检查：血压165/100mmHg，眼睑水肿，巩膜无黄染，咽红，扁桃体轻度肿大，腹软无压痛，上下肢凹陷性水肿。血液检查：血 WBC 7.9×10^9/L，Hb 143g/L，PLT 220×10^9/L。尿常规：蛋白质（+++），红细胞20～30个/HP，偶见颗粒管型。免疫系列：C3 0.4g/L，血IgG、IgM、IgA均正常，抗链球菌溶血素O（ASO）800U/ml。
>
> 　　临床诊断：急性肾小球肾炎（链球菌感染后）。
>
> 　　**问题**：1. 链球菌反复感染后为什么会诱发急性肾小球肾炎？
> 　　　　　　2. 链球菌反复感染后还会引发哪些疾病？为什么？

四、同种异型抗原

存在于同一种属不同个体之间，由于基因型不同，在组织细胞结构上的表现存在差异，形成同种异型（体）抗原。重要的人类同种异型抗原有红细胞血型抗原和人类白细胞抗原。

（一）红细胞血型抗原

1. ABO血型抗原　由复杂的寡糖和多肽组成。该系统由A、B和O三个等位基因控制，其中A和B是显性基因。ABO血型不符的输血会引起严重的溶血反应。因此，输血时供、受者血型必须相符或为患者少量、缓慢输入O型血。

2. Rh血型抗原　在人类红细胞膜上有一些成分与印度恒河猴红细胞膜上的抗原成分相同，称为Rh抗原（即D抗原）。多数人红细胞表面有D抗原，称为Rh阳性，少数人无D抗原，称为Rh阴性。我国汉族人群99.64%为Rh阳性血型。而Rh阴性者的血清中不存在抗Rh抗原的天然抗体。若Rh阴性者在免疫情况下机体中产生了Rh抗体，再次输入Rh阳性血时，可发生输血反应，即Rh阴性妇女第二次怀Rh阳性的胎儿，可引起流产或新生儿溶血病。

　　新生儿溶血病的病因最常见的有三类：ABO血型不合、Rh血型不合及红细胞膜缺陷。Rh血型不合比ABO血型不合导致的溶血要严重很多。多数是母亲为Rh阴性，胎儿为Rh阳性。第一胎发病率很低，因为初次免疫反应首先产生IgM抗体，不能通过胎盘进入胎儿体内，而胎儿红细胞进入母体又多数发生在妊娠末期或临产时，故第一胎不发病。当再次妊娠再次发生免疫反应时，仅需数天就可产生IgG型能通过胎盘的抗体，并迅速增多，故往往第二胎才发病。Rh系统的抗体只能由人类红细胞引起，若母亲有过输血史，且Rh血型又不合，则第一胎也可发病。95%的中国人Rh血型为阳性，而15%～20%的白种人Rh血型为阴性，因此这种溶血多发生在混血儿身上，尤其是妈妈为白种人的混血儿。

（二）人类白细胞抗原

　　人类白细胞抗原因首先在人类白细胞表面发现而得名，是代表个体特异性的抗原，具有高度多态性。故在人类白细胞抗原表型不同的个体间进行组织器官移植会引起强烈而迅速的排斥反应，故又称主要组织相容性抗原，是目前所知人体最复杂的抗原系统（详见第5章）。

五、自身抗原

　　自身抗原是引起自身免疫应答的自身组织成分。正常情况下，免疫系统对自身物质处于无应答状态，即免疫耐受，但当机体受到某些外界因素影响导致识别错误时，可使免疫系统将自身物质当作抗原性异物，诱发自身免疫应答。

（一）修饰的自身抗原

　　修饰的自身抗原是由于感染、外伤、药物、电离辐射等作用，使机体正常组织细胞发生构象改变，形成新的抗原决定簇或暴露出内部抗原决定簇，成为"异物"，可刺激自身免疫系统发生免疫应答。例如，有些患者服用甲基多巴后，可使红细胞抗原发生改变，引起自身免疫性溶血性贫血。

（二）隐蔽抗原

　　隐蔽抗原是由于特殊的解剖学屏障，与机体免疫系统隔绝的组织抗原，如精子、晶状体蛋白等。体内特异性淋巴细胞克隆由于未与该抗原接触而未被清除，一旦该抗原被释放，即可引发自身免疫病。当外伤、手术或感染等原因使这些物质进入血流与免疫系统接触，即会被机体视为异物，引起自身免疫应答。如甲状腺球蛋白释入血液，引起变态反应性甲状腺炎；晶状体蛋白释放，可引起晶状体过敏性眼内炎；精子抗原可引起男性不育等。

案例2-2

　　患者，男，32岁。因左眼穿通性外伤而进行眼科手术治疗，5周后右侧眼睛出现分泌物增多、眼痛、畏光，经常无故流眼泪，视物模糊并视力急剧下降。

　　问题：1. 本病的病因是什么？

　　　　　2. 为什么一侧眼睛受伤会影响到另一侧正常的眼睛？

　　男性阴囊内有重要的生殖器官即睾丸和附睾，阴囊受外伤后可直接影响睾丸和附睾，从而影响生育能力。然而阴囊部位轻度受伤的情况虽然较为常见，但这种损伤一般不大可能引起不育。如果外伤后伴有组织损伤，如阴囊部血肿，出现血精、血尿等情况，则必须引起注意。阴囊外伤后，如有睾丸萎缩，则强有力地说明外伤对生育能力带来了影响，尤其是严重的外伤，即使损伤了一侧睾丸，亦十分重要，因为它可能损伤血 - 睾屏障，诱发产生抗精子抗体，导致不育。

（三）自身正常物质

由于免疫系统本身发生异常，免疫系统会将自身物质当作"异物"来识别，诱发免疫应答，甚至可引起自身免疫病。

六、肿瘤抗原

肿瘤抗原（tumor antigen）是指细胞癌变过程中出现的抗原物质，包括肿瘤相关抗原和肿瘤特异性抗原两大类。

（一）肿瘤特异性抗原

肿瘤特异性抗原（tumor specific antigen，TSA）是指只存在于某种癌变细胞表面而不存在于相应正常细胞或其他类型肿瘤细胞表面的抗原。近年来，应用通过单克隆抗体技术、分子生物学技术已经分离鉴定出许多人类肿瘤特异性抗原。如在人黑色素瘤、结肠癌等肿瘤细胞表面检测出此类特异性抗原的存在。

（二）肿瘤相关抗原

肿瘤相关抗原（tumor associated antigen，TAA）是指非肿瘤细胞特有，在正常细胞和其他组织也存在的抗原。其含量在细胞癌变时明显增高。此类抗原只表现出量的变化而无严格的肿瘤特异性，故称为肿瘤相关抗原。如甲胎蛋白（AFP）是胚胎期肝细胞产生的一种糖蛋白，是胎儿血清中的正常成分，出生后几乎消失，成年人血清中含量极微。而原发性肝癌患者血清中AFP含量显著增高，因此，检查AFP含量可作为原发性肝癌的辅助诊断。

七、超 抗 原

超抗原是一类具有刺激T细胞、B细胞活化的多克隆激活剂，主要为某些细菌或病毒的产物。超抗原在极低浓度下即可非特异地刺激多数T细胞克隆活化、增殖，产生极强免疫应答。超抗原可分为外源性超抗原（如金黄色葡萄球菌肠毒素、链球菌致热外毒素、M蛋白）和内源性超抗原（如小鼠乳腺瘤病毒和人类免疫缺陷病毒）。超抗原的生物学意义是参与某些病理过程，如引起细菌性食物中毒、某些类型的休克、人类免疫缺陷（如AIDS）；诱导自身免疫应答，引起某些自身免疫病；诱导免疫抑制，即T细胞因过度激活而消耗，导致T细胞功能或数量失调；诱导抗瘤效应，即大量T细胞的活化并分泌大量细胞因子，从而增强对瘤细胞的杀伤活性。

自 测 题

一、单项选择题

1. 下列属于半抗原的是

  A. 蛋白质   B. 异种动物血清

  C. 异型红细胞   D. 外毒素

  E. 青霉素

2. 下列哪项决定抗原的特异性

  A. 抗原的分子量

B. 抗原的物理性状

C. 抗原的复杂结构

D. 抗原分子表面的特殊化学基团

E. 抗原的免疫反应性

3. AFP属于哪种抗原

  A. 异种抗原   B. 同种异型抗原

  C. 嗜异性抗原   D. 共同抗原

E. 肿瘤抗原

4. 抗原与抗体结合发生交叉反应是因为

A. 抗原和抗体性状相似

B. 不同抗原具有相同或相似的抗原决定簇

C. 抗原的分子量较大

D. 抗原和抗体的大小相近

E. 抗体为多聚体

5. 决定免疫原性的因素不应包括

A. 特异性   B. 异物性

C. 高分子量   D. 一定的化学组成和结构

E. 宿主遗传性

6. 同一种属不同个体之间所存在的抗原是

A. 同种异型抗原   B. 异种抗原

C. 自身抗原   D. 独特型抗原

E. 超抗原

7. 只具有与抗体结合能力，而单独不能诱导抗体产生的物质是

A. 自身抗原   B. 完全抗原

C. 半抗原   D. 胸腺依赖性抗原

E. 胸腺非依赖性抗原

8. 嗜异性抗原的本质是

A. 完全抗原   B. 共同抗原

C. 改变的自身抗原   D. 同种异型抗原

E. 半抗原

9. 抗体对具有相同或相似决定簇的不同抗原的反应称为

A. 特异性反应   B. 交叉反应

C. 非特异性反应   D. 过敏反应

E. 以上都不是

10. 马血清抗毒素对人而言属于

A. 异种抗原   B. 同种异型抗原

C. 独特型抗原   D. 共同抗原

E. 合成抗原

二、简答题

1. 试述抗原的基本特性，完全抗原与半抗原的区别与联系。

2. 列举出医学上重要的抗原。

（张晓红）

抗体（antibody，Ab）是机体在抗原物质刺激下，由B细胞分化成的浆细胞所产生的，可与相应抗原发生特异性结合反应的免疫球蛋白。抗体主要存在于血清、组织液及外分泌液等体液中，是介导体液免疫应答的重要效应分子。

免疫球蛋白（immunoglobulin，Ig）是指具有抗体活性或化学结构上与抗体相似的球蛋白。其可分为分泌型Ig和膜结合型Ig，前者主要存在于血清、组织液及外分泌液中，具有抗体的功能；后者存在于B细胞膜上，即B细胞表面的抗原受体（BCR），可以特异性识别结合相应的抗原表位。

由此可见，抗体是生物学功能上的概念，免疫球蛋白是化学结构上的概念。所有抗体都是免疫球蛋白，而免疫球蛋白不一定都是抗体，如多发性骨髓瘤患者血清中浓度异常增高的骨髓瘤蛋白，其化学结构与抗体相似，但无抗体活性，没有免疫功能，因此不能称为抗体。

链 接　巨球蛋白血症和多发性骨髓瘤

巨球蛋白血症（macroglobulinemia，WM）是产生IgM的浆细胞样B细胞恶性增生所致的一种血液系统疾病。患者血清中出现大量单克隆性IgM。由于IgM分子量大，血清中IgM大量增加，导致患者血液黏滞度增高，血流缓慢，血管堵塞，继而出现肾脏及神经系统并发症等。

多发性骨髓瘤（multiple myeloma，MM）是一种浆细胞异常增生的恶性肿瘤。主要病变为骨髓内多发性浆细胞恶性增生引起的进行性骨质破坏，常伴有多发性溶骨性损害、高钙血症、贫血、肾脏损伤等。所产生的Ig数量很多，但缺乏抗体活性。骨髓瘤细胞过度增生，抑制正常B细胞的生长，正常Ig水平明显减低，表现为对细菌性感染的易感性升高。

第1节　免疫球蛋白的结构与类型

一、免疫球蛋白的基本结构及其分类

免疫球蛋白的基本结构是由两条相同的重链（heavy chain，H链）和两条相同的轻链（light chain，L链）通过链间二硫键连接而成的呈"Y"形或"T"形的单体对称结构。每条多肽链的两端因携带游离的氨基或羧基分别称为氨基端（N端）和羧基端（C端）。现以IgG基本结构（图3-1）为例进行说明。

（一）重链和轻链

1. 重链　由450～550个氨基酸残基组成，分子量为50～75kDa。根据重链结构和免疫原性的差异（氨基酸的组成和排列顺序、二硫键的数目和位置、含糖的种类和数量等存在差异），可将重链分为五类，分别用希腊字母γ、α、μ、δ、ε表示。与其对应的免疫球蛋白分别为IgG、IgA、IgM、IgD和IgE。同一类免疫球蛋白根据重链的抗原性和二硫键数目、位置的差别，又可分为不同的亚类，如IgG可分为IgG1～IgG4；IgA可分为IgA1和IgA2。IgM、IgD和IgE尚未发现亚类。

2. 轻链　由约214个氨基酸残基组成，以二硫键与重链相连，分子量约为25kDa。轻链可分为κ链和λ链，由此也可将免疫球蛋白分为κ型和λ型。λ链根据恒定区中个别氨基酸的差异，可分为λ1～λ4

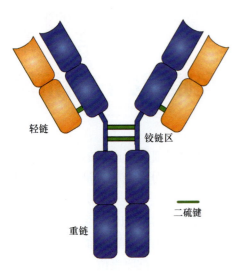

图3-1 免疫球蛋白的基本结构

（图中标注：轻链、铰链区、二硫键、重链）

四个亚型。同一免疫球蛋白分子的两条轻链总是相同的。正常人血清中各类免疫球蛋白的κ型与λ型比例约为2∶1。两型比例异常可提示免疫系统的病变，如人类免疫球蛋白λ型过多，提示可能有λ链的B细胞肿瘤产生。

（二）可变区与恒定区

1. 可变区 免疫球蛋白重链N端约1/4（γ、α、δ）或1/5（μ、ε），轻链N端1/2，其氨基酸的种类和排列顺序多变，称为可变区（variable region，V区）。重链可变区（HV）和轻链可变区（VL）各有3个区域的氨基酸组成和排列顺序高度可变，称为高变区（hypervariable region，HVR），其余部分称为骨架区（framework region，FR）。HVR形成与抗原表位互补的空间构象，又被称为互补决定区（complementarity determining region，CDR），分别用CDR1、CDR2和CDR3表示。CDR决定了抗体对抗原表位结合的特异性。而FR不与抗原表位结合，主要维持CDR的空间构型，VH和VL各有四个骨架区。

2. 恒定区 免疫球蛋白重链C端的3/4（γ、α、δ）或4/5（μ、ε），轻链C端的1/2，其氨基酸组成和排列顺序比较恒定，称为恒定区（constant region，C区）。重链和轻链的C区分别称为CH和CL。不同类免疫球蛋白的重链长度不一，IgG、IgA和IgD的恒定区各有3个结构域（CH1～CH3），IgM和IgE则有4个结构域（CH1～CH4）。同一种属个体所产生的同一类别免疫球蛋白分子C区氨基酸的组成和排列顺序比较恒定，其免疫原性相同。例如，针对不同抗原诱导产生的人IgG抗体，它们的V区特异性不同，只能与相应的抗原特异性结合，但其C区是相同的，因此制备的抗人IgG抗体（第二抗体）均能与不同人的IgG结合。

（三）铰链区

铰链区（hinge region）位于CH1和CH2之间，富含脯氨酸，易伸展弯曲，使免疫球蛋白的两臂易于移动和弯曲，有利于免疫球蛋白抗原结合部位与不同距离的抗原表位更好地结合，也有利于免疫球蛋白分子上补体结合位点的暴露。铰链区易被木瓜蛋白酶、胃蛋白酶等水解。IgM和IgE无铰链区。

（四）其他辅助成分

五类免疫球蛋白中IgG、IgD、IgE和血清型IgA皆为单体，而分泌型IgA（SIgA）是由两个单体组成的二聚体，IgM是由五个单体组成的五聚体，因此，免疫球蛋白还有一些其他结构，如连接链和分泌片。

1. 连接链（joining chain，J链） 是由浆细胞合成的一条富含半胱氨酸的糖蛋白，以二硫键的形式共价结合到免疫球蛋白的重链上，可连接两个或两个以上免疫球蛋白单体，形成二聚体或多聚体。例如，IgM是由J链和二硫键连接5个免疫球蛋白单体形成的五聚体；SIgA是由J链连接2个IgA单体形成的二聚体（图3-2）。IgG、IgD和IgE为单体，不含J链。

2. 分泌片（secretory piece，SP） 是由黏膜上皮细胞合成和分泌的含糖多肽链，以非共价键方式结合到已由J链连接的二聚体IgA分子上，形成SIgA（图3-2）。分泌片的主要作用是介导SIgA从黏膜下通过黏膜上皮细胞转运到黏膜表面，并保护SIgA的铰链区免受环境中蛋白水解酶降解，在黏膜局部发挥作用。

二、免疫球蛋白的功能区

免疫球蛋白的每条多肽链均可折叠成几个由大约110个氨基酸组成、通过链内二硫键连接的球形结构，每个球形结构具有相应的功能，故称为结构域或功能区。各类免疫球蛋白轻链有 VL 和 CL 两个功能区；IgG、IgA 和 IgD 的重链有四个功能区，即 VH、CH1、CH2 和 CH3；IgM 和 IgE 的重链有五个功能区，即 VH、CH1、CH2、CH3 和 CH4。

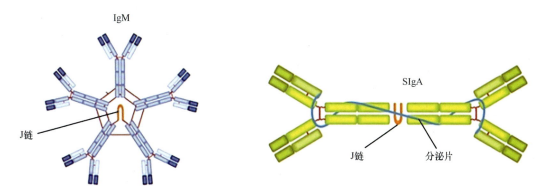

图 3-2 IgM 和 SIgA 结构示意图

各功能区的功能：①VH 和 VL 是免疫球蛋白与抗原表位特异性结合的部位。②CH1 和 CL 具有部分同种异型遗传标志。③CH2（IgG）和 CH3（IgM）是补体（C1q）结合部位，参与补体激活的经典途径。母体 IgG 可借助 CH2 通过胎盘进入胎儿体内。④IgG 的 CH3 和 IgE 的 CH4 有亲细胞活性，能使 Ig 结合固定于具有相应受体的组织细胞表面。

三、免疫球蛋白的水解片段

利用蛋白酶水解免疫球蛋白是研究抗体结构与功能的重要方法，也可用于分离和纯化特定免疫球蛋白的多肽片段。木瓜蛋白酶和胃蛋白酶是常用的蛋白酶，IgG 经木瓜蛋白酶或胃蛋白酶水解成不同的片段（图3-3）。

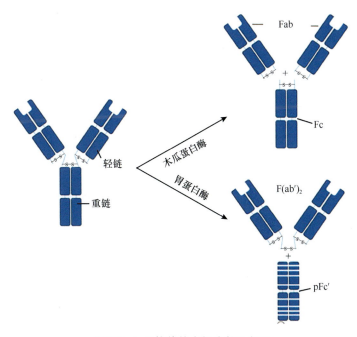

图 3-3 IgG 抗体的水解片段示意图

（一）木瓜蛋白酶水解片段

木瓜蛋白酶水解 IgG 重链铰链区二硫键近 N 端部位，将其裂解为三个水解片段：①两个相同的抗原结合片段（fragment of antigen binding，Fab片段），每个Fab只有1个抗原结合部位，只能与1个抗原决定基结合（单价），不能形成肉眼可见的凝集反应或沉淀反应。②1个可结晶（crystallizable，Fc）片段，因其在低温下可结晶而得名，该片段不能结合抗原，但具有激活补体、结合细胞表面Fc受体等生物学活性。

（二）胃蛋白酶水解片段

胃蛋白酶水解IgG重链铰链区二硫键近C端部位，裂解后获得1个大分子片段F(ab')$_2$和一些小片段pFc'，F(ab')$_2$片段由两个Fab片段及铰链区组成，表现为双价，能同时结合两个抗原表位，发生凝集反应或沉淀反应。F(ab')$_2$片段既保留了结合相应抗原的生物学活性，又避免了Fc片段免疫原性可能引起的副作用，可作为生物制品广泛应用。例如，白喉抗毒素、破伤风抗毒素经胃蛋白酶消化后精制提纯的制品，因去掉Fc片段可减缓超敏反应的发生。pFc'片段为小分子多肽碎片，无生物学活性。

第2节　各类免疫球蛋白的主要特性

5类免疫球蛋白在分子结构、体内分布、血清水平及生物学活性等方面都各不相同，其主要理化特性和生物学活性的比较见表3-1。

表3-1　5类免疫球蛋白的主要理化特性和生物学活性

指标	IgG	IgM	IgA	IgD	IgE
分子量（kDa）	150	950	160	184	190
重链类型	γ	μ	α	δ	ε
主要存在形式	单体	单体、五聚体	单体、二聚体	单体	单体
开始合成时间	生后3个月	胚胎晚期	生后4～6个月	随时	较晚
成人血清含量（mg/ml）	9.5～12.5	0.7～1.7	1.5～2.6	0.03	0.0003
占血清总Ig(%)	75～80	5～10	10～15	0.2	0.02
血清中半衰期（天）	20～23	5	6	3	2.5
经典途径激活补体	+	+	−	−	−
旁路途径激活补体	+（IgG4）	−	+（IgA1）	?	−
通过胎盘	+	−	−	−	−
结合吞噬细胞	+	−	−	+	−
结合肥大细胞和嗜碱性粒细胞	−	−	−	−	+
结合SPA	+	−	−	−	−
介导ADCC	+	−	±	−	−
其他作用	抗菌、抗病毒、抗毒素，自身抗体，参与Ⅱ、Ⅲ型超敏反应	初次应答、早期防御，冷凝集素，类风湿因子，参与Ⅱ、Ⅲ型超敏反应	黏膜免疫	B细胞表面标志	Ⅰ型超敏反应抗寄生虫感染

注：SPA，葡萄球菌A蛋白；ADCC，抗体依赖细胞介导的细胞毒作用；?，待进一步研究。

一、IgG

IgG主要由脾和淋巴结中的浆细胞合成，在出生后3个月开始合成，3～5岁接近成人水平，以单体形式存在，占血清Ig总量的75%～80%，是血清含量最高的Ig。IgG分布广，几乎分布于全身各组织和体液。在5类Ig中，IgG分子量最小，合成速度快，分解慢，半衰期最长（约3周），故临床使用时，宜每2～3周1次。IgG是唯一能通过胎盘的抗体，在新生儿抗感染中发挥着重要作用。IgG是机体抗感染（抗菌、抗病毒、抗毒素）的"主力军"，具有促进吞噬、中和毒素和病毒、抗体依赖细胞介导的细胞毒作用（ADCC）、激活补体经典途径等作用。某些自身抗体如抗核抗体、抗甲状腺球蛋白抗体等也属于IgG。此外，IgG还参与Ⅱ、Ⅲ型超敏反应。

二、IgM

IgM有两种存在形式，即膜结合型IgM和分泌型IgM。膜结合型IgM以单体形式存在表达于B细胞表面，作为B细胞识别抗原的特异性受体，只表达膜结合型IgM是未成熟B细胞的标记。分泌型IgM为五聚体，是5类抗体中分子量最大的免疫球蛋白，又称为巨球蛋白。IgM一般不能通过血管壁，主要存在于血液中，占成人血清免疫球蛋白总量的5%～10%，半衰期较短，只有5天左右。五聚体IgM拥有10个Fab段，抗原结合能力强，具有强大的抗感染作用；激活补体的能力比IgG强。IgM是在个体发育过程中最早合成和分泌的抗体，在胚胎发育晚期即能产生。若新生儿脐带血特异性IgM水平升高，提示胎儿有宫内感染（如巨细胞病毒、风疹病毒等感染）。IgM也是机体受到感染后最早产生的抗体，在感染早期发挥着重要的抗感染作用，对于防止菌血症、败血症具有重要作用。血清中如检出特异性IgM，则提示新近发生感染，可作为感染的早期诊断依据。人体ABO血型的天然抗体也是IgM，是造成血型不符所致输血反应的重要因素。此外，IgM还参与了某些自身免疫病及Ⅱ、Ⅲ型超敏反应。

三、IgA

IgA在出生后4～6个月才能合成，有血清型和分泌型两种存在形式。血清型IgA为单体，主要存在于血清中，占血清免疫球蛋白总量的10%～15%。血清型IgA具有中和毒素、调理吞噬等功能。分泌型IgA（SIgA）为二聚体，广泛分布于呼吸道、消化道和泌尿生殖道等黏膜局部，是初乳、泪液和唾液等外分泌液中的主要抗体类别，参与黏膜局部抗感染作用。SIgA合成不足的新生儿易产生呼吸道、消化道感染。初乳中SIgA含量高，对新生儿呼吸道和消化道的抗感染具有重要作用。

四、IgD

IgD为单体结构，分为血清型和膜结合型两型。血清型IgD含量很低，约占血清免疫球蛋白总量的0.2%，其铰链区较长，易被蛋白酶水解，故半衰期很短，仅为3天。IgD可在个体发育的任何时间合成。血清型IgD的生物学功能尚不清楚。膜结合型IgD是B细胞分化发育成熟的标志，又是B细胞受体（BCR），未成熟B细胞仅表达膜结合型IgM，成熟B细胞可同时表达膜结合型IgM和膜结合型IgD。B细胞活化后其表面的膜结合型IgD逐渐消失。

五、IgE

IgE为单体结构，是个体发育中合成最晚、半衰期最短的免疫球蛋白，也是正常人血清中含量最少的免疫球蛋白，约仅占血清免疫球蛋白总量的0.02%。含量较稳定，但在某些过敏性疾病和某些寄生虫感染患者的血清中IgE含量明显升高。IgE为亲细胞抗体，其Fc段易与肥大细胞、嗜碱性粒细胞表面Fc受体结合，介导Ⅰ型超敏反应。此外，IgE具有抗寄生虫免疫作用。IgE通过与嗜酸性粒细胞结合介导ADCC杀伤虫体。

第3节 抗体的生物学功能

抗体是体液免疫应答的最重要的免疫分子，具有多种生物学作用。它的功能与其分子结构密切相关：可变区可与相应抗原特异性结合，恒定区可介导与抗原结合后的一系列生物学效应，包括激活补体、结合Fc受体而发挥的调理作用，NK细胞发挥的细胞毒作用和超敏反应等。

一、特异性结合抗原

抗体以其Fab段上可变区的超变区与相应抗原表位发生特异性结合，这是抗体分子的主要生物学作用。单体抗体如IgG、IgD、IgE可结合2个抗原表位，为双价；二聚体抗体（分泌型IgA）可结合4个抗原表位，为4价；五聚体IgM理论上为10价，由于立体构型的空间位阻，一般只能结合5个抗原表位，为5价。

抗体在体内与相应抗原结合后所发挥的生物学效应：①中和外毒素，抗毒素（抗体）与外毒素结合，能中和外毒素的毒性作用，阻止外毒素毒害易感细胞。②抗病毒，抗病毒抗体与病毒结合后，能阻止病毒侵入易感细胞。③抑制细菌黏附，分泌型IgA与相应细菌、病毒等结合，可抑制病原体黏附到呼吸道、胃肠道、泌尿生殖道等黏膜表面，发挥黏膜局部抗感染作用。此外，若抗体与相应抗原在体外发生特异性结合，则可发生各种抗原-抗体反应现象，如凝集、沉淀等，可用于抗原或抗体的检测和免疫功能的判断。

二、激活补体

当抗体（IgM、IgG1～IgG3）与抗原特异性结合后，其构型改变，CH2/CH3区上补体结合位点暴露，补体成分C1q与之结合，从而启动补体经典途径激活补体；聚合的IgA1和IgG4可通过旁路途径激活补体。IgD是否能激活补体暂无定论，仍需进一步研究。

三、与Fc受体结合发挥效应

不同细胞表面有不同抗体的Fc受体，当抗体与相应抗原结合后，构型发生改变，其Fc段可与具有相应受体的细胞结合，发挥不同的生物学效应。

1. 调理作用（opsonization）　指调理素（如抗体和补体成分）与病原体或其他颗粒抗原结合，通过与巨噬细胞表面Fc受体或补体受体结合，从而促进吞噬细胞对病原体的吞噬作用。当抗体如IgG的Fab段与细菌等颗粒性抗原结合后，其Fc段可与中性粒细胞或单核巨噬细胞表面的相应Fc受体结合，从而促进巨噬细胞对颗粒性抗原的吞噬作用。

2. 抗体依赖细胞介导的细胞毒作用　针对靶细胞的抗原特异性，IgG与靶细胞相应抗原结合，IgG的Fc段与NK细胞、巨噬细胞等表面Fc受体结合，从而引发对靶细胞的细胞毒作用。当抗体如IgG的Fab段与靶细胞（肿瘤细胞、病毒感染的细胞）表面的抗原表位特异性结合后，其Fc段与杀伤细胞（NK细胞等）表面的IgG Fc受体结合，介导对靶细胞的杀伤作用，称为抗体依赖细胞介导的细胞毒作用（antibody dependent cell mediated cytotoxicity，ADCC）。

3. 介导Ⅰ型超敏反应　IgE为亲细胞抗体，可通过Fc段与肥大细胞和嗜碱性粒细胞表面的高亲和力IgE Fc受体（FcεRⅠ）结合，使细胞致敏。当相同变应原再次进入机体时，可与致敏靶细胞（肥大细胞、嗜碱性粒细胞）表面特异性IgE结合，促使这些细胞合成和释放生物活性介质，引起Ⅰ型超敏反应。

四、穿过胎盘和黏膜发挥抗感染作用

IgG是人类唯一能从母体通过胎盘转移到胎儿体内的免疫球蛋白，母体内的IgG借助Fc段通过与胎盘滋养层细胞表面的相应受体结合而转移到滋养层细胞内，并主动进入胎儿血液循环中，这对新生儿抗感染具有重要意义。此外，SIgA可通过分泌片介导从黏膜下转移至呼吸道和消化道等黏膜表面，在黏膜局部免疫中发挥主要作用。

第4节 抗体的制备及其应用

一、多克隆抗体

天然抗原分子往往含有多种特异性的抗原表位，可刺激机体多个B细胞克隆产生针对不同抗原表位的抗体，这些抗体的总和称为多克隆抗体。获得多克隆抗体的途径主要有动物免疫血清、恢复期患者血清或免疫接种人群。多克隆抗体具有中和抗原、免疫调理、介导补体的细胞毒作用和ADCC等重要作用。多克隆抗体也称为第一代抗体，具有来源广泛、制备容易等优点，但也存在特异性不高、易发生交叉反应、难以大量制备等缺点。

二、单克隆抗体

1975年Köhler和Milstein采用细胞融合技术，将抗原免疫小鼠的脾细胞与小鼠骨髓瘤细胞在体外进行融合并经过选择培养基培养后，获得了杂交细胞系（杂交瘤），其既有大量扩增和永生的特性，又具有分泌特异性抗体的功能。每个杂交瘤细胞由一个B细胞与一个骨髓瘤细胞融合而成，仅能产生针对某一特定抗原表位的特异性抗体。因此，将这种由单一杂交瘤细胞产生，针对单一抗原表位的特异性抗体称为单克隆抗体（monoclonal antibody，McAb/mAb）。McAb具有结构均一、纯度高、特异性强、少或无交叉反应、易大量制备、成本低等优点，现已广泛应用于生命科学的各个领域。例如，单克隆抗体作为诊断试剂用于免疫学诊断，克服了多克隆抗体易产生交叉反应的缺点，极大地提高了感染性疾病诊断的准确性；单克隆抗体可与放射性核素、毒素、化学药物偶联，制备生物导弹用于肿瘤的检测或治疗；用单克隆抗体制备的亲和层析柱，可分离纯化含量极低的可溶性抗原，如激素、细胞因子和难以纯化的肿瘤抗原等。

三、基因工程抗体

动物源性单克隆抗体由小鼠杂交瘤细胞产生，可使人为异源蛋白在应用时易产生人抗小鼠抗体，导致临床疗效减弱。随着分子生物学和免疫学的飞速发展，应用基因工程手段对抗体结构进行改造，可获得基因工程抗体（genetic engineering antibody，GeAb）。基因工程抗体又称重组抗体，为第三代抗体，是指利用重组DNA及蛋白质工程技术，对编码抗体的基因按不同需要进行加工改造和重新装配，经转染适当的受体细胞所表达的抗体分子。该抗体保留了天然抗体的特异性和主要生物学活性，减少或去除了无关结构，降低了对人体的不良反应，具有更广泛的应用前景。目前已成功表达的基因工程抗体有人源化抗体、人-鼠嵌合抗体、小分子抗体、双特异性抗体及抗体融合蛋白等，它们在医学领域的许多方面都具应用潜力，尤其在诊断和治疗肿瘤性疾病及抗感染方面优势明显。

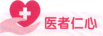
医者仁心

培养创新科学精神——一次偶然的科学发现

单克隆抗体技术的发明其实是一个偶然，Köhler在致力于研究免疫球蛋白基因突变时，需要一种"神奇"的细胞，这种细胞既能产生特异性抗体，又能体外无限增殖，大家都觉得他是异想天开，这种细胞根本不存在，但其导师（Milstein）在指出困难的同时不断鼓励他大胆尝试，Köhler采用了兴起不久的细胞融合技术，将绵羊红细胞（SRBC）免疫的小鼠脾细胞与一株小鼠骨髓瘤细胞杂交融合，获得了这种"神奇"的杂交瘤细胞。该细胞的发现轰动了当时的免疫学界，年仅38岁的Köhler与导师Milstein共同获得1984年诺贝尔生理学或医学奖。科学研究就是在一个个偶然发现中铸成的必然结果，这种结果又与注重积累理论知识和锻炼实践能力密不可分，这一切皆非偶然。

自测题

一、单项选择题

1. 血清中含量最高的抗体是
   A. IgM　　　　　　　　B. IgG
   C. IgA　　　　　　　　D. IgE
   E. IgD

2. 黏膜局部免疫发挥主要作用的抗体类别是
   A. IgM　　　　　　　　B. IgG
   C. SIgA　　　　　　　D. IgE
   E. IgD

3. 新生儿脐带血液中出现哪种高浓度抗体提示胎儿有宫内感染
   A. IgM　　　　　　　　B. IgG
   C. IgA　　　　　　　　D. IgD
   E. IgE

4. 可作为感染性疾病早期诊断指标的抗体是
   A. IgD　　　　　　　　B. IgM
   C. IgG　　　　　　　　D. IgA
   E. IgE

5. 介导Ⅰ型超敏反应的抗体是
   A. IgD　　　　　　　　B. IgM
   C. IgG　　　　　　　　D. IgA
   E. IgE

6. 通过经典途径激活补体能力最强的抗体类别是
   A. IgG　　　　　　　　B. IgD
   C. IgA　　　　　　　　D. IgM
   E. IgE

7. 人体ABO血型的天然抗体属于
   A. IgG　　　　　　　　B. IgM
   C. IgD　　　　　　　　D. IgA
   E. IgE

8. 免疫球蛋白分子的Fab段的功能是
   A. 通过胎盘　　　　　B. 激活补体
   C. 趋化作用　　　　　D. 结合抗原
   E. 结合细胞

9. 木瓜蛋白酶水解IgG的产物是
   A. Fab片段　　　　　　B. Fc片段
   C. 2Fab片段+Fc片段　　D. 2Fab片段
   E. F（ab'）$_2$片段+Fc'片段

10. SIgA有几个抗原结合位点
    A. 1个　　　　　　　　B. 2个
    C. 4个　　　　　　　　D. 6个
    E. 10个

二、简答题

1. 简述抗体与免疫球蛋白的区别与联系。
2. 简述5类免疫球蛋白的主要特性与功能。

（张晓红）

第4章 补体系统

第1节 概述

一、补体的定义

补体（complement，C）是存在于正常人和动物血清与组织液中的一组不耐热的经活化后具有酶活性的蛋白质，可介导免疫及炎症反应。补体系统则是由血浆补体成分、可溶性和膜结合型补体调节蛋白、补体受体等30余种糖蛋白组成，是一个具有精密调控机制的蛋白质反应系统。该系统可通过3条既相对独立又相互联系的途径被激活，从而发挥调理吞噬、裂解细胞、介导炎症、免疫调节和清除免疫复合物等多种生物学效应。补体活化过程及活化形成的产物具有溶解细胞、调理吞噬、介导炎症反应、清除免疫复合物以及免疫调节等一系列重要的生物学效应。

二、补体系统的组成与命名

（一）补体系统的组成

根据补体系统各成分的生物学功能，可将其分为补体固有成分、补体调控成分和补体受体。

1. 补体固有成分　指存在于体液中，参与补体活化级联反应的各种成分，包括参与经典激活途径的C1（C1q、C1r、C1s）、C4、C2；参与旁路激活途径的B因子、D因子和P因子；参与甘露糖结合凝集素激活途径的甘露糖结合凝集素（MBL）、丝氨酸蛋白酶；上述3条途径的共同末端通路的C3、C5、C6、C7、C8和C9。

2. 补体调控成分　指可溶性或膜结合形式存在的补体调节蛋白（comlement regulatory protein）及参与调控补体活化的抑制因子或灭活因子，包括C1抑制物、I因子、C4结合蛋白、H因子、S蛋白、衰变加速因子（DAF）、膜辅助蛋白因子、膜反应溶解抑制因子等。

3. 补体受体（complement receptor，CR）　指表达于不同类型的细胞表面，能与补体激活过程中形成的活性片段结合，介导多种生物学效应的受体分子，包括CR1、CR2、CR3、CR4、CR5、C1qR、C3aR、C4aR、C5aR等。

（二）补体系统的命名

1968年世界卫生组织（WHO）命名委员会对补体系统进行了统一命名。由于补体系统组成和功能复杂，一般遵循以下命名规律：补体通常以英文字母"C"表示，在补体的固有成分之中，参与补体经典激活途径者，按其被发现的先后顺序分别称为C1、C2、C3…C9，其中C1是由C1q、C1r、C1s三个亚单位组成的钙依赖性化合物。补体的其他固有成分以大写英文字母表示，如B因子、D因子、P因子、H因子；补体调节蛋白多以其功能命名，如C1抑制物、I因子、C4结合蛋白、衰变加速因子等；补体分子的酶解片段用小写字母表示，如C3a和C3b等，通常a表示小片段，b表示大片段；具有酶活性的成分或复合物，在其符号上画一横线表示，如$\overline{C1r}$、$\overline{C4b2a}$，灭活的补体片段，在其符号前加英文字母i表示，如iC3b。

三、补体的理化性质

补体分子是由肝细胞、巨噬细胞及肠黏膜上皮细胞等多种细胞产生的。补体系统占人体血清总蛋白的5%~6%，在正常生理情况下，补体含量相对稳定，补体代谢速率很快，在血浆中每天约有50%的补体被更新。在患某些疾病时，其总补体含量或单一成分含量可发生变化。补体一般以无活性形式存在于血清中。正常血清中补体各成分的含量相差较大，其中C3含量最多，其次为C4、S蛋白和H因子，各约为C3含量的1/3，其他成分的含量仅为C3的1/10或更低，D因子含量最低。各种属动物间血清中补体含量也不相同，豚鼠血清中含有丰富的补体，故实验室多采用豚鼠血清作为补体来源。补体的各组分均是糖蛋白，且多属于β球蛋白，少数几种为γ球蛋白或α球蛋白。

补体性质不稳定，易受各种理化因素的影响，经56℃温水浴30分钟即可灭活。另外，紫外线照射、机械振荡及酸、碱、乙醇等均可能破坏补体。

第2节 补体系统的激活与调节

一、补体系统的激活

在正常生理情况下，血清中补体系统各成分通常以酶原或非活性状态存在于血浆中，当其被激活物质作用后，补体按一定顺序被激活，产生一系列逐级放大的连锁反应，被称为补体级联反应，最终导致细胞溶解效应或发挥其他生物学作用。补体可通过多条途径激活，包括经典途径、旁路途径和甘露糖结合凝集素途径（又称MBL途径）及近年发现的备解素途径、蛋白酶途径。本节重点介绍经典途径、旁路途径和MBL途径（图4-1）。

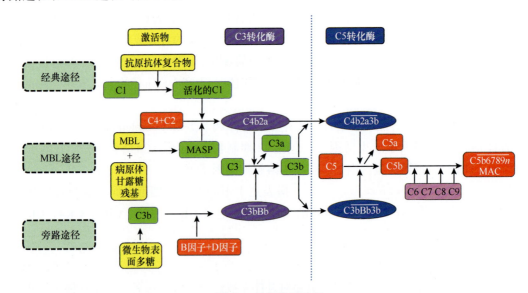

图4-1 补体激活途径

MBL：甘露糖结合凝集素；MASP：丝氨酸蛋白酶

（一）经典途径

经典途径又称传统途径，是由抗原抗体复合物（immune complex，IC）启动C1的活化开始，该途径最先被人们所认识，称为经典途径，是抗体介导的体液免疫反应的主要效应形式。但在进化和抗感染免疫过程中，最先出现并发挥效应的是不依赖抗体的旁路途径和MBL途径，最后才是依赖抗体的经典途径。

1. 激活物 经典途径的激活物主要是IgG类抗体（IgG1、IgG2、IgG3亚类）或IgM类抗体与抗原结合形成的免疫复合物。每一个C1分子必须同时与2个以上Ig Fc片段补体结合位点结合，才能被激活。由于IgM是五聚体，含5个补体结合位点，故单个IgM分子与抗原结合形成的免疫复合物即可有效地启动经典途径。

2. 激活过程 参与补体经典激活途径的成分包括C1～C9。按其在激活过程中的作用，人为地分成3组，即识别单位（C1q、C1r、C1s）、活化单位（C4、C2、C3）和膜攻击单位（C5～C9），分别在激活的不同阶段即识别阶段、活化阶段和膜攻击阶段中发挥作用。

（1）识别阶段 即经典途径的启动，C1分子与抗原抗体复合物中免疫球蛋白的补体结合位点相结合至C1酯酶形成的阶段（图4-2）。

C1是由3个单位C1q、C1r和C1s结合成的牢固的非活性大分子（图4-3）。C1q为六聚体，呈球形，其每一亚单位的头部为C1q与Ig结合的部位，C1r在C1大分子中起着连接C1q和C1s的作用。C1q同时与2个以上Ig的Fc段结合可发生构象改变，引起C1r构型的改变，所形成的小片段即为激活的$\overline{C1r}$，它可裂解C1s成为2个片段，其中小分子片段（$\overline{C1s}$）具有丝氨酸蛋白酶活性，活化后的$\overline{C1s}$被称为C1酯酶。C1酯酶的形成标志着补体经典途径识别阶段已经完成。

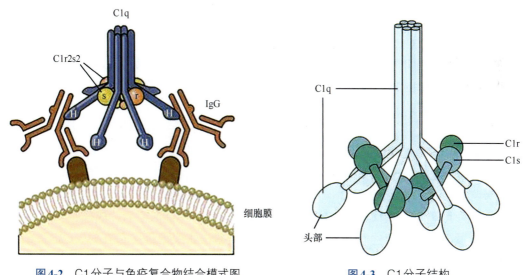

图4-2 C1分子与免疫复合物结合模式图　　图4-3 C1分子结构

（2）活化阶段 $\overline{C1s}$依次裂解C4与C2，形成C3转化酶（$\overline{C4b2a}$）和C5转化酶（$\overline{C4b2a3b}$）的阶段。

在Mg^{2+}存在下，$\overline{C1s}$先作用于C4，使C4裂解为C4a和C4b两个片段。其中C4a释放入液相，C4b可附着于与抗体结合的细胞表面。C2虽然也是C1的底物，但C1先与C4作用之后明显增加了与C2的相互作用，在Mg^{2+}存在的情况下，C2可与附着有C4b的细胞表面结合，继而被$\overline{C1s}$裂解，所产生的C2b片段被释放入液相，而C2a片段可与C4b形成$\overline{C4b2a}$复合物，即C3转化酶$\overline{C4b2a}$。此酶可裂解C3为C3a和C3b，C3a被释放入液相，新生的C3b可与$\overline{C4b2a}$结合，形成C5转化酶$\overline{C4b2a3b}$，至此完成活化阶段。

（3）膜攻击阶段 是C5转化酶裂解C5后，继而作用于后续的其他补体成分，形成膜攻击复合物（membrane attack complex，MAC），最终导致细胞受损、细胞裂解的阶段。

C5转化酶可将C5裂解为C5a和C5b。C5a游离于液相中，具有过敏毒素活性和趋化活性。C5b吸附于细胞表面，但其活性极不稳定，易于衰变。C5b虽不稳定，但其与C6结合成的C5b6复合物则较为稳定，但此C5b6并无活性。C5b6与C7结合成三分子的复合物C5b67时较稳定，不易从细胞上解离。C5b67能插入膜脂质双层中，从而与C8呈高亲和力结合，形成C5b678复合体。C5b678可促进C9聚合，当12～15个C9加入后便形成$\overline{C5b6789n}$复合物，即MAC。MAC在靶细胞膜上形成管状跨膜孔道，使得小的可溶性分子、离子及水分子可以自由透过细胞膜，但不允许大分子蛋白质通过，这样引起细胞内电解质外流、细胞外水分子内流，最终导致细胞溶解死亡（图4-4）。

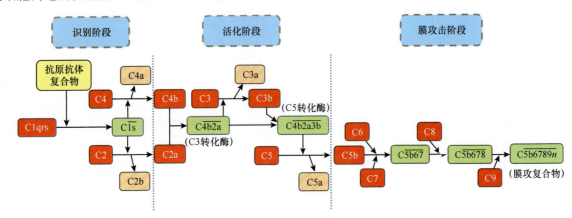

图4-4 补体激活经典途径

（二）旁路途径

旁路途径又称替代途径，与经典激活途径不同之处在于它不需要C1、C4、C2三种成分，由微生物或外源性异物直接激活C3，继而完成C5～C9各成分的连锁反应。

1. 激活物 激活物质并非抗原抗体复合物，而是细菌细胞壁成分（如脂多糖、多糖、肽聚糖、磷壁酸等）和凝聚的IgA和IgG4等物质。因此，旁路途径在细菌性感染早期尚未产生特异性抗体时，即可发挥重要的抗感染作用。

2. 激活过程

（1）准备阶段 正常生理情况下，自发产生的C3b在Mg^{2+}存在的情况下可与B因子结合，D因子将结合状态的B因子裂解成小片段Ba和大片段Bb。Ba释放入液相，Bb仍附着于C3b，所形成的复合物C3bBb即旁路途径的C3转化酶，C3b和C3bBb极不稳定，易被血清中的H因子和I因子灭活。因此，在无激活物存在的生理情况下，C3b和C3bBb保持在极低水平，不能激活后续成分。

（2）激活阶段 当有旁路途径激活物（如细菌脂多糖、肽聚糖等）存在时，C3b和C3bBb结合于微生物表面并受到保护，不易被H因子和I因子灭活，且与血清中的备解素（P因子）结合形成C3bBbP，从而形成更为稳定、活性更强的C3转化酶。结合于微生物表面的C3bBbP可裂解更多的C3分子，形成大量的C3b，C3b又可与Bb结合为新的C3bBb，形成旁路途径的正反馈放大效应。部分C3b与C3bBb结合形成C3bBb3b或C3bnBb，此即旁路途径C5转化酶，其后进入共同的末端反应（图4-5）。

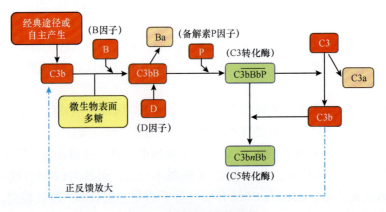

图4-5 补体激活旁路途径

（三）MBL途径

MBL途径又称甘露糖结合凝集素途径，MBL是一种钙依赖性糖结合蛋白，属于凝集素家族，可与甘露糖残基结合。

1. 激活物 病原微生物表面的甘露糖、岩藻糖等糖结构与MBL的结合物。

2. 激活过程 正常情况下，血清中MBL水平极低，在病原微生物感染早期，机体发生急性期反应时，其水平明显升高。MBL直接与病原体表面的甘露糖残基结合，继而与丝氨酸蛋白酶结合，形成MBL相关的丝氨酸蛋白酶（MASP）。MASP具有与活化的C1q同样的生物学活性，可裂解C4和C2分子形成C3转化酶（$\overline{C4b2a}$），其后的激活过程与经典途径相同（图4-6）。

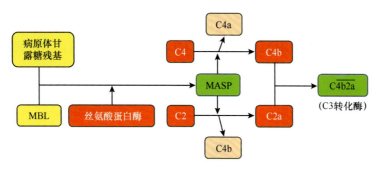

图4-6 补体激活MBL途径
MBL：甘露糖结合凝集素

（四）补体三条激活途径的特点及比较

补体系统是机体重要的非特异性的免疫系统，三条激活途径密切相关，但起点不同。旁路途径和MBL途径不需免疫复合物的参与，在感染早期或初次感染时即可发挥重要的非特异性免疫作用。经典途径是机体产生相应抗体后，补体抗感染的重要途径。三条激活途径彼此联系，互相促进，并具有共同的末端效应，三条激活途径的比较见表4-1。

表4-1 补体三条激活途径的比较

区别点	经典途径	旁路途径	MBL途径
激活物	抗原抗体复合物	微生物或外源性异物（病原菌脂多糖、酵母多糖、肽聚糖等）	病原体表面特殊结构（甘露糖、岩藻糖、N-氨基半乳糖等）
识别分子	C1q	无	MBL或C反应蛋白
参与成分	C1～C9	C3、C5～C9、fB、fD、fP	C2～C9
所需离子	Ca^{2+}、Mg^{2+}	Mg^{2+}	Ca^{2+}、Mg^{2+}
C3转化酶	$\overline{C4b2a}$	$\overline{C3bBbP}$	$\overline{C4b2a}$
C3b正反馈环	无	有	无
C5转化酶	$\overline{C4b2a3b}$	$\overline{C3bnBbP}$	$\overline{C4b2a3b}$
作用	适应性体液免疫的效应机制之一	固有免疫	固有免疫
意义	参与感染后期或二次感染防御机制	参与早期抗感染	参与早期抗感染

二、补体激活的调节

补体系统的激活是一种高度有序的级联反应，在反应过程中产生了多种生物活性物质，以及形成了MAC，在机体抗感染免疫中发挥了重要作用。机体通过一系列复杂的因素，调节补体系统的激活过程，使之反应适度。例如，经C3b的正反馈途径即可扩大补体的生物学效应。但补体系统若过度激活，不仅消耗大量补体成分，使机体抗感染能力下降，而且在激活过程中产生的大量活性片段，会使机体发生剧烈的炎症反应或造成组织损伤，引起病理过程。因此，正常机体的补体激活受到多种机制的严密调控，从而有效维持机体的自身稳定。

（一）自行衰变调节

某些补体成分的裂解产物极不稳定，易于自行衰变，成为补体激活过程中的一种自控机制。如C3转化酶$\overline{C4b2a}$和$\overline{C3bBb}$极易衰变，从而使C3裂解受阻，限制了后续补体成分的酶促激活。与细胞膜结合的C4b、C3b及C5b也易衰变，影响到C6～C9与细胞膜的结合，阻断级联反应。

（二）调节因子的作用

血清中存在多种补体调节蛋白，通过与补体成分相互作用，使补体的激活与抑制处于相对平衡状态。

C1抑制物（C1 inhibitor，C1INH）：可与C1r、C1s结合，使其失活，不再裂解C4和C2，即不再形成$\overline{C4b2a}$（C3转化酶），从而阻断或削弱后续补体成分的反应。

C4结合蛋白（C4 binding protein，C4bp）：能竞争性地与C4b结合，因此能抑制$\overline{C4b2a}$（C3转化酶）的形成。

I因子：又称C3b灭活因子，能裂解C3b，使其成为无活性的iC3b（C3bi），因而使$\overline{C4b2a}$和$\overline{C3bBb}$不能与C3b结合形成C5转化酶。

H因子（factor H）：不仅能促进I因子灭活C3b的速度，更能竞争性地抑制B因子与C3b的结合，还能使已形成的$\overline{C3bBb}$发生解离，从而加速$\overline{C3bBb}$的灭活。由此可见，I因子和H因子在旁路途经中确实起到了重要的调节作用。

S蛋白（S protein）：能干扰$\overline{C5b67}$与细胞膜的结合，抑制MAC的形成。

C8结合蛋白（C8 binding protein，C8bp）：又称为同源性限制因子，存在于正常人血细胞中，C8bp可阻止$\overline{C5b678}$中C8与C9的结合，从而避免危及自身细胞膜的损伤作用。

第3节　补体系统的主要生物学作用

补体作为固有免疫和适应性免疫的组成部分，在机体防御机制中起重要作用，经典途径由抗原抗体复合物介导，参与特异性体液免疫应答，旁路途径及凝集素途径由病原体直接激活，在固有免疫中发挥作用。补体的生物学活性主要通过其激活后产生的MAC导致靶细胞溶解及激活过程中产生的多种水解片段介导多种生物学效应。

一、溶解细胞作用

补体系统激活后，在靶细胞表面形成MAC，从而导致靶细胞溶解。这种补体介导的溶菌、溶细胞作用是机体抵抗病原微生物感染的重要防御机制。补体缺陷的患者，机体易受病原微生物的侵害。在某些病理情况下，机体产生针对细胞表面抗原的自身抗体，与抗原特异性结合后激活补体，导致自身细胞的溶解，从而引起自身免疫病。

二、调 理 作 用

补体裂解产物C3b、C4b等片段N端与细菌或靶细胞表面结合，C端则与吞噬细胞表面（单核细胞、巨噬细胞、中性粒细胞等）相应受体结合，在细菌或靶细胞与吞噬细胞表面之间起到桥梁作用，可促进吞噬细胞的吞噬，称为补体的调理作用。调理吞噬作用可能是机体抵御全身性细菌感染和真菌感染的主要机制之一。

三、炎症介质作用

补体活化后裂解产生的某些活性片段如C2a、C3a、C4a及C5a具有炎症介质作用。C2a、C4a为激肽样物质，能增强毛细血管通透性，引起炎症渗出与水肿；C5a、C3a被称为过敏毒素，可使肥大细胞、嗜碱性粒细胞脱颗粒、释放组胺及其他血管活性介质，引起血管扩张、毛细血管通透性增强，以及平滑肌收缩和支气管痉挛等过敏症状，其中C5a作用最强；C5a对中性粒细胞有很强的趋化作用，能吸引中性粒细胞向炎症部位聚集，加强对病原体的吞噬和清除，同时引起炎症反应。

四、清除免疫复合物

补体有清除免疫复合物的功能。C3b与循环中的免疫复合物结合后，通过免疫黏附作用与表达相应受体的红细胞、血小板结合，将免疫复合物运送至肝、脾后被巨噬细胞吞噬清除。同时，补体还可以干扰免疫复合物的形成，使已形成的免疫复合物解离。

五、免疫调节作用

补体主要通过以下几个环节参与调节机体特异性免疫应答：① 通过调理作用，促进抗原提呈；②促进B细胞活化，当C3b与B细胞膜上补体受体结合后，产生一种非特异性的活化信号，可使B细胞增殖、分化为浆细胞；③保存抗原，诱导记忆性B细胞形成。记忆细胞的存活需要抗原的持续刺激，免疫复合物可通过结合于其表面的补体与滤泡树突状细胞（FDC）表面补体受体相互作用而被滞留于生发中心，以免疫复合物形式存在的抗原得以持续刺激生发中心的记忆性B细胞，从而维持后者的存活。

案例 4-1

患儿，男，10岁，主诉：水肿、血尿。现病史：患儿2个月来有咽部不适，无用药史，10天前发现双眼睑水肿、尿色发红。查体：T 36.9℃，BP 145/80mmHg，重病容，精神差，眼睑水肿，咽部稍充血，扁桃体Ⅰ～Ⅱ度肿大。实验室检查：Hb 83g/L，RBC 2.8×10^{12}/L，ESR 110mm/h，尿蛋白（++）、红细胞10～12/HP，白细胞1～4/HP。血 BUN 36.7mmol/L，肌酐546.60μmol/L，总蛋白60.9g/L，白蛋白35.4g/L，补体C3 0.48g/L（参考值0.9～1.8g/L），ASO 800U/L。

问题：1. 该患儿有何种疾病？
　　　2. 试分析患儿血清补体为何下降。

第4节　血清补体异常与疾病

人血清补体含量相对稳定，只有在患某些疾病时，血清补体总量或各成分含量才可能发生变化。补体异常可有下列情况。

1. 高补体血症　一般传染病可见补体代偿性增高，但在急性感染及病情危重时补体总活性往往下降。另外，恶性肿瘤时C3、C4含量可增高。

2. 低补体血症

（1）补体消耗增高　常见于血清病、肾小球肾炎、系统性红斑狼疮（SLE）及类风湿关节炎。

（2）补体大量丧失　多见于肾病综合征及大面积烧伤等情况。

（3）补体合成不足　主要见于各种肝病患者，如肝硬化、慢性活动性肝炎及急性肝炎的重症病例。

3. 先天性补体组分缺损或异常　易患感染性疾病及免疫性疾病。

4. 补体调节分子的缺陷

（1）C1抑制物缺陷　是遗传性血管神经性水肿的病因。

（2）I因子缺陷　I因子缺陷的患者常反复发生化脓性细菌感染。

自 测 题

一、单项选择题

1. 补体经典途径的激活顺序是

A. C1→C2→C3→C4→C5→C9

B. C1→C2→C4→C3→C5→C9

C. C1→C4→C2→C3→C5→C9

D. C3→C5→C9

E. C1→C3→C2→C4→C5→C9

2. 补体经典途径的主要激活物是

A. 免疫复合物　　　　B. 酵母多糖

C. 细菌脂多糖　　　　D. 肽聚糖

E. 凝聚的IgA

3. 以下关于补体叙述正确的是

A. 具有溶解细胞、促进吞噬作用，但无炎性介质效应

B. 一组具有酶促反应活性的脂类物质

C. 参与免疫病理反应

D. 对热稳定

E. 在血清中C1含量最高

4. 补体激活的经典途径和替代途径的交汇点是

A. C2　　　　　　　B. C3

C. C4　　　　　　　D. C5

E. C7

5. 下列反应与补体有关的是

A. 中和反应　　　　B. 凝集反应

C. 沉淀反应　　　　D. 溶细胞反应

E. I型超敏反应

6. 补体系统是

A. 存在于正常血清中，是一组相对热稳定的组分

B. 正常血清中的单一组分，随抗原刺激增强而升高

C. 正常血清中的单一组分，可被抗原与抗体形成的复合物所活化

D. 由30多种血清蛋白组成的多分子系统，具有酶的活性和自我调节作用

E. 正常血清中的单一组分，其含量很不稳定

7. 血清中含量最高的补体分子是

A. C1　　　　　　　B. C2

C. C3　　　　　　　D. C4

E. C5

8. 补体旁路激活途径首先激活的是

A. C1　　　　　　　B. C2

C. C3　　　　　　　D. C4

E. C9

9. 在经典途径中，激活补体能力最强的免疫球蛋白是

A. IgG　　　　　　B. IgE

C. IgA　　　　　　D. IgM

E. IgD

10. 与免疫球蛋白Fc段补体结合位点相结合的补体分子是

A. C3　　　　　　　B. C1q

C. C1r　　　　　　D. C1s

E. 以上都不是

二、简答题

1. 试述补体三条激活途径的异同点。

2. 试述补体的生物学作用。

（龙小山）

组织相容性抗原（histocompatibility antigen）由组织相容性基因编码，代表个体特异性的同种抗原。非自身组织相容性抗原可被免疫系统识别，引起表达该抗原的移植物被排斥。而能引起快而强的排斥反应的组织相容性抗原又称为主要组织相容性抗原。编码这些抗原的基因群是主要组织相容性复合体（major histocompatibility complex，MHC），MHC一般位于脊椎动物某对染色体上，具有紧密连锁遗传的特征。

在不同哺乳动物中，MHC编码的抗原系统的命名各不相同，人类的主要组织相容性抗原又称人类白细胞抗原（human leukocyte antigen，HLA），编码HLA的基因群称为 *HLA* 复合体。

现代研究证实，HLA的生物学意义不仅局限于移植排斥反应，其在免疫细胞发育、抗原识别、免疫应答的调节中也具有重要而广泛的生物学功能。

第 1 节 概 述

人类 *HLA* 复合体位于第6号染色体短臂上，该区DNA片段全长3600kb，约占人类基因组的1/3000，为一彼此紧密连锁的基因群，共224个基因座，其中128个为功能性基因。这些基因按其产物的结构和功能不同分为3个区：*HLA* Ⅰ类基因区、*HLA* Ⅱ类基因区和 *HLA* Ⅲ类基因区（图5-1）。

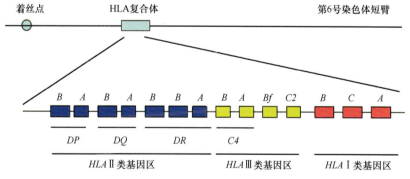

图5-1 HLA复合体基因组成示意图

1. *HLA* Ⅰ类基因区 *HLA* Ⅰ类基因复合体位于着丝点远端，主要包含 *HLA-A*、*HLA-B*、*HLA-C* 三个基因座，其编码产物为HLA Ⅰ类分子的α链。轻链（β链）由第15号染色体上的基因编码。

2. *HLA* Ⅱ类基因区 *HLA* Ⅱ类基因复合体位于着丝点近端，又称D区，结构最复杂，主要由 *DP*、*DQ* 和 *DR* 三个亚区组成，每个亚区又包含两个或两个以上的基因座，其编码产物为HLA Ⅱ类分子的α链和β链，两条链分子量相似。

3. *HLA* Ⅲ类基因区 在 *HLA* 复合体中位于Ⅰ类和Ⅱ类基因区之间，内含众多编码补体和其他血清蛋白的基因，如C3、C4、B因子和肿瘤坏死因子等。

HLA Ⅰ类基因和 *HLA* Ⅱ类基因各位点上的基因均为复等位基因。复等位基因是群体遗传学的概念，群体中 *HLA* 复合体每个基因座位上的等位基因不止2个，而是多个甚至几百个。目前确定的 *HLA*

复合体的等位基因总数已超过8712个，其中*HLA-B*基因座的基因多态性最丰富，包含2798个等位基因，其次是*HLA-A*，含2132个等位基因。但对一个个体而言最多只能有两个等位基因，它们分别来自父亲和母亲。*HLA*复合体基因的这一特点，赋予了*HLA*Ⅰ类和*HLA*Ⅱ类分子高度多态性。*HLA*Ⅲ类基因不显示或只显示有限的多态性。

第2节　HLA 的结构、分布与功能

借助X射线晶体衍射技术的进步，HLA分子的结构已经被逐渐阐明。HLA分子的结构、分布与功能密切相关，本节主要介绍经典的HLAⅠ类分子和HLAⅡ类分子。

一、HLA的分子结构

（一）HLA Ⅰ类分子

经典的HLAⅠ类分子含有两条多肽链，即α链和β链。α链又称重链，是由经典HLAⅠ类基因（*HLA-B*、*HLA-C*、*HLA-A*）编码的分子量45kDa的糖蛋白。基本结构包括肽结合区、免疫球蛋白样区、跨膜区和胞质区四部分（图5-2）。肽结合区为两端封闭的抗原肽结合凹槽，由α_1和α_2结构域组成，可结合8～10个氨基酸组成的抗原肽。免疫球蛋白样区由α_3结构和β_2结构组成，能够和Tc细胞表面的CD8分子互相识别和结合。跨膜区由25个疏水性氨基酸残基组成，形成螺旋状结构穿过细胞膜，将HLAⅠ类分子固定在细胞膜上。胞质区可能与细胞内外的信号传递有关。

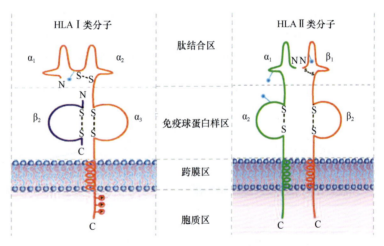

图5-2　HLA分子结构示意图

（二）HLA Ⅱ类分子

经典的HLAⅡ类分子也是由两条多肽链组成的异源二聚体糖蛋白。其中α链的分子量为34kDa，β链的分子量是29kDa。两条多肽链均由HLAⅡ类基因（HLA-DP、HLA-DQ、HLA-DR）编码，其基本结构与HLAⅠ类分子相同，也可分为肽结合区、免疫球蛋白样区、跨膜区和胞质区四部分（图5-2）。肽结合区为两端开放的抗原肽结合凹槽，由α_1、β_1结构域构成，可以结合13～17个氨基酸组成的抗原肽。免疫球蛋白样区由α_2、β_2结构域组成，可维持HLAⅡ类分子的结构。在T细胞的活化过程中，β_2是CD4分子的识别结合部位，能够与Th细胞表面的CD4分子相互作用。跨膜区由25个疏水性氨基酸残基组成，形成螺旋状结构穿过细胞膜，将HLAⅡ类分子固定在细胞膜上。胞质区可能与细胞内外的信号传递有关。

二、HLA分子的分布

HLA Ⅰ类分子广泛表达于体内各种有核细胞、血小板和网织红细胞表面。成熟红细胞表面不表达。在不同细胞表面其表达量是不同的，以淋巴细胞为最高。

HLA Ⅱ类分子主要分布于专职抗原提呈细胞（B细胞、巨噬细胞、树突状细胞）及活化T细胞表面。此外，在细胞因子（如IFN-γ）的作用下，也可诱导表达于血管内皮细胞等非专职抗原提呈细胞和特定细胞的表面。

三、HLA的生物学功能

HLA分子在机体免疫应答过程中起重要作用。其生物学功能主要体现在以下几方面。

（一）提呈抗原，启动特异性免疫应答

T细胞不具备直接识别特异性抗原的能力，但可以通过TCR识别由抗原提呈细胞或靶细胞提呈的HLA-抗原肽复合物。这种将抗原摄取并在细胞内进行加工处理，再通过HLA分子将抗原信息提呈给T细胞的过程称为抗原提呈过程（antigen presenting）。HLA分子是参与抗原加工处理和提呈的关键分子，在启动特异性免疫应答中起重要作用。经典的HLA Ⅰ类分子可装载内源性抗原（如病毒、肿瘤抗原），供$CD8^+$Tc细胞识别；经典的HLA Ⅱ类分子可装载外源性抗原（如细菌、异种蛋白抗原），供$CD4^+$Th细胞识别。

（二）限制T细胞对抗原的识别

T细胞抗原受体能识别结合的是抗原肽-自身HLA分子复合物。因此，T细胞在识别抗原的同时，还需要识别与抗原肽结合的HLA分子，即双重识别。$CD8^+$Tc细胞与APC细胞相互作用时，T细胞表面的TCR与抗原肽结合，同时其表面的CD8分子与HLA Ⅰ类分子结合；$CD4^+$Th细胞在识别APC细胞提呈的抗原肽时，T细胞表面的TCR与抗原肽结合，同时其表面的CD4分子与自身的HLA Ⅱ类分子结合。

（三）参与T细胞分化发育

HLA分子在T细胞的早期分化发育过程中参与MHC限制性（MHC restriction）的建立。在胸腺中，只有能够以适当亲和力识别和结合MHC分子的T细胞才能进入后续分化发育过程。因此，当成熟的T细胞识别抗原肽时，是通过TCR对抗原肽和MHC分子进行双重识别。即在识别APC或靶细胞表面抗原肽的同时，还需识别与抗原肽结合成复合物的自身MHC分子，这一现象称为MHC限制性。

（四）免疫调节作用

许多HLA分子通过不同途径对免疫应答产生调控功能，包括通过影响抗原加工提呈过程影响免疫应答，通过活化或抑制NK细胞影响免疫应答，通过表达炎症因子影响免疫应答等。HLA对免疫应答的调控和影响不仅在蛋白质水平上，还表现在基因水平上。人类免疫应答基因定位于*HLA* Ⅱ类基因区。其多态性决定了不同人群的APC对特定抗原的提呈能力以及机体的免疫应答效应各异。

第3节　*HLA*在医学上的意义

一、*HLA*与疾病的遗传相关性

如果某一*HLA*基因在一种疾病患者中的频率与它在正常人群中的频率有显著差别，则称该*HLA*基因与疾病关联。若某*HLA*基因在患者中的频率高于正常人，称为正相关，表明具有该*HLA*基因的人对该疾病易感，这种*HLA*基因称为疾病易感基因；反之，称为负相关，相应*HLA*基因称为疾病抵抗基因。

HLA与疾病的关联程度用相对危险比（relative risk，RR）表示。RR值大于1，表示正相关，值越大，相关性越强。RR值小于1，表示负相关，值越小，相关性越弱。迄今已研究发现人类500多种疾病与HLA关联。表5-1列举了一些与HLA相关的疾病及其RR值。

表5-1　与HLA相关的部分疾病及其RR值

疾病名称	HLA基因	相对危险比（RR）
强直性脊柱炎	B27	55%～76%
急性虹膜睫状体炎	B27	10.0%
肺出血-肾炎综合征	DR2	15.9%
多发性硬化	DR2	4.8%
麸质敏感性肠病（乳糜泻）	DR3	10.8%
毒性弥漫性甲状腺肿	DR3	3.7%
系统性红斑狼疮	DR3	5.8%
重症肌无力	DR3	2.5%
1型糖尿病	DR3/DR4	25.0%
类风湿关节炎	DR4	4.2%
寻常型天疱疮	DR4	14.4%
淋巴瘤性甲状腺肿	DR5	3.2%

二、HLA分子的异常表达与疾病

正常情况下，机体内几乎所有有核细胞表面均表达HLAⅠ类分子，但某些肿瘤突变细胞中HLAⅠ类分子的表达减少或缺失，或特异性发生改变，导致$CD8^+Tc$细胞不能识别肿瘤细胞，从而逃脱$CD8^+Tc$细胞对其的杀伤。因此，细胞表面HLAⅠ类分子表达下降或者缺失，提示细胞可能发生恶变。

某些自身免疫病的发生和HLA基因的表达异常有关，如胰岛B细胞正常情况下不表达HLAⅡ类分子，但1型糖尿病时可诱导表达HLAⅡ类分子，将自身抗原提呈给自身反应性T细胞，引起自身免疫病。

三、HLA与器官移植

器官移植是现代医学重要的治疗手段之一。HLA为人类主要组织相容性抗原，是诱导人与人之间器官移植排斥反应的主要物质。临床资料显示，抑制物的存活率和存活时间与供者和受者之间的HLA等位基因匹配程度密切相关，受者与供者HLA各等位基因上相同的等位基因数目越多，移植效果越好；反之，效果越差。一般移植物存活率由高到低的顺序是同卵双胞胎＞同胞＞亲属＞无亲缘关系者。在实际操作过程中，由于HLA的高度多态性，很难在人群中找到HLA完全相同的个体，所以一般不要求供、受者之间完全匹配。HLA复合体各基因座匹配的重要性依次为HLA-DR、HLA-B、HLA-A。

四、HLA与法医鉴定

HLA复合体是迄今为止体内最复杂的基因系统，具有高度多态性，两个无亲缘关系的个体间，在所有基因座上拥有完全相同等位基因的概率极低。在同一家庭内HLA的遗传以单体为单位从亲代传给子代，子代的两个HLA单体型分别来自父亲和母亲，且所拥有的HLA等位基因一般终身不变，故HLA型别可视为伴随个人终身的特异性遗传标志。因此，借助HLA基因型或表型的检测分型技术，可以用于法医学上个体身份的识别，如凶犯身份鉴定和死者身份鉴定。

自测题

一、单项选择题

1. 下列缩写代表主要组织相容性抗原的是
   - A. MHC
   - B. MHA
   - C. MHS
   - D. HLA
   - E. MPC

2. *HLA* 基因复合体位于人类的
   - A. 第3号染色体的短臂上
   - B. 第4号染色体的短臂上
   - C. 第5号染色体的短臂上
   - D. 第6号染色体的短臂上
   - E. 第7号染色体的短臂上

3. HLA 分型的临床应用最重要的是
   - A. 疾病的确定诊断
   - B. 寻找与某些疾病的相关性
   - C. 器官移植前的组织配型
   - D. 输血前的检查
   - E. 疾病预后的判断

4. HLA Ⅱ类分子经典的基因是
   - A. *HLA-A*、*HLA-B*、*HLA-C*
   - B. *HLA-DQ*
   - C. *HLA-DR*
   - D. *HLA-DP*
   - E. *HLA-DP*、*HLA-DQ*、*HLA-DR*

5. 下列缩写代表人类白细胞抗原的是
   - A. MHC
   - B. MHA
   - C. MHS
   - D. HLA
   - E. MPC

6. 与强直性脊柱炎相关的 *HLA* 是
   - A. *B7*
   - B. *B27*
   - C. *B48*
   - D. *B51*
   - E. *B52*

7. HLA Ⅱ类分子的抗原基因位于
   - A. *HLA-A* 基因座
   - B. *HLA-B* 基因座
   - C. *HLA-C* 基因座
   - D. *HLA-D* 基因座
   - E. *HLA-E* 基因座

二、简答题

1. 简述 HLA 的生物学功能。
2. 简述 *HLA* 在医学上的意义。

（龙小山）

第6章 免疫应答

案例 6-1

刘涵 4 岁时曾经感染过水痘，现在正在读大一，他的同桌李明最近发热，且身上还起了许多水疱疹。李明去医院经过一系列检查后，被诊断为水痘。

问题： 刘涵会被李明传染水痘吗？为什么？

第1节 概 述

一、免疫应答的概念

免疫应答（immune response）是指机体对抗原刺激的应答过程，即免疫细胞识别、摄取、处理抗原，继而活化、增殖、分化、产生免疫效应的过程，也就是机体免疫系统识别和清除"非己"物质的过程。其意义在于及时清除抗原性异物，维持机体内环境的稳定。在某些情况下，也可能对机体造成免疫病理损伤，引起超敏反应、自身免疫病或其他免疫相关性疾病。

二、免疫应答的类型

1. 根据免疫应答识别的特点、效应机制及免疫应答的获得方式分类 可以将免疫应答分为固有免疫和适应性免疫两大类。固有免疫又称为先天性免疫或非特异性免疫，适应性免疫又称为获得性免疫或特异性免疫。固有免疫和适应性免疫的区别见表6-1。

表6-1 固有免疫和适应性免疫的比较

区别点	固有免疫	适应性免疫
获得方式	先天获得	后天获得
抗原参与	无须抗原刺激	需要抗原激发
发挥作用时相	早期，快速（数分钟至4天）	4～5天后发挥免疫效应
免疫记忆	无	有，产生记忆细胞
参与成分	单核巨噬细胞，NK细胞，补体，抑菌、杀菌物质，炎症介质等	T细胞（细胞免疫—效应T细胞等） B细胞（体液免疫—抗体）

2. 根据参与的细胞类型和免疫效应机制的不同分类 适应性免疫可以分为由B细胞介导的体液免疫和由T细胞介导的细胞免疫两种类型。根据机体对抗原刺激的反应状态不同，适应性免疫可以分为正免疫应答和负免疫应答。正常情况下，机体对"非己"物质产生正免疫应答，发挥其抗感染、抗肿瘤等一系列免疫功能。而负免疫应答是指在某些特定条件下，免疫细胞接触抗原物质后表现出的一种特异性免疫不应答状态，称为免疫耐受。免疫耐受可以保护机体免受免疫系统的攻击。

三、适应性免疫应答的基本过程

适应性免疫应答是指机体接受抗原刺激后，免疫活性细胞（T/B细胞）活化、增殖和分化为效应T细胞或浆细胞，浆细胞分泌抗体，并进一步产生特异性免疫效应的生理过程。为了便于理解，整个过程可以分为三个阶段。

（一）感应阶段

感应阶段也称抗原识别阶段，是指抗原提呈细胞（APC）摄取、加工、提呈抗原和抗原特异性细胞（T/B细胞）识别抗原的阶段。APC能够加工、处理抗原，并将抗原信息提呈给T细胞，进而T/B细胞通过TCR/BCR特异性识别抗原肽。

（二）反应阶段

反应阶段是指T/B细胞识别抗原后，在细胞因子参与下，活化、增殖、分化为效应T细胞或浆细胞的阶段。此阶段中，部分T、B细胞中途停止分化，形成记忆性T/B细胞（Tm/Bm），游出淋巴组织参加再循环，当机体再次接触相同抗原刺激时，可迅速增殖分化为效应T细胞或浆细胞，产生免疫效应。

（三）效应阶段

效应阶段是指浆细胞合成分泌抗体产生体液免疫效应，效应T细胞通过分泌细胞因子或特异性杀伤作用产生细胞免疫效应，清除"非己"抗原或者诱导免疫耐受，维持机体生理功能平衡或诱发免疫性疾病。

四、适应性免疫应答的特点

（一）特异性

机体接受某种抗原刺激后，只能产生对该种抗原的特异性免疫应答，相应的免疫应答产物（抗体和效应T细胞）只能对相应抗原发挥免疫作用，因而免疫应答的特异性指的是抗原的特异性。

（二）记忆性

T、B细胞初次接受抗原刺激后，有部分细胞可以增殖分化为记忆细胞。这些记忆细胞可在体内长期存在，当机体再次接触相同的抗原刺激时，记忆细胞可以迅速增殖、分化为免疫效应细胞，产生更为迅速、更为强烈的免疫效应。

（三）MHC限制性

只有免疫细胞之间的MHC分子一致时，才能互相反应，发生免疫应答。

（四）耐受性

免疫系统对自身组织细胞成分保持耐受性。正常情况下，机体免疫系统对自身成分维持耐受，是在胚胎发育期形成的；在某些特殊情况下，也可诱导产生免疫耐受。

第2节 固有免疫

固有免疫应答是指机体固有免疫系统在识别病原体及其产物或体内凋亡、畸变细胞等"非己"物质后，迅速活化并有效吞噬、杀伤、清除病原体或体内"非己"物质，产生非特异性免疫功能的生理过程，又称非特异性免疫应答或先天性免疫应答，是机体在长期的种系发育和生物进化过程中逐渐形成的一种天然防御功能，是机体抵御病原体入侵的第一道防线。

一、固有免疫的构成要素

固有免疫主要由组织屏障结构、固有免疫细胞和固有免疫分子组成。

（一）组织屏障结构

1. 皮肤黏膜屏障　皮肤黏膜及其附属成分组成的物理、化学和微生物屏障是机体阻挡和抵御外来病原体入侵的首道防线。

（1）物理屏障　健康完整的皮肤和黏膜能够有效阻挡病原微生物入侵。例如，皮肤的机械阻挡、体表上皮细胞的脱落更新、呼吸道黏膜表面纤毛的定向摆动、各种分泌液的冲刷、肠道的蠕动等，都在不同程度上发挥着清除病原微生物的作用。因此，烧伤、损伤的皮肤黏膜易发生感染。

（2）化学屏障　皮肤和黏膜能分泌多种抑菌、杀菌的化学物质，如皮肤的汗腺能分泌乳酸，使汗液呈酸性（pH 5.2～5.8），不利于细菌的生长；胃黏膜分泌胃酸对肠道致病菌有很强的杀灭作用；唾液、泪液、乳汁、呼吸道分泌液和消化道等分泌液中的溶菌酶、抑菌肽等，均能抵抗或清除入侵的病原体。

（3）微生物屏障　人体的皮肤和黏膜表面存在大量的正常菌群，可以通过竞争结合上皮细胞、竞争吸收营养物质和分泌杀菌或抑菌物质等方式抵御病原体的感染。例如，肠道中大肠埃希菌，分解糖类产酸，能抑制痢疾志贺菌和金黄色葡萄球菌的生长。临床上，长期应用大量广谱抗生素可以抑制或杀伤消化道正常菌群，导致耐药性葡萄球菌或白念珠菌大量生长，引发葡萄球菌性或白念珠菌性肠炎。

2. 体内屏障

（1）血-脑屏障　是血-脑脊液屏障的简称，主要由软脑膜、脉络丛毛细血管壁和覆盖在毛细血管壁外的星状胶质细胞构成。这些组织结构致密，病原菌及其他大分子物质通常不易通过，故能保护中枢神经系统。血-脑屏障是随个体发育而逐步成熟的，婴幼儿时期由于血-脑屏障尚未发育完善，所以较易发生脑膜炎、脑炎等中枢神经系统感染。

（2）胎盘屏障（血胎屏障）　是由母体子宫内膜的基蜕膜和胎儿的绒毛膜滋养层细胞共同构成。此结构不影响母子间营养物质交换，但可防止母体血液中的病原微生物或其毒性产物进入胎儿体内，保护胎儿在宫内正常发育。妊娠早期（3个月内）胎盘屏障尚未发育完善，母体若感染某些病毒如巨细胞病毒、风疹病毒、乙肝病毒等，易经胎盘侵入胎儿体内，导致胎儿流产、畸形甚至死亡。因此，在妊娠早期，孕妇应该尽量防止发生感染，并且谨慎用药。

（二）固有免疫细胞

固有免疫细胞存在于血液和组织液中，主要包括吞噬细胞、树突状细胞、粒细胞、肥大细胞、NK细胞等。

1. 吞噬细胞　是机体防御结构的重要组成部分。当病原微生物通过皮肤黏膜伤口侵入体内时，体内的吞噬细胞即发挥吞噬作用。吞噬细胞分为两类，一类称为小吞噬细胞，主要是血液中的中性粒细胞；另一类称为大吞噬细胞，包括血液中的单核细胞和组织中的巨噬细胞。吞噬细胞在固有免疫应答中发挥重要作用。

吞噬细胞在固有免疫应答中的作用主要包括吞噬杀伤、参与炎症反应、加工提呈抗原启动适应性免疫应答等。吞噬细胞可吞噬多种病原微生物、肿瘤细胞、体内衰亡细胞等，而且可因抗体或补体的参与，其功能得到加强。

吞噬细胞吞噬杀菌的过程一般分为三个阶段：吞噬细胞与病原菌接触；吞入病原菌；消化病原菌，具体过程见图6-1。

其吞噬作用的结果包括以下几方面。

（1）完全吞噬　是指吞噬细胞将所吞噬的病原菌杀死和消化。如化脓性细菌被吞噬后，经5～10分钟可被杀死，30～60分钟被消化。

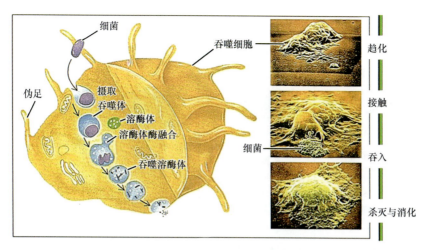

图6-1 吞噬细胞吞噬和杀菌过程示意图

（2）不完全吞噬　是指病原菌虽被吞噬，但不能被杀死，反而在吞噬细胞内繁殖，并随吞噬细胞游走，经淋巴、血液向机体其他部位扩散。不完全吞噬多见于对细胞内寄生菌的吞噬，如伤寒沙门菌、结核分枝杆菌等。

（3）造成组织损伤　吞噬细胞在吞噬和杀菌过程中可向胞外释放多种溶酶体酶，破坏邻近正常组织细胞。如损伤肾小球基底膜，引起肾小球肾炎。

（4）抗原提呈功能　巨噬细胞在摄取抗原性异物后，可将其加工处理成抗原肽，以抗原肽-MHC Ⅱ类分子复合物形式表达于细胞表面，诱导T细胞发生适应性免疫应答。

2. 树突状细胞（DC）　主要包括以下三类：来源于骨髓共同髓样前体的经典DC、来源于骨髓淋巴样前体的浆细胞样DC和来源于间质祖细胞的滤泡DC。其功能包括以下几方面：①摄取、加工和提呈抗原，激活初始T细胞启动适应性免疫应答；②接受病毒刺激产生Ⅰ型干扰素，发挥抗病毒感染作用；③识别捕获病原体或抗原抗体复合物，供B细胞识别介导适应性体液免疫应答。

3. 粒细胞　来源于骨髓中的粒细胞-巨噬细胞前体，主要分布于血液和黏膜结缔组织中，包括中性粒细胞、嗜酸性粒细胞和嗜碱性粒细胞。其中，中性粒细胞胞质颗粒中含有过氧化物酶等杀菌物质，直接杀伤某些病原体，是机体抗胞外病原体感染的主要效应细胞，又称小吞噬细胞。嗜酸性粒细胞和嗜碱性粒细胞在寄生虫感染和过敏反应过程中发挥了重要作用。

4. 肥大细胞　主要存在于黏膜和结缔组织中，是参与过敏反应的主要效应细胞。

5. NK细胞　是一类固有淋巴样细胞，广泛分布于血液、外周淋巴组织、肝脾中。NK细胞无须抗原预先致敏，就可杀伤某些病毒或胞内寄生菌感染的靶细胞，因此可以在病原体感染的早期即发挥杀伤功能；也可通过ADCC定向杀伤IgG、C3b、C4b特异性结合的病毒感染的靶细胞（图6-2）。活化的NK细胞还可以通过合成分泌以IFN-γ为主的细胞因子发挥抗感染和免疫调节作用。

（三）固有免疫分子

正常体液中含有多种抗感染物质，其中重要的有补体、细胞因子、抗菌肽、乙型溶素、溶菌酶等，这些非特异性的抗感染物质单独作用不大，常配合固有免疫细胞、抗体或其他防御因子共同发挥作用。

1. 补体　是参与固有免疫应答的重要免疫效应分子。补体系统激活后可以产生多种功能性裂解片段：其中C3b、C4b具有调理和免疫黏附作用，可促进吞噬细胞对病原体和抗原抗体复合物的清除；过敏毒素C3a、C5a能分别与肥大细胞和嗜碱性粒细胞结合，使上述靶细胞脱颗粒合成释放组胺和白三烯等生物活性介质，从而引发过敏反应；C5a可将中性粒细胞趋化到感染部位，并使之活化，有效发挥抗感染免疫作用；补体形成的膜攻击复合物可使病原体或肿瘤等靶细胞溶解死亡。

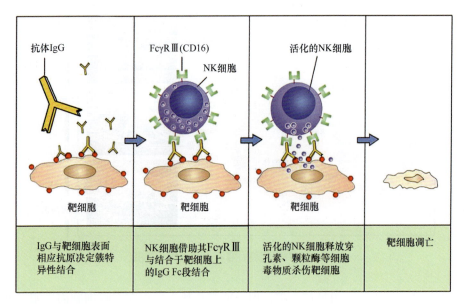

| IgG与靶细胞表面相应抗原决定簇特异性结合 | NK细胞借助其FcγRⅢ与结合于靶细胞上的IgG Fc段结合 | 活化的NK细胞释放穿孔素、颗粒酶等细胞毒物质杀伤靶细胞 | 靶细胞凋亡 |

图6-2　ADCC过程示意图

2. 细胞因子　是参与固有和适应性免疫应答的重要效应和调节分子，具有调节免疫应答、促进造血、介导炎症反应、参与组织修复、促进伤口愈合等功能。例如，IFN-α和IFN-β可诱导组织细胞产生抗病毒蛋白，抑制病毒复制和扩散；IFN-γ、IL-10、TGF-β可激活巨噬细胞和NK细胞，有效杀伤肿瘤和病毒感染的细胞等。

3. 其他抗菌物质　正常人体血液、淋巴等体液中还存在其他多种抗菌物质，其中重要的有抗菌肽、溶菌酶、乙型溶素等。

（1）抗菌肽　是可被诱导产生的一类能够杀伤多种细菌、某些真菌、病毒和原虫的小分子碱性多肽。α-防御素是存在于人和哺乳动物体内的一种阳离子抗菌肽，主要由中性粒细胞和小肠内帕内特细胞产生。α-防御素能与病原体表面脂多糖、磷壁酸或病毒包膜脂质结合，形成跨膜离子通道而使病原体裂解破坏；也能诱导病原体产生自溶酶使病原体溶解死亡；或通过干扰病毒DNA和蛋白质合成抑制病毒复制增殖。

（2）溶菌酶　是一种低分子碱性蛋白，主要由巨噬细胞产生，广泛存在于人体的组织及体液（血液、唾液、呼吸道分泌液）。溶菌酶能溶解革兰氏阳性菌细胞壁的肽聚糖，使细胞壁受损，水分进入、细胞肿胀，进而裂解。

（3）乙型溶素　是血清中一种对热稳定的碱性多肽，在血浆凝固时由血小板释放。乙型溶素破坏革兰氏阳性菌细胞膜，产生非酶性破坏。

二、固有免疫应答对适应性免疫应答的诱导作用

固有免疫应答是由参与固有免疫的细胞和分子介导的主要针对病原体相关分子模式的应答类型。包括：①早期固有免疫应答，由现存的效应分子与病原体起反应；②诱导性快速应答，通过NK细胞和巨噬细胞等的激活，启动炎症反应，实施对病原体的杀伤和清除。固有免疫应答主要在感染早期（即刻至4天）发挥作用，参与适应性免疫应答的全过程，并影响适应性免疫应答的类型。

固有免疫应答的作用包括以下几个方面。

1. 启动适应性免疫应答　树突状细胞可以诱导初始T细胞的活化，从而启动适应性免疫应答。

2. 调节适应性免疫应答的类型和强度　固有免疫应答产生的细胞因子可影响初始T细胞的分化和适应性免疫应答的类型。如胞内寄生菌或肿瘤可诱导树突状细胞产生以IL-12为主的细胞因子，产生效应Th1或Tc细胞，引起特异性细胞免疫应答。

3. 协助效应性 固有免疫细胞和补体活化所产生的趋化因子、促炎因子等，可介导效应T细胞黏附、定向进入感染或肿瘤发生部位。

4. 协同抗体和效应T细胞发挥作用 NK细胞和补体等可通过ADCC、调理吞噬和补体激活介导的溶菌作用等方式，介导抗体杀伤或清除病原体。胞内病原体感染时，效应T细胞和巨噬细胞相互作用，增强其吞噬杀伤功能，提高清除胞内病原体的功能。

第3节　适应性免疫——B细胞介导的体液免疫应答

B细胞介导的体液免疫应答是指抗原进入机体后诱导相应的抗原特异性B细胞活化、增殖并最终分化为浆细胞，产生特异性抗体进入体液，发挥免疫效应的过程。由于抗体存在于体液之中，故此过程称为体液免疫应答。B细胞识别的抗原主要是胸腺依赖性抗原（TD抗原）和胸腺非依赖性抗原（TI抗原），前者需要Th细胞的辅助，后者不需要。

一、B细胞对TD抗原的免疫应答

在免疫应答过程中，主要涉及APC与T细胞的相互作用、T细胞与B细胞的相互作用以及B细胞的分化、成熟等过程。

（一）B细胞对TD抗原的识别

BCR是B细胞识别特异性抗原的受体，它既能识别蛋白质抗原，还能识别多肽、核酸、多糖类、脂类及小分子化合物类抗原，还能特异性识别完整抗原的天然构象，并且不受MHC限制。BCR识别抗原对B细胞活化有两个关联的作用：BCR可变区与抗原特异性结合，产生活化第一信号（活化信号①）；B细胞加工处理与其BCR结合的抗原后，形成抗原肽-MHC Ⅱ类分子复合物，提呈给抗原特异性T细胞识别，而活化后的Th细胞通过表达CD40L与B细胞上的CD40相互作用，提供B细胞活化的第二信号（活化信号②）（图6-3）。活化的B细胞可表达多种细胞因子受体，为进一步增殖、分化做准备。

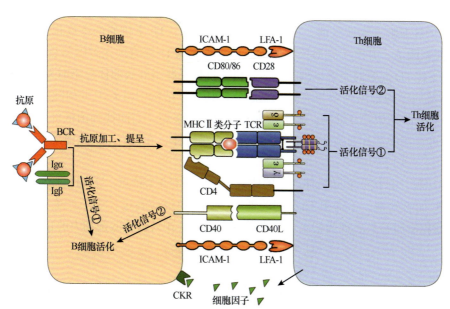

图6-3　B细胞活化的双信号模式

ICAM-1，细胞间黏附分子；LFA-1，淋巴细胞功能相关抗原-1；Igα和Igβ是两个辅助分子，分别称CD79a、CD79b；

TCR：T细胞抗原受体；BCR：B细胞抗原受体

（二）B细胞与Th细胞的相互作用

B细胞对TD抗原的应答需要Th细胞的辅助，这种辅助主要表现在两个方面：①T细胞表面的共刺激分子可提供B细胞活化必需的第二信号。②Th细胞分泌的细胞因子促进B细胞的活化、增殖和分化。

Th细胞与B细胞间的作用是双向的：①B细胞可作为APC加工、提呈抗原肽-MHCⅡ类分子活化Th细胞，诱导Th细胞表达多种膜分子，分泌多种细胞因子。②活化的Th细胞表达的膜分子、细胞因子，一方面提供B细胞活化的第二信号，CD40/CD40L结合可诱导静止期B细胞进入细胞增殖周期；另一方面可使B细胞表达高亲和力的BCR和丰富的MHCⅡ类分子，前者能结合足够的TD抗原使之内吞，后者可结合大量抗原决定簇提呈给更多的致敏T细胞以加强免疫应答。同时，活化Th细胞分泌的细胞因子，可进一步协助B细胞增殖和分化、促进抗体重链的类别转换、亲和力成熟、产生抗体和分化为浆细胞或记忆性B细胞。

（三）B细胞的增殖、分化

经双信号刺激而完全活化的B细胞具备了增殖和继续分化的能力。在Th细胞产生的细胞因子的辅助下，活化的B细胞增殖形成生发中心，并经历体细胞高频突变、Ig亲和力成熟和类别转换，分化为浆细胞，产生多种免疫球蛋白。在此过程中，部分B细胞恢复静止状态，但保留对特异性抗原的长期记忆即成为记忆细胞，当再次接触相同抗原时，无须经上述诱导过程即可直接活化，产生效应。

（四）浆细胞分泌抗体发挥免疫效应

在细胞因子的作用下，浆细胞可以分泌不同类型的抗体，发挥中和、调理吞噬、ADCC、激活补体等多种免疫效应。

二、B细胞对TI抗原的免疫应答

某些抗原，如某些细菌多糖、多聚蛋白及脂多糖等，可直接激活未致敏B细胞，而无须抗原特异性T细胞的辅助，称为TI抗原。根据TI抗原激活B细胞的机制不同，可将其分为TI-Ⅰ抗原和TI-Ⅱ抗原两类。

TI-Ⅰ抗原又称为B细胞丝裂原，高浓度时，可诱导B细胞增殖和分化；低浓度时，只有其BCR能结合TI-Ⅰ抗原的B细胞才能被激活。在机体感染病原体时，TI-Ⅰ抗原的浓度很低，因此只有抗原特异性B细胞才能被激活，并产生针对该抗原的抗体。因无须Th细胞预先致敏与克隆性扩增，B细胞对TI-Ⅰ抗原的应答比TD抗原的应答出现早，故在机体抵抗某些胞外病原体感染时发挥重要作用。

由于TI-Ⅱ抗原多为细菌胞壁与荚膜多糖成分，其分子结构中具有大量相同抗原决定簇的重复排列。TI-Ⅱ抗原只能激活成熟B细胞。大多数胞外菌有胞壁多糖，它能使细菌抵抗巨噬细胞的吞噬和消化。TI-Ⅱ抗原可直接激活B细胞并迅速产生抗荚膜多糖抗体，在没有T细胞辅助下，使有荚膜的化脓菌易被吞噬消化。

与TD抗原比较，TI抗原刺激机体产生的体液免疫应答有3个特点：①TI抗原能直接刺激B细胞活化，不需要APC加工处理，不需要Th细胞的辅助。②在免疫应答过程中不产生记忆性B细胞，故TI抗原激发的体液免疫应答只表现为初次应答而无再次应答。③只诱导低亲和力的IgM产生。

三、抗体产生的一般规律

B细胞对TD抗原的应答分为初次应答和再次应答。抗原初次进入机体引发的免疫应答称为初次应答，相同抗原再次刺激机体的免疫应答称为再次应答，两次应答中抗体的性质和浓度有不同的变化。

1. 初次应答　TD抗原首次进入机体，需经过一定的潜伏期才能在血液中出现特异性抗体，2～3周达到高峰，潜伏期长短与抗原性质有关。初次应答的特点：①潜伏期长1～2周。②产生的抗体滴度较低。③抗体在体内持续的时间短。④抗体与抗原的亲和力低。⑤血清中的抗体以IgM为主，IgM在初次应答中最早出现，IgG为辅且出现时间较晚。

2. 再次应答 相同抗原再次进入机体后，免疫系统可迅速、高效地产生特异性应答。再次应答是因为初次应答时形成了记忆性B细胞。再次应答的特点：①潜伏期短，一般为1～3天；②产生的抗体浓度高；③抗体在体内持续的时间长；④抗体与抗原的亲和力高；⑤血清抗体以IgG为主，IgG产生的量多（图6-4）。

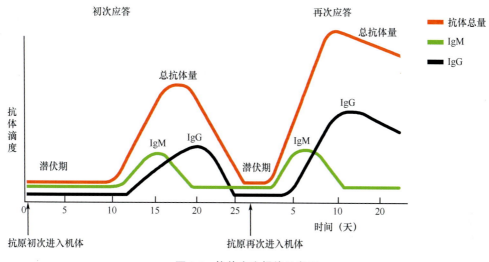

图6-4 抗体产生规律示意图

掌握抗体产生的一般规律，在医学实践中具有重要的指导作用：①在疫苗接种或制备免疫血清时，应采用再次或多次加强免疫，以产生高浓度、高亲和力的抗体，获得良好的免疫效果。②在免疫应答中，IgM产生早、消失快，因此临床上检测特异性IgM作为病原微生物早期感染的诊断指标。③检测特异性抗体的量作为某种病原微生物感染的辅助诊断时，要在疾病的早期和恢复期，抽取患者的双份血液标本做抗体检查，一般抗体效价增加达4倍以上才有诊断意义（表6-2）。

表6-2 初次应答和再次应答抗体产生的比较

区别点	初次应答	再次应答
潜伏期	长（1～2周）	短（1～3天）
抗体效价	低	高
抗体主要类型	IgM为主	IgG为主
抗体维持时间	短	长
抗体亲和力	低	高

💻 链接 **接种百白破疫苗**

我国最新的计划免疫中百白破疫苗总共需接种4针，其中基础免疫需接种3针，即婴儿满3个月、4个月、5个月时各接种1针；满18个月时需加强免疫接种第4针。第一次接种百白破疫苗属于初次应答，机体出现相应抗体，以IgM为主，维持时间短，亲和力低。第二次、第三次、第四次接种，机体出现再次应答，迅速产生高浓度、高亲和力、维持时间较长的抗体IgG。经过4次接种，抗体在体内产生的保护力可维持6～10年。

四、体液免疫的生物学效应

1. 中和作用 通过抗体与病毒或外毒素等结合，发挥重要的免疫作用。

2. 调理作用 通过抗体的调理作用，增强巨噬细胞的吞噬与清除功能。

3. 溶解作用 抗原抗体复合物可激活补体系统，发挥溶菌、溶细胞等效应。

4. ADCC 通过NK细胞的ADCC，杀伤肿瘤细胞或被病毒感染的靶细胞。

5. 介导免疫病理损伤 在特定情况下，抗体可引起超敏反应、自身免疫病等，引起机体的免疫病理性损伤。

第4节 适应性免疫——T细胞介导的细胞免疫应答

T细胞介导的细胞免疫应答是指T细胞在抗原的刺激下，在多种免疫细胞协同作用下，活化、增殖、分化成能够清除抗原的效应T细胞，并发挥效应作用的过程。诱导细胞免疫应答的抗原主要是TD抗原。

一、细胞免疫应答的过程

（一）抗原提呈与识别阶段

APC摄取、加工、处理抗原，使抗原分子降解并加工成抗原肽与自身的MHC分子结合，形成抗原肽-MHC分子复合物，最终转运至APC表面，供T细胞上TCR识别的过程，称抗原提呈过程。介导细胞免疫应答的T细胞只能识别APC或靶细胞表面表达的特定抗原肽-MHC分子复合物，此为MHC限制性。

加工处理的抗原根据来源不同可分为内源性抗原和外源性抗原两类。

1. 内源性抗原的提呈与识别（MHC Ⅰ类途径） 内源性抗原是指在细胞内产生的抗原，如细胞被病毒感染后，细胞合成的病毒抗原和肿瘤细胞自身合成的蛋白质抗原。内源性抗原在靶细胞内经蛋白酶体（LMP）降解成抗原肽，通过抗原肽转运体将胞质内生成的抗原肽转运到内质网中，加工修饰后与内质网合成的MHC Ⅰ类分子结合成抗原肽-MHC Ⅰ类分子复合物，通过高尔基复合体表达于靶细胞表面，供CD8$^+$T细胞识别。CD8$^+$T细胞通过识别靶细胞表面的抗原肽-MHC Ⅰ类分子后启动活化。

2. 外源性抗原的提呈与识别（MHC Ⅱ类途径） 外源性抗原是指被APC从细胞外摄入细胞内的抗原，如病原微生物、异种蛋白等。APC经吞噬或吞饮作用将外源性抗原摄入细胞质内形成吞噬体，吞噬体与溶酶体融合形成吞噬溶酶体。外源性抗原在体内降解成具有免疫原性的抗原肽，与内质网合成的MHC Ⅱ类分子结合，并表达于APC表面，供CD4$^+$T细胞识别。CD4$^+$T细胞通过TCR识别APC表面的抗原肽-MHC Ⅱ类分子后启动活化。

（二）活化、增殖、分化阶段

T细胞活化需要有双信号刺激，第一信号来自TCR与抗原肽-MHC分子复合物的结合，第二信号来自APC或靶细胞上的共刺激分子与T细胞表面的相应受体的结合。如只有第一信号，缺乏第二信号，T细胞不但不能活化，而且会导致凋亡或被诱导呈无能状态。

1. CD4$^+$T细胞活化、增殖、分化 初始的CD4$^+$T细胞（Th0细胞）通过TCR与APC表面的抗原肽-MHC Ⅱ类分子结合，产生第一信号，也称为抗原刺激信号。此信号经CD3分子传入细胞内，使得CD4$^+$T细胞初步活化，同时，与CD4$^+$T细胞接触的APC也被活化，上调表达共刺激分子，CD4$^+$T细胞表面的相应分子与APC表面的多对共刺激分子（如CD28分子和B7分子）相互作用产生CD4$^+$T细胞活化的第二信号，也称为共刺激信号，导致CD4$^+$T细胞完全活化（图6-5）。

CD4⁺T细胞完全活化后，还有赖于多种细胞因子作用才能使其进一步增殖和分化，其中IL-2分子的作用至关重要。若缺乏相应的细胞因子，完全活化后的CD4⁺T将不能增殖和分化，导致细胞活化后凋亡。完全活化后的CD4⁺T细胞在多种细胞因子的作用下进一步增殖、分化成效应T细胞（Th1和Th2细胞）。Th1细胞产生和分泌IL-2、IFN-γ、TNF-β等细胞因子，介导细胞免疫应答的效应过程；而Th2细胞通过分泌IL-4、IL-5、IL-10、IL-13等细胞因子增强抗体介导的体液免疫应答。

2. CD8⁺T细胞活化、增殖、分化　CD8⁺T细胞的活化也需要双信号。CD8⁺T通过TCR识别靶细胞表面抗原肽-MHC Ⅰ类分子复合物中的抗原肽，CD8分子识别MHC Ⅰ类分子，从而获得活化的第一信号，此信号亦经CD3分子传入细胞内；CD8⁺T细胞表面的黏附分子（主要为CD28）与靶细胞表面的相应配体分子（主要为B7）结合形成活化的第二信号。在双信号的刺激下CD8⁺T细胞被激活，在Th细胞分泌的细胞因子作用下，激活后的CD8⁺T细胞增殖、分化为效应Tc细胞。

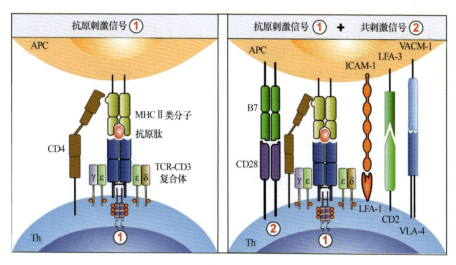

图6-5　T细胞活化的双信号模式

（三）效应阶段

1. CD4⁺细胞效应（Th1细胞介导的免疫效应）　Th1细胞能合成IL-2、IFN-γ等细胞因子，通过促进CTL、NK细胞及巨噬细胞的活化和增殖，介导细胞毒效应，在防御胞内病原体如胞内寄生菌、真菌、病毒感染时发挥了至关重要的作用。由于TNF-β和IFN-γ等可募集活化炎症细胞，故以Th1细胞为主的免疫反应常与炎症反应及组织损伤有关，表现为迟发型超敏反应，如机体抗结核分枝杆菌感染的反应。此外，Th1细胞还与多种自身免疫病的发病机制密切相关。

2. CD4⁺细胞效应（Th2细胞介导的免疫效应）　Th2细胞的主要功能是通过产生IL-4、IL-5、IL-10等细胞因子刺激B细胞增殖，并产生抗体，参与体液免疫应答、超敏反应和抗寄生虫感染。

3. CD8⁺细胞效应（Tc细胞介导的免疫效应）　Tc细胞能高效、特异性地杀伤细胞内病原体（病毒或某些细胞内寄生菌）感染的细胞、肿瘤细胞等靶细胞，而不损害正常细胞。其杀伤靶细胞的主要途径是：①Tc细胞分泌穿孔素，插入靶细胞膜形成通道，使小分子物质进入细胞内，导致靶细胞溶解。②Tc细胞释放颗粒酶进入靶细胞，激活靶细胞内凋亡程序，诱导靶细胞凋亡。③Tc细胞通过膜分子FasL与靶细胞表面的Fas分子结合，传入凋亡信号，导致细胞凋亡。

二、细胞免疫的生物学效应

1. 抗感染作用　细胞免疫主要针对细胞内寄生菌（如结核分枝杆菌、沙门菌、布鲁氏菌）、病毒、真菌及寄生虫等感染发挥作用。

2. 抗肿瘤作用　Tc细胞可直接杀伤带有相应抗原信息的肿瘤细胞，是机体抗肿瘤效应的主力军。

细胞免疫过程中产生的某些细胞因子（如TNF、IFN）在抗肿瘤免疫中也具有一定的抗肿瘤作用。

3. 免疫病理损伤 细胞免疫亦可介导迟发型超敏反应、移植排斥反应及某些自身免疫疾病等。

第5节 免疫耐受与免疫调节

一、免疫耐受

免疫耐受是指机体免疫系统针对某种抗原产生的特异性无应答状态。该抗原称为耐受原，有记忆性和特异性。免疫耐受可以分为天然耐受和获得性耐受。诱导免疫耐受的条件包括抗原因素和机体因素两个方面，与抗原的性质、接种剂量、免疫途径、机体免疫系统的发育成熟程度、免疫功能状态、遗传因素等有关。免疫耐受可发生在胚胎期和T细胞、B细胞发育过程中，为中枢耐受；也可发生在成熟的T细胞、B细胞中，为外周耐受。研究免疫耐受有助于进一步认识免疫应答的本质，有助于防治自身免疫病、超敏反应和器官移植排斥反应。

1. 免疫耐受现象 ①天然免疫耐受现象，如异卵双生的小牛因胚胎期血液融合，出生后不发生排斥的现象。②获得性免疫耐受现象，如在胚胎期将黑鼠淋巴细胞人为注入白鼠体内，出生后也不发生排斥的现象。

2. 诱导免疫耐受的条件 ①在抗原方面，种属关系越近、分子量越小，越容易诱导免疫耐受，不同的抗原注射剂量及注射途径诱导耐受是不同的。②人类机体因遗传、个体发育、免疫功能而各异。

3. 免疫耐受形成机制 ①中枢耐受是指胚胎期、免疫细胞发育期因克隆禁忌学说中的自我识别与消除，对自己的细胞形成了耐受。②外周耐受是指因缺乏免疫细胞活化信号，抑制细胞发挥作用，某些组织与免疫系统隔绝而出现了耐受。

4. 研究免疫耐受的意义 ①揭示免疫应答的另一面即负免疫应答。②治疗免疫强度过高造成的疾病，如自身免疫病、超敏反应、器官移植的排斥反应等。③研究肿瘤的发生、某些病原微生物在体内持续存在的原因，寻找预防和治疗的方法。

二、免疫调节

免疫调节是指免疫应答过程中，免疫系统内各种免疫细胞和免疫分子通过相互促进、相互制约，而使机体对抗原刺激产生最适应答的复杂生理过程。该过程是在遗传基因控制和神经内分泌系统参与下完成的。免疫应答调节的正常发挥对维持机体内环境的稳定具有重要意义。调节机制失控或异常时即可导致免疫性疾病、超敏反应、感染及肿瘤的发生。

自测题

一、单项选择题

1. 初次免疫应答的特点是
   A. 主要抗体类型是IgG
   B. 抗体效价较高
   C. 所需抗原浓度低
   D. 抗体产生慢，维持时间短
   E. TI抗原可引起初次和再次免疫应答

2. 特异性细胞免疫应答的效应细胞主要是
   A. Th1和Th2细胞　　　B. Th1和Th0细胞
   C. Th1和Tc细胞　　　D. Th2和Tc细胞
   E. B细胞和Th1细胞

3. Tc细胞杀伤靶细胞的特点是
   A. 无抗原特异性
   B. 受MHCⅡ类分子限制
   C. 可释放穿孔素杀伤靶细胞
   D. 通过ADCC杀伤靶细胞
   E. 不可连续杀伤靶细胞

4. 再次应答时抗体产生的特点是

A. IgM 抗体显著升高 　　B. 产生快，维持时间长

C. 潜伏期长 　　D. 浓度低

E. 亲和力低

5. 皮肤与黏膜的屏障作用不包括

A. 机械性阻挡作用 　　B. 分泌乳酸

C. 分泌脂肪酸 　　D. 正常菌群拮抗作用

E. 吞噬杀菌作用

6. 固有免疫应答的构成成分不包括

A. 屏障结构 　　B. 巨噬细胞

C. 体液中的杀菌物质 　　D. 抗体

E. 补体

7. 机体抗细胞内寄生菌感染主要依靠

A. 体液免疫 　　B. 细胞免疫

C. 补体 　　D. 溶菌酶

E. 干扰素

8. 机体抗细胞外寄生菌感染主要依靠

A. 体液免疫 　　B. 细胞免疫

C. 补体 　　D. 溶菌酶

E. 干扰素

9. 以下对固有免疫的描述，错误的是

A. 经遗传获得

B. 生来就有，无个体差异性

C. 是针对某种特定病原体的抗感染免疫

D. 对侵入的病原体最先发挥抗感染作用

E. 正常人体都有

二、简答题

1. 简述适应性免疫应答的概念、类型及基本过程。

2. 试述抗体产生的一般规律。

（田玉娜）

第7章
免疫与临床

第1节 超敏反应

超敏反应（hypersensitivity）又称变态反应（allergy），是机体接受特定抗原持续刺激或同一抗原再次刺激所致的功能紊乱和（或）组织损伤等病理性免疫反应。引起超敏反应的抗原称为变应原（allergen）或过敏原（anaphylactogen）。变应原的种类繁多，可以是完全抗原，也可以是半抗原。易发生超敏反应的个体多有家族史，临床上称过敏体质。根据超敏反应发生机制和临床特点，可将其分为四型：Ⅰ型超敏反应、Ⅱ型超敏反应、Ⅲ型超敏反应和Ⅳ型超敏反应。

> **案例 7-1**
>
> 患者，女，23 岁。因"急性肺炎"入院，给予青霉素治疗。患者在静脉滴注青霉素后 3 分钟左右突然出现胸闷、气促、呼吸困难、面色苍白、出冷汗、手足发凉、脉搏细速、血压下降、昏迷等症状。护士立即停止注射青霉素，及时予以相应处理，患者逐渐恢复正常。
>
> **问题：** 1. 该患者在注射青霉素后为什么会出现这些表现？
> 2. 简要分析医生予以哪些处理使患者恢复正常，以及如何预防此类现象的发生。

一、Ⅰ型超敏反应

Ⅰ型超敏反应又称速发型超敏反应、过敏反应（anaphylaxis），因反应发生迅速，又称速发型超敏反应，是临床上最常见的一类超敏反应。

（一）主要特点

1. 发生速度快，消退也快，一般在再次接触相同抗原后的几分钟至几十分钟内就能发生反应。
2. 主要由特异性IgE介导。
3. 主要引起生理功能紊乱，一般不造成组织损伤。可以是局部反应，也可以是全身性反应。
4. 有明显的个体差异和遗传倾向。

（二）发生机制

Ⅰ型超敏反应发生过程可分为致敏阶段、发敏阶段和效应阶段三个阶段。

1. 致敏阶段 变应原通过呼吸道、消化道等多种途径初次进入体内，诱导体内特异性B细胞产生IgE类抗体。IgE通过Fc段与肥大细胞和嗜碱性粒细胞膜上相应的Fc受体结合，致使机体处于致敏状态。变应原刺激机体2周后即可使机体致敏，此状态可维持数月甚至更久，如长期不再接触同种变应原，则致敏状态可逐渐消失。

2. 发敏阶段 当相同抗原再次进入处于致敏状态的机体时，即可迅速与肥大细胞和嗜碱性粒细胞膜上的IgE Fab段特异性结合。多价变应原与致敏细胞表面的两个或两个以上相邻的IgE抗体结合后，可使膜表面的Fc受体交联，从而使细胞活化、脱颗粒，释放出多种生物活性介质。生物活性介质分两种：①细胞内已合成的原发介质，主要有组胺、肝素、嗜酸性粒细胞趋化因子等。②新合成的激发介质，主要有白三烯、血小板活化因子、前列腺素等。

3. 效应阶段 生物活性介质作用于效应器官和组织，可引起平滑肌收缩、毛细血管扩张与通透性增加、腺体分泌增多等，导致生理功能紊乱，机体出现各种临床表现。例如，支气管平滑肌收缩引起呼吸困难；胃肠道平滑肌收缩引起腹痛、腹泻；毛细血管扩张、通透性增加使血浆渗出，引起组织水肿、血压下降，严重者导致休克等（图7-1）。

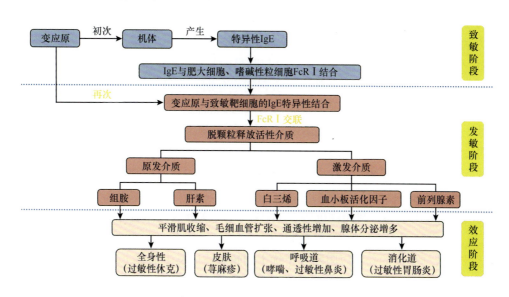

图7-1 Ⅰ型超敏反应发生机制

（三）临床常见疾病

1. 过敏性休克 是最严重的一种过敏反应，当致敏机体再次接触变应原后数分钟内出现胸闷、气促、呼吸困难、面色苍白、出冷汗、手足发凉、脉搏细速、血压下降、意识障碍或昏迷，严重者抢救不及时可导致死亡。常见的有药物过敏性休克和血清过敏性休克。

（1）药物过敏性休克 临床上以青霉素最为常见，其他药物（头孢菌素、左氧氟沙星、阿奇霉素、普鲁卡因、有机碘等）也可引起。以青霉素为例，其分子量小，属于半抗原，不能单独刺激机体产生抗体，但其降解产物青霉噻唑醛酸或青霉烯酸可与人体内组织蛋白结合，形成完全抗原，刺激机体产生IgE，使机体致敏。当再次接触青霉素时，即可发生过敏性休克。因此使用新鲜配制的青霉素溶液可预防青霉素过敏性休克。另外，少数人在初次注射青霉素时也可发生过敏性休克，这可能与以往接触过青霉素有关（如使用过被青霉素污染的医疗器械或由空气吸入青霉菌孢子等）。

（2）血清过敏性休克 又称血清过敏症，引起血清过敏性休克的变应原以动物免疫血清最常见。例如，临床上应用破伤风抗毒素和白喉抗毒素进行治疗或紧急预防时，有些患者可发生过敏性休克。由于免疫血清纯化程度不断提高，现在这类过敏反应较少发生。

2. 呼吸道过敏反应 引起呼吸道过敏反应的变应原主要有植物花粉（花粉症）、真菌孢子、尘螨、动物毛屑等，由吸入引起。临床上常见的有支气管哮喘和过敏性鼻炎。

3. 消化道过敏反应 引起消化道过敏反应的变应原主要有鱼、虾、蟹、蛋、奶等一些食物，由食入引起。临床主要表现为过敏性胃肠炎，出现恶心、呕吐、腹痛、腹泻等胃肠道症状。

4. 皮肤过敏反应 引起皮肤过敏反应的变应原主要有某些食物、药物、花粉等，由食入或接触引起。也可因冷热刺激、日光照射、肠道寄生虫感染引起。临床上常见疾病有荨麻疹、湿疹和血管神经性水肿等，伴剧烈瘙痒。

（四）防治原则

1. 查明变应原，避免接触 是预防Ⅰ型超敏反应最基本和最有效的措施。可通过询问病史和皮肤试验查明变应原。①询问病史和过敏史：通过询问病史及家族过敏史，查明变应原，避免与其接触。②皮肤试验：在使用青霉素、头孢菌素、链霉素、普鲁卡因等药物，以及动物血清时，应当先做皮肤试验检查是否过敏。对于无法查明变应原的，应尽量改变环境，减少接触。

2. 脱敏疗法和减敏疗法

（1）脱敏疗法 对抗毒素皮肤试验阳性而又必须使用者，可采用小剂量、短间隔（20～30分钟）、多次注射的方法进行脱敏治疗。基本原理是小剂量抗毒素抗原进入体内，只与一部分致敏细胞上的IgE结合，释放少量的生物活性介质，不足以引起明显的临床症状。生物活性介质作用时间短，无累积效应。总的来说，这种脱敏疗法可使体内致敏靶细胞分期、分批脱敏，最终使机体暂时处于脱敏状态。而连续多次注射可导致体内致敏肥大细胞及嗜碱性粒细胞上的IgE耗竭，机体暂时处于脱敏状态。此时再大剂量注射抗毒素，则不会发生超敏反应，从而达到脱敏治疗的目的。注意这种脱敏是暂时的，经过一段时间后，机体又恢复致敏状态。

（2）减敏疗法 对已查明而生活中又难以避免接触的变应原，如花粉、尘螨等，采用小剂量、长间隔、反复多次皮下注射相应变应原制剂的方法。其原理是改变了变应原进入机体的途径，诱导机体产生大量的特异性IgG类抗体（封闭性抗体），当变应原再次进入机体后，IgG便与其结合，阻碍了抗原与IgE的结合，从而减弱了Ⅰ型超敏反应的发生。

3. 药物治疗 选择相应的药物以阻断或干扰Ⅰ型超敏反应发生的某个环节，防止Ⅰ型超敏反应的发生或减轻反应症状。

（1）抑制生物活性介质合成与释放的药物 如色苷酸钠、肾上腺素、氨茶碱及儿茶酚胺类药物等，可抑制生物活性介质的释放。其中肾上腺素是过敏性休克抢救的首选药。

（2）生物活性介质拮抗的药物 如苯海拉明、氯苯那敏（扑尔敏）、异丙嗪等，可通过与组胺竞争效应器官细胞膜上的组胺受体，从而阻断组胺的生物学效应。

（3）改善效应器官反应性的药物 如肾上腺素、麻黄碱等，具有解除支气管平滑肌痉挛、减少腺体分泌的作用；葡萄糖酸钙、氯化钙、维生素C等有解除痉挛、降低毛细血管通透性和减轻皮肤黏膜炎症反应的作用，可有效缓解患者的过敏症状。

案例 7-2

患者，男，42岁。因车祸后失血过多输血200ml。15分钟输完100ml时出现头晕、乏力、恶心、寒战、发热、胸闷、心悸、呼吸急促等症状。医生立即停止输血并进行抢救处理后，患者脱离危险。事后复查发现是护士取血有误，患者为B型血，而输入的是AB型血。

问题：1. 该患者在输血100ml后为何会出现上述表现？
2. 如何防止输血反应的发生？

二、Ⅱ型超敏反应

Ⅱ型超敏反应是由IgG、IgM类抗体与靶细胞上的相应抗原或半抗原结合，在补体、吞噬细胞和NK细胞的参与下，引起以靶细胞溶解和组织损伤为主的病理性反应，故称为细胞溶解型或细胞毒型超敏反应。

（一）主要特点

1. 主要由特异性IgG和IgM类抗体介导，与靶细胞结合并发生反应。
2. 补体、吞噬细胞、NK细胞等参与反应。

3.一般造成细胞裂解、组织损伤，有的也可引起生理功能紊乱。

（二）发生机制

1.靶细胞及其表面抗原　正常组织细胞、被修饰或发生改变的自身组织细胞均可成为被Ⅱ型超敏反应攻击、杀伤的靶细胞。靶细胞表面抗原主要有以下四种。

（1）同种异型抗原　ABO血型抗原、Rh抗原和HLA抗原。

（2）吸附在自身组织细胞上的外来抗原或半抗原　如药物分子。

（3）嗜异性抗原　如链球菌胞壁成分与心脏瓣膜、肾小球基底膜、关节滑膜等组织蛋白之间有共同抗原。

（4）因感染或理化因素而被修饰、发生改变的自身抗原等。

2.靶细胞损伤途径　Ⅱ型超敏反应主要通过三条途径引起组织细胞破坏。

（1）激活补体，溶解靶细胞　IgG或IgM类抗体与靶细胞表面抗原结合，然后激活补体的经典途径，引起靶细胞溶解。

（2）调理吞噬作用　IgG类抗体Fab段与靶细胞表面抗原结合后，其Fc段与吞噬细胞上的Fc受体结合，促进吞噬细胞吞噬靶细胞。

（3）ADCC　IgG类抗体Fab段与靶细胞表面抗原结合后，其Fc段能与NK细胞上的Fc受体结合，介导ADCC引起靶细胞破坏（图7-2，图7-3）。

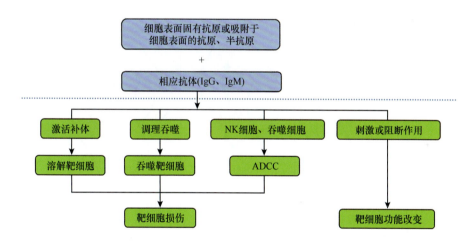

图7-2　Ⅱ型超敏反应的发生机制

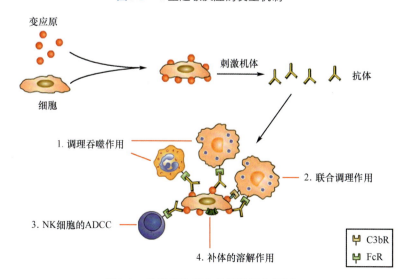

图7-3　Ⅱ型超敏反应的组织损伤机制

此外，一些抗体也可以与靶抗原结合后仅发挥刺激或阻断作用，导致靶细胞功能异常，不出现组织损伤，见于特殊的Ⅱ型超敏反应。

（三）临床常见疾病

1. 输血反应　一般由ABO血型不合的错误输血引起。例如，将A型供血者的血液误输给B型受血者，由于供血者红细胞表面有A抗原，而B型受血者血清中有天然抗A抗体（IgM），两者结合后激活补体，使红细胞溶解，引起溶血反应。患者很快出现寒战、高热、心悸、意识障碍、血红蛋白尿等表现，严重者出现死亡。反复多次输血时，也可因HLA不同而引发白细胞输血反应。

2. 新生儿溶血症　一般由母婴Rh血型不同引起。当母体血型为Rh^-，胎儿血型为Rh^+时，由于分娩或流产等原因胎儿Rh^+红细胞进入母体内，刺激母体产生抗Rh抗体（IgG）。当母亲再次妊娠且胎儿血型仍为Rh^+时，母体内的抗Rh抗体（IgG）可通过胎盘进入胎儿体内，与胎儿的Rh^+红细胞结合，激活补体，导致胎儿红细胞溶解，引起流产、死胎或新生儿溶血症（图7-4）。为防止新生儿溶血症的发生，可在产妇初次分娩后72小时内注射抗Rh抗体，以阻止Rh^+红细胞对母体的致敏。母婴之间ABO血型不符也可发生新生儿溶血症，但症状较轻，多见于母亲为O型，胎儿为A型、B型的情况。表现为胆红素轻度增高及黄疸，目前尚无有效的预防方法。

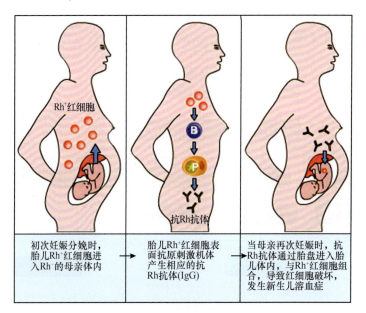

图7-4　母胎Rh血型不符所致新生儿溶血症过程

3. 药物过敏性血细胞减少症　包括药物过敏性溶血性贫血、粒细胞减少症和血小板减少性紫癜，原因是青霉素、磺胺等半抗原进入机体与血细胞膜表面蛋白结合形成完全抗原，刺激机体产生相应抗体，该抗体与结合在相应血细胞上的药物半抗原结合，通过激活补体、调理吞噬作用和ADCC引起相应血细胞溶解破坏。

4. 自身免疫性溶血性贫血　服用甲基多巴、吲哚美辛等药物或受到病毒（如流感病毒、EB病毒等）感染后，可导致红细胞膜表面成分改变，形成自身抗原，刺激机体产生抗红细胞的自身抗体，引发自身免疫性溶血性贫血。

5. 肾小球肾炎和风湿热　某些患者感染乙型溶血性链球菌后，可发生肾小球肾炎、风湿性关节炎或风湿性心脏病。其原因是链球菌与肾小球基底膜、心脏瓣膜、关节滑膜之间存在共同抗原。当链球菌感染机体后，就会刺激机体产生抗链球菌抗体，该抗体除与链球菌结合外，还能与肾小球基底膜、心脏瓣膜、关节滑膜抗原结合，通过Ⅱ型超敏反应引起肾小球病变和风湿热。

6. 毒性弥漫性甲状腺肿 又称格雷夫斯（Graves）病，是一种特殊的Ⅱ型超敏反应。机制是患者体内可产生一种抗促甲状腺激素受体的自身抗体（IgG），该抗体能与甲状腺细胞表面的促甲状腺激素受体结合，刺激甲状腺细胞合成分泌甲状腺激素，导致甲状腺功能亢进，但不造成甲状腺细胞损伤。

📋 **案例 7-3**

患儿，男，9岁。因发热、水肿、血尿入院。入院前3周因咽痛、发热而注射青霉素数日，症状消失。入院前3日又突发高热、血尿、眼睑水肿。查体：T 39℃，血压稍高。实验室检查：尿红细胞（+++）、尿蛋白（+++）、颗粒管型。血中免疫复合物测定示强阳性。初步诊断为急性肾小球肾炎。

问题： 1. 出现该症状的机制是什么？
2. 诊断为肾小球肾炎的依据是什么？

三、Ⅲ型超敏反应

Ⅲ型超敏反应是中等大小可溶性免疫复合物（immune complex，IC）沉积于局部或全身毛细血管壁基底膜或组织间隙，激活补体、活化中性粒细胞和血小板，引起血管及其周围炎症反应的现象，故又称免疫复合物型或血管炎型超敏反应。

（一）主要特点

1. 主要由特异性IgG、IgM和IgA抗体介导。
2. 中等大小的可溶性免疫复合物沉积于小血管基底膜，引起局部炎性病变。
3. 补体、中性粒细胞、血小板、肥大细胞等参与反应。
4. 一般造成小血管及其周围组织炎症。

（二）发生机制

1. 中等大小IC的形成和沉积 Ⅲ型超敏反应是由可溶性抗原与相应抗体结合形成的中等大小可溶性IC沉积所引起。

（1）中等大小IC的形成 IC的大小与抗原抗体的比例有关。由于抗原抗体比例不同，抗原与其相应抗体IgG或IgM结合所形成的IC分子大小也不同。①大分子不溶性IC：抗原抗体比例适当时，形成大分子不溶性IC，容易被吞噬细胞吞噬清除。②小分子可溶性IC：抗原量远大于抗体量时，形成小分子可溶性IC，可被肾小球滤过，随尿液排出。③中等大小可溶性IC：只有当抗原量略多于抗体时，才形成中等大小可溶性IC，既不易被吞噬细胞吞噬，又不能被肾小球滤出，而是长时间循环于血液中。

（2）中等大小IC的沉积 IC的沉积与局部解剖和血流动力学因素有关，最常见的沉积部位是肾小球基底膜、关节滑膜、心肌等血压较高的毛细血管迂回处或抗原进入部位。还与补体活化、血小板激活等过程中释放的血管活性物质有关，这些物质可使血管通透性增高，血管内皮细胞间隙增大，更有利于IC在血管壁上的沉积和嵌入。

2. 中等大小IC沉积后所致的损伤作用

（1）补体的作用 沉积的IC激活补体可产生过敏毒素（C3a、C5a）。过敏毒素可刺激肥大细胞和嗜碱性粒细胞释放组胺、血小板活化因子等生物活性介质，使局部血管通透性增高、渗出增多，出现水肿，并趋化中性粒细胞在IC沉积部位聚集。

（2）中性粒细胞的作用 聚集的中性粒细胞在吞噬沉积的IC过程中，释放多种溶酶体酶，损伤血管基底膜和邻近组织，是引起炎症反应和组织损伤的主要原因。

（3）血小板的作用　在局部聚集和激活的血小板，可释放血管活性胺类物质，加重局部炎性渗出，并激活凝血过程，形成微血栓，引起局部缺血、出血及坏死（图7-5）。

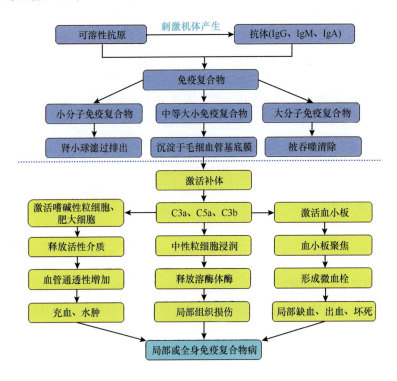

图7-5　Ⅲ型超敏反应的发生机制

此外，当机体清除免疫复合物的能力降低，以及遭受持续的感染或抗原输入时，也容易发生可溶性免疫复合物的沉积，引起Ⅲ型超敏反应。

（三）临床常见疾病

1. 局部免疫复合物病

（1）阿蒂斯（Arthus）反应　1903年，Arthus发现，给家兔反复注射马血清数周后，当再次注射马血清时，注射局部可出现红肿、出血、坏死等炎症反应。此现象称为Arthus反应。

（2）类Arthus反应　通常发生于局部反复注射胰岛素、抗毒素、疫苗等生物制剂，可出现局部红肿、出血和坏死等剧烈炎症反应症状，称类Arthus反应。此外，长期从呼吸道吸入真菌孢子、植物或动物蛋白抗原及粉尘等也可形成免疫复合物沉积于肺，引起过敏性肺炎。

2. 全身免疫复合物病

（1）血清病　通常发生于初次大剂量注射抗毒素血清7～14天后，患者出现发热、皮疹、关节肿痛、淋巴结肿大和一过性蛋白尿等症状。其原因是一次注射抗原量比较大，刺激机体产生相应抗体后，抗体与尚未完全排出的抗原结合，形成中等大小可溶性IC，其随血流运行到全身各处，并沉积在肾小球基底膜、关节滑膜等处，从而造成损伤。血清病为一过性反应，一旦停止注射，症状可自行消失。有时应用大剂量青霉素、磺胺类药物注射等也可引起类似反应，称为药物热。

（2）链球菌感染后肾小球肾炎　多见于乙型溶血性链球菌感染2～3周后，少数患者可发生急性肾小球肾炎，其原因是链球菌的某些抗原成分刺激机体产生相应抗体，抗原与抗体结合形成中等大小可溶性IC，并沉积于肾小球基底膜造成损伤。

（3）类风湿关节炎（RA）　是一种自身免疫病，病因尚未完全明确。患者可能由于病毒或支原体等微生物持续感染，体内产生变性IgG，进而产生抗变性IgG的抗体（IgM），即类风湿因子（RF），RF与变性的IgG结合形成IC，IC易沉积于小关节滑膜处引起损伤，从而导致类风湿关节炎。

（4）系统性红斑狼疮（SLE） 是一种全身性自身免疫病，其病因复杂。患者体内产生多种抗核抗体，与相应核抗原结合形成中等大小可溶性IC，IC沉积在肾小球、关节、皮肤或其他部位的血管基底膜，可引起多部位组织损伤，表现为全身多器官病变。

案例 7-4 ————————————————————————

患者，女，21岁。患者使用某品牌化妆品3天后，面部出现红斑、皮疹、水疱等表现，故来院就诊。初步诊断为接触性皮炎。

问题： 该病的发病机制是什么？

四、Ⅳ型超敏反应

Ⅳ型超敏反应是由机体再次接触相同抗原后，由致敏T细胞介导的，以单核细胞、淋巴细胞浸润为主的病理性损伤炎症反应。该反应发生迟缓，通常18～24小时出现症状，48～72小时后达到高峰，又称迟发型超敏反应（delayed type hypersensitivity，DTH）。因其主要由T细胞介导，称为细胞介导型超敏反应。

（一）主要特点

1. 发生速度慢，一般在机体接触相同抗原后24～72小时出现症状，消退也慢。
2. 由T细胞（Th1细胞和Tc细胞）介导，抗体、补体不参与反应。
3. 以单核细胞、淋巴细胞浸润为主的局部炎症反应为特征。
4. 无个体差异。

（二）发生机制

1. T细胞致敏阶段 变应原初次进入机体，经抗原提呈细胞加工处理后，分别提呈给$CD4^+$T细胞和$CD8^+$T细胞识别，使之活化、增殖、分化成为效应$CD4^+$Th1细胞和效应$CD8^+$Tc细胞；部分活化T细胞转化为记忆性T细胞。

2. 效应T细胞介导的免疫损伤阶段

（1）$CD4^+$Th1细胞介导的炎症反应 Th1细胞形成后，在与相应变应原再次接触时，活化后可释放TNF-α、TNF-β、IFN-γ和IL-2等多种细胞因子，在抗原存在部位形成以单核细胞、淋巴细胞浸润和组织损伤为主要特征的炎症反应。

（2）$CD8^+$Tc细胞介导的细胞毒作用 效应Tc细胞与具有相应变应原的靶细胞再次结合后，通过释放穿孔素和颗粒酶直接溶解靶细胞，或通过FasL/Fas途径诱导靶细胞凋亡。

Ⅳ型超敏反应发生机制与T细胞介导的细胞免疫应答发生过程相同，只是细胞免疫应答的结果对机体有利，而Ⅳ型超敏反应的结果对机体有害，会引起组织细胞损伤（图7-6）。

（三）临床常见疾病

1. 传染性迟发型超敏反应 引起传染性迟发型超敏反应的变应原常为细胞内寄生菌（结核分枝杆菌、麻风杆菌、布氏杆菌等）及一些病毒、真菌、寄生虫等。在慢性感染中，病原体不能被彻底清除。巨噬细胞受效应T细胞的细胞因子刺激而过度活化，从而造成组织损伤。如肺结核患者肺空洞形成、干酪样坏死和麻风患者皮肤肉芽肿的形成，以及结核菌素皮肤试验引起的局部组织损伤均属此反应。

2. 接触性皮炎 引起接触性皮炎的变应原常为小分子半抗原，如油漆、塑料、染料、农药、化妆品及某些药物（磺胺、青霉素）等。这些半抗原与表皮细胞角质蛋白结合形成完全抗原，使T细胞致敏，当机体再次接触相同的变应原24小时后，局部皮肤出现红肿、皮疹、水疱等症状，即接触性皮炎，严重者可发生剥脱性皮炎。

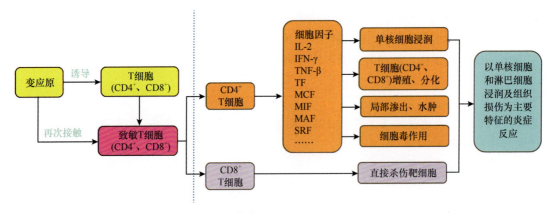

图7-6 Ⅳ型超敏反应的发生机制

3. 移植物排斥反应 在人类进行同种异体（除同卵双生者）造血干细胞或实体器官移植时，由于供者与受者之间的组织相容性抗原不同，会发生不同程度的排斥反应，甚至最终导致移植物坏死，称为移植物排斥反应。

五、四种类型超敏反应的比较

四种类型超敏反应的发生机制各不相同，在临床上常可见到两种或三种超敏反应同时存在的情况，以某一型为主。如SLE患者肾、皮肤等部位的血管炎主要由免疫复合物沉积所致（Ⅲ型超敏反应），而自身抗体所引起的贫血、粒细胞减少症，主要由Ⅱ型超敏反应导致。此外，同一变应原在不同条件下可引起不同型超敏反应，如青霉素静脉输液引起过敏性休克，为Ⅰ型超敏反应；结合在血细胞表面引起溶血性贫血，为Ⅱ型超敏反应；局部反复大剂量注射引起药物热，为Ⅲ型超敏反应；青霉素软膏在皮肤表面涂抹引起接触性皮炎，为Ⅳ型超敏反应。因此，在临床实际中应结合具体情况进行分析判断。

四种类型超敏反应的比较见表7-1。

表7-1 四种类型超敏反应的比较

型别	参与成分		发生机制	临床常见疾病
	特异性成分	非特异性成分		
Ⅰ型： 称速发型	IgE	肥大细胞、嗜碱性粒细胞、嗜酸性粒细胞	1. 变应原刺激机体产生IgE，IgE结合于肥大细胞或嗜碱性粒细胞表面 2. 变应原再次进入机体，与细胞表面IgE结合，靶细胞活化，释放活性介质 3. 介质作用于效应器官，导致平滑肌痉挛，小血管扩张，毛细血管通透性增高，腺体分泌增加	1. 过敏性休克 2. 过敏性鼻炎 3. 支气管哮喘 4. 过敏性胃肠炎 5. 荨麻疹等
Ⅱ型： 称细胞毒型或细胞溶解型	IgG、IgM	补体、吞噬细胞、NK细胞	1. 抗体与细胞本身或黏附在细胞表面的抗原结合 2. 激活补体，溶解靶细胞；调理吞噬，吞噬靶细胞；激活NK细胞，杀伤靶细胞	1. 输血反应 2. 新生儿溶血症 3. 自身免疫性溶血性贫血 4. 药物过敏性血细胞减少症 5. 肾小球肾炎和风湿热 6. 格雷夫斯病
Ⅲ型： 称免疫复合物型或血管炎型	IgG、IgM、IgA	补体、中性粒细胞、嗜碱性粒细胞、血小板	1. 中等大小可溶性免疫复合物沉积于血管基底膜、关节滑膜等处 2. 激活补体，吸引中性粒细胞，释放溶酶体酶引起血管炎及血管周围炎症	1. Arthus反应 2. 类Arthus反应 3. 血清病和药物热 4. 感染后肾小球肾炎 5. 类风湿关节炎 6. 系统性红斑狼疮

续表

型别	参与成分		发生机制	临床常见疾病
	特异性成分	非特异性成分		
IV型: 又称迟发型或细胞 介导型	致敏T细胞	淋巴因子、巨噬细胞	1. 变应原刺激T细胞致敏 2. 致敏T细胞再次与抗原相遇，产生免疫效应 3. Th1细胞释放淋巴因子，引起炎症反应， 　Tc细胞直接杀伤靶细胞	1. 传染性迟发型超敏反应 2. 接触性皮炎 3. 移植物排斥反应

第2节　自身免疫病

自身免疫病（autoimmune disease，AID）是机体免疫系统针对自身组织产生异常应答所引发的一组疾病。在物理、化学或生物因素作用下，机体自身反应性T、B细胞针对自身组织抗原发生应答，所产生的自身抗体或效应细胞损伤相应自身组织细胞，并出现器官功能障碍。自身免疫（autoimmunity）是机体对自身抗原产生免疫应答的现象。正常情况下，机体可存在微弱的自身免疫，这种自身免疫不引起病理性的免疫损伤，还能促进体内损伤、衰老、畸变的自身组织细胞成分的清除，发挥免疫稳定的作用。在特殊条件下，自身免疫稳定被打破，可引起自身免疫病。

 案例7-5

　　患者，女，75岁。因双侧手掌指关节活动障碍多年而就诊。查体：双侧手掌指关节活动受限，手掌外观呈鹰爪状。X线片：手指关节增粗变形。实验室检查：RF 1：1280。临床诊断为类风湿关节炎。

　　问题：1. 该疾病是如何发生的？
　　　　　　2. 该疾病典型的临床表现有哪些？

一、自身免疫病的基本特征

自身免疫病的种类很多，病因复杂，临床表现多样，但都具有以下基本特征：①患者体内可检测到高效价的自身抗体或自身反应性T细胞。②自身抗体或自身反应性T细胞介导对自身组织成分的免疫应答，造成组织损伤或功能障碍。③自发性或特发性，外因可有一定影响，病情的转归与免疫应答强度有关。④有明显的遗传倾向，女性发病率通常高于男性。⑤病情易反复发作、慢性迁延，用免疫抑制剂治疗有一定效果。

二、常见的自身免疫病

自身免疫病可根据受累部位分为器官特异性自身免疫病和全身性自身免疫病。器官特异性自身免疫病是指患者的病变一般局限于某一特定的器官，全身性自身免疫病是指病变部位可见于多种组织和器官，又称系统性自身免疫病。常见的自身免疫病及临床表现见表7-2。

表7-2　常见的自身免疫病及临床表现

疾病名称	自身抗原	主要损伤机制	主要症状及体征	类别
风湿热	与链球菌胞壁抗原相似的心脏、关节中组织成分	II型超敏反应	心肌炎、关节炎	器官特异性
1型糖尿病	胰岛B细胞抗原	II型超敏反应 IV型超敏反应	高血糖	器官特异性

续表

疾病名称	自身抗原	主要损伤机制	主要症状及体征	类别
毒性弥漫性甲状腺肿	促甲状腺激素受体	Ⅱ型超敏反应	甲状腺功能亢进症	器官特异性
桥本甲状腺炎	甲状腺细胞	Ⅱ型超敏反应 Ⅳ型超敏反应	甲状腺功能减退症	器官特异性
重症肌无力	乙酰胆碱受体	Ⅱ型超敏反应	进行性肌无力	器官特异性
溃疡性结肠炎	结肠黏膜细胞	Ⅳ型超敏反应	结肠炎	器官特异性
类风湿关节炎	变性IgG、类风湿相关的核抗原	Ⅲ型超敏反应 Ⅳ型超敏反应	关节炎	全身性
强直性脊柱炎	自身纤维软骨	Ⅲ型超敏反应 Ⅳ型超敏反应	脊柱损伤	全身性
系统性红斑狼疮	核抗原	Ⅱ型超敏反应 Ⅲ型超敏反应	关节炎、肾炎、红斑	全身性

（一）器官特异性自身免疫病

1. 风湿热 致病机制与自身免疫现象有关。溶血性链球菌的细胞壁表达M蛋白，具有和人类心肌球蛋白类似的抗原表位，因此机体抗链球菌感染免疫应答产生的M抗体可攻击心肌细胞，引发疾病。受损部位主要累及心肌、心脏瓣膜、关节，也可影响肾和中枢神经系统，表现为心肌炎和关节炎，甚至发生急性心力衰竭，引起死亡。

2. 1型糖尿病（IDDM） 在环境、遗传等因素共同影响下患者机体产生了针对胰岛B细胞的自身抗体和自身反应性淋巴细胞，其胰腺被多种免疫细胞浸润侵袭，导致胰岛B细胞被逐渐破坏，从而丧失产生胰岛素的功能。由于机体不能产生足够的胰岛素，导致血糖浓度上升，引起代谢紊乱而影响正常生理活动。随病程发展可出现眼、肾、血管、神经和心等多器官系统的损害，引起功能缺陷及器官衰竭。

3. 毒性弥漫性甲状腺肿 又称格雷夫斯病（Graves病）。患者体内存在针对促甲状腺激素（TSH）受体的IgG抗体，这些抗体可持续结合TSH受体，导致甲状腺细胞长期分泌过多的甲状腺激素，T_3、T_4水平升高，TSH下降。表现出甲状腺弥漫性肿大、突眼、急躁易怒、肌肉无力、睡眠障碍、心跳过速、皮肤损伤等一系列症状。

4. 桥本甲状腺炎（HT） 又称慢性淋巴细胞性甲状腺炎。患者体内的自身抗体可攻击甲状腺细胞或阻断甲状腺细胞的TSH受体，导致甲状腺萎缩，功能低下。甲状腺激素不足，引起甲状腺功能减退症。除自身抗体外，自身反应性淋巴细胞和NK细胞也参与了对甲状腺腺细胞的自身免疫应答。

5. 重症肌无力（MG） 是一种神经肌肉接头处信号传导障碍导致的疾病。患者体内存在针对乙酰胆碱受体的抗体，这些抗体通过结合乙酰胆碱受体阻断了神经信号的传递，从而导致肌肉无法收缩等现象。表现为肌肉软弱无力，如眼睑下垂、语言吞咽障碍、行走障碍、容易疲劳等。如发生呼吸肌无力则可导致呼吸困难，危及生命。

（二）全身性自身免疫病

1. 类风湿关节炎（RA） 是一种以对称性、多关节、小关节病变为主的慢性疾病。诱因复杂，致病机制尚不明确。活化的巨噬细胞和树突状细胞在关节滑膜腔释放大量细胞因子如TNF-α等，使关节处于慢性炎症损伤状态，活化T细胞的浸润可延续炎症，活化B细胞则分化为浆细胞产生多种抗体和类风湿因子（RF）形成免疫复合物，经补体激活后强化炎症反应。患者早期可出现晨僵症状，逐渐表现为关节肿痛、强直、畸形、功能障碍（图7-7），严重者可丧失劳动能力或致残。

2. 强直性脊柱炎（AS） 是一种慢性疾病。受累部位为骨和关节，尤其是脊柱。病理损伤来自攻击自身纤维软骨的自身反应性T细胞，产生这些细胞的原因尚不明确，与遗传、环境因素都有关。患者出现腰背痛、胸痛，伴活动受限，可逐渐发展为驼背畸形、脊柱强直。

3. 系统性红斑狼疮（SLE） 是一种以多器官系统受累，存在多种自身抗体为特征的慢性疾病。患者体内出现大量的抗双链DNA抗体和抗核蛋白抗体。此外，还存在其他组织成分的自身抗体，如抗磷脂抗体、类风湿因子等。这些抗体可形成免疫复合物诱导炎症，造成组织损伤。其中环境因素、遗传因素和感染因素等均是构成发病的危险因子，表现为皮肤、关节、骨、心、脑等多器官受损。患者出现关节炎、发热、皮疹、肾炎、浆膜炎、血小板及白细胞减少、贫血等多种表现，特别是面部常出现一种水肿型皮疹，即蝶形红斑，因此而得名（图7-8）。SLE多发于20～40岁的女性，男女发病比约为1：9。

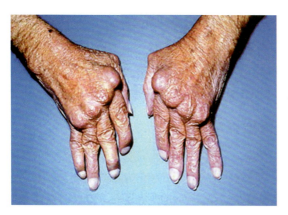

图7-7 类风湿关节炎的关节畸形

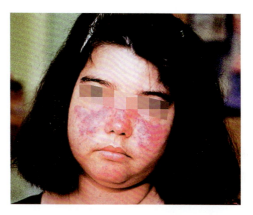

图7-8 系统性红斑狼疮面部特征性蝶形红斑

案例 7-6

患者，男，27岁。自述为同性恋，曾经和数名男性发生过无防护性行为。2年前体重逐渐减轻，近3个月持续低热，5天前出现呼吸不畅。查体：口咽部白膜，全身浅表淋巴结肿大，肺部可闻及干湿啰音。HIV 抗体阳性，CD4$^+$T 细胞计数为 85 个 /ml，咽拭子涂片找到白假丝酵母菌。

临床诊断：获得性免疫缺陷综合征（AIDS）。

问题：患者为什么 CD4$^+$T 细胞计数显著减少，对免疫功能有何影响？

第3节 免疫缺陷病

免疫缺陷病（immunodeficiency disease，IDD）是一种由先天遗传因素或其他后天因素造成免疫系统中成分缺失或功能不全，而导致的免疫功能障碍性疾病。患者常常表现为病原微生物反复感染、自身免疫病、超敏反应性疾病或肿瘤高度易感。根据免疫缺陷病的发病原因，免疫缺陷病可分为原发性免疫缺陷病（primary immunodeficiency disease，PIDD）和继发性免疫缺陷病（second immunodeficiency disease，SIDD）。

一、免疫缺陷病的共同特点

（一）容易感染

IDD患者易发生反复感染且难以控制，往往是造成死亡的主要原因。感染的性质主要取决于免疫缺陷的类型，如体液免疫缺陷患者常感染化脓性细菌，细胞免疫缺陷患者的感染主要由病毒、真菌、胞内寄生菌和原虫引起。

（二）易伴发自身免疫病

IDD患者有高度伴发自身免疫病的倾向，正常人群自身免疫病的发病率为0.001%～0.010%，而IDD患者可高达14%，以系统性红斑狼疮、类风湿关节炎和恶性贫血等多见。

（三）易合并恶性肿瘤

IDD患者尤其是T细胞免疫缺陷者，并发恶性肿瘤的发病率比同龄正常人群高100～300倍，以白血病和淋巴系统肿瘤等居多。

（四）多有遗传倾向

多数IDD有遗传倾向性，约1/3为常染色体遗传，1/5为性染色体隐性遗传。

（五）临床表现复杂多样

因为不同免疫缺陷由免疫系统不同组分缺陷引起，因此临床表现多样，并且可同时累及多器官和多系统，出现复杂多变的症状和功能障碍。有时同一种IDD的不同患者表现也可不同。

二、原发性免疫缺陷病

原发性免疫缺陷病（PIDD）又称先天性免疫缺陷病，是由于免疫系统遗传基因异常或先天性发育障碍而致免疫功能不全引起的疾病，为一组少见病，与遗传有关。除免疫功能缺陷外，还可伴有其他器官和组织的发育异常。PIDD常发生在婴幼儿，出现反复感染，严重威胁生命。

（一）原发性B细胞缺陷病

1. X性连锁无丙种球蛋白血症　是最常见的原发性B细胞缺陷病，又称布鲁顿（Bruton）无丙种球蛋白血症，为X性连锁隐性遗传，多见于男性婴幼儿。该病的发病机制为B细胞发育停滞于前B细胞状态，导致成熟B细胞数目减少甚至缺失，而T细胞数量及功能正常。患儿出生6个月后开始发病，临床上以反复化脓性细菌感染为特征。

2. 选择性IgA缺陷　是一种最常见的选择性Ig缺陷，为常染色体显性或隐性遗传，患者表达膜结合型IgA的B细胞发育受阻，不能分化为SIgA的浆细胞。血清SIgA含量极低，IgM和IgG水平正常或略高，细胞免疫功能正常。患者多无明显症状，少数可出现严重感染。

（二）原发性T细胞缺陷病

1. 蒂格奥尔格（DiGeorge）综合征　又称先天性胸腺发育不全，是因胚胎早期第Ⅲ、Ⅳ对咽囊发育不全所致。患儿胸腺、甲状旁腺、主动脉发育不良和面部器官畸形。患者T细胞缺失，B细胞数目正常，但用TD抗原刺激后不产生相应抗体。患者外周血T细胞缺如或减少，免疫球蛋白水平正常或降低，临床表现为易反复感染胞内寄生菌。接种卡介苗、麻疹疫苗等减毒活疫苗会造成严重不良反应。

2. T细胞活化和功能缺陷　T细胞膜分子表达异常或缺失可导致T细胞活化和功能缺陷。如CD3基因变异引起TCR-CD3复合物表达或功能受损。

（三）原发性联合免疫缺陷病

原发性联合免疫缺陷病是T、B细胞功能均受到损害所表现的免疫缺陷。其临床表现更为严重，常表现为难以控制的细菌、真菌、病毒和寄生虫感染。此类疾病多见于新生儿和婴幼儿时期，主要有重症联合免疫缺陷病（severe combined immunodeficiency，SCID），是源自骨髓干细胞的T、B细胞发育异常所致的疾病，包括X性连锁隐性遗传和常染色体隐性遗传等。

（四）补体系统缺陷

补体系统中的补体固有成分、补体调节蛋白及补体受体均可出现遗传缺陷。如遗传性血管神经性水肿，是由C1抑制物缺陷引起C2裂解失控，C2a产生过多，导致血管通透性增高，发生遗传性血管神经性水肿。患者表现为反复发作的皮肤黏膜水肿，若水肿发生于喉头，可导致窒息死亡。

（五）吞噬细胞缺陷

吞噬细胞缺陷包括吞噬细胞数量减少和功能异常，临床表现为化脓性细菌感染，特别是机会致病菌感染。如慢性肉芽肿病是中性粒细胞内缺乏杀菌酶所致。

三、继发性免疫缺陷病

继发性免疫缺陷病又称获得性免疫缺陷病，是指继发于某种疾病或化学药物治疗后产生的免疫缺陷病，较原发性免疫缺陷病更为常见。继发性免疫缺陷病多数是暂时性的，去除病因后多数能够恢复，只有少数不易恢复，如由HIV引起的获得性免疫缺陷综合征（AIDS，简称艾滋病）。

1. 感染因素 某些病毒、细菌和寄生虫感染，均可不同程度地影响机体免疫系统，导致获得性免疫缺陷综合征。其中对人类危害最大的是感染HIV后诱发的获得性免疫缺陷综合征。获得性免疫缺陷综合征可引起以$CD4^+T$细胞损伤为主的严重免疫缺陷，其特征是在免疫缺陷基础上出现一系列症状，如机会感染、恶性肿瘤和中枢神经系统损害。

2. 营养不良 是引起获得性免疫缺陷综合征最常见的因素。

3. 恶性肿瘤 霍奇金病、骨髓瘤等免疫系统肿瘤，常可进行性损伤患者免疫系统，导致免疫功能障碍。

4. 医源性因素 免疫抑制药物和放射性损伤等均可引起免疫缺陷。

第4节 肿瘤免疫与移植免疫

一、肿瘤免疫

肿瘤是一类严重危害人类健康的疾病，是人体细胞的异常增生，已经成为我国居民死亡的首要原因。肿瘤免疫（tumor immunology）是研究肿瘤抗原性质、机体杀伤肿瘤的免疫机制、机体免疫与肿瘤发生发展相互关系以及肿瘤免疫学诊断和免疫学防治的一门科学。

（一）肿瘤抗原

肿瘤抗原是指细胞癌变过程中新出现的或过度表达的抗原物质的总称。肿瘤抗原有如下种类。

1. 根据肿瘤抗原特异性分类 可分为肿瘤特异性抗原和肿瘤相关抗原（见第2章）。

2. 根据诱发肿瘤的病因和发生情况分类

（1）理化因素诱发的肿瘤抗原 机体受到化学致癌剂或物理辐射等作用，某些基因发生突变而表达新抗原。此类肿瘤抗原的特点是免疫原性弱、特异性强、高度个体化。

（2）生物因素诱发的肿瘤抗原 主要是由病毒感染引起的。如B细胞淋巴瘤和鼻咽癌的发生与EB病毒感染有关；原发性肝癌与乙型肝炎病毒感染有关；宫颈癌与人乳头瘤病毒感染有关。此类肿瘤抗原的特点是免疫原性强、特异性弱，同一种病毒诱发的不同类型肿瘤，均可表达相同的抗原，但有明显的病毒特异性。此类抗原是由病毒基因编码，又不同于病毒本身的抗原，也称为病毒肿瘤相关抗原。

（3）自发性肿瘤抗原 是指一种无明确诱发因素的肿瘤，人类大部分肿瘤属于此类。自发肿瘤表达的抗原大部分可能仍属突变抗原，但基因突变的诱因不详。其特点是一些类似于化学诱发，具有各自独特的免疫原性；另一些则类似于病毒诱发，具有共同的免疫原性。

（4）胚胎抗原　是在胚胎发育阶段由胚胎组织产生的正常成分，在胚胎后期减少，出生后逐渐消失，或仅存留极微量，但当细胞癌变时，此类抗原可重新合成。常见的有甲胎蛋白（AFP）和癌胚抗原（CEA）等。

（二）肿瘤免疫的机制

机体的免疫功能与肿瘤的发生有密切关系，当宿主免疫功能低下或受抑制时，肿瘤发病率增高。

正常机体每天有许多细胞可能发生突变，并产生有恶性表型的瘤细胞，但一般都不会发生肿瘤。对此，Burnet 提出了免疫监视学说，认为机体免疫系统通过细胞免疫机制能识别并特异性地杀伤突变细胞，使突变细胞在未形成肿瘤之前即被清除。但当机体免疫监视功能不能清除突变细胞时，则可形成肿瘤。

当肿瘤发生后，机体可产生针对肿瘤抗原的适应性免疫应答，包括细胞免疫和体液免疫两方面，它们相互协作共同杀伤肿瘤细胞。一般认为，细胞免疫是抗肿瘤免疫的主要方式，体液免疫通常仅在某些情况下起协同作用。对于大多数免疫原性强的肿瘤，特异性免疫应答是主要的，而对于免疫原性弱的肿瘤，非特异性免疫应答可能具有更主要的意义。

（三）肿瘤的免疫逃逸机制

机体免疫系统具有多种抗肿瘤免疫机制，但肿瘤仍可在体内发生发展，表明肿瘤能逃避宿主免疫系统的攻击，或通过某种机制抑制机体产生有效的抗肿瘤免疫应答。肿瘤的免疫逃逸机制十分复杂，涉及肿瘤自身、肿瘤微环境和宿主免疫系统等多方面，可能的机制有以下几点。

1. 肿瘤细胞的抗原缺失或抗原调变　肿瘤细胞表达的抗原与正常细胞表面蛋白的差异很小，且表达量较低，免疫原性非常弱，难以诱发机体产生有效的抗肿瘤免疫应答。

2. 肿瘤细胞MHC Ⅰ类分子表达异常　某些肿瘤细胞表面的 MHC Ⅰ类分子表达减少或缺失，出现抗原提呈功能障碍，导致 $CD8^+Tc$ 细胞无法识别和杀伤肿瘤细胞。

3. 肿瘤细胞缺乏共刺激分子　某些肿瘤细胞B7等共刺激分子表达低下或缺乏，不能为T细胞活化提供共刺激信号，从而无法有效诱导抗肿瘤免疫应答。

4. 肿瘤细胞分泌免疫抑制性因子　肿瘤细胞可分泌多种抑制免疫功能的细胞因子，如IL-10、TGF-β、血管内皮生长因子（VEGF），抑制抗原提呈细胞、T细胞、NK细胞等细胞的活性，抑制机体抗肿瘤免疫应答效应。

5. 肿瘤细胞抗凋亡作用　肿瘤细胞往往高表达多种抗凋亡癌基因产物（如Bcl-2），不表达或弱表达Fas等凋亡诱导分子，逃避 $CD8^+Tc$ 细胞的杀伤效应。

6. 机体的免疫抑制或缺陷　如机体免疫功能低下或处于免疫抑制、免疫耐受状态，肿瘤细胞可逃避机体免疫系统的识别与攻击。

（四）肿瘤的免疫诊断和免疫治疗

1. 肿瘤的免疫诊断　检测肿瘤抗原、抗肿瘤抗体或其他肿瘤标志物，有助于肿瘤的诊断及肿瘤患者免疫功能状态评估。检测肿瘤抗原是目前诊断肿瘤最常用的方法，如检测AFP用于辅助诊断原发性肝癌；检测CEA用于辅助诊断结直肠癌；检测CA19-9用于辅助诊断胰腺癌等。

2. 肿瘤的免疫治疗　是指应用免疫学原理和方法，激发和增强机体抗肿瘤免疫应答的技术。免疫治疗只能清除少量的或播散的肿瘤细胞，常作为传统手术、化学药物、放射治疗的辅助疗法。例如，给宿主注射灭活瘤苗、异构瘤苗、抗独特型抗体瘤苗，诱发或增强抗肿瘤免疫应答；给宿主输注抗肿瘤靶向抗体、细胞因子、免疫效应细胞等外源性免疫效应物质，发挥抗肿瘤免疫作用。

二、移植免疫

移植（transplantation）是将自体或异体的正常细胞、组织或器官从它所在的位置植入到另一位置，是临床治疗多种终末期疾病的有效手段。被移植的组织或器官称为移植物，提供移植物的个体称为供者，接受移植物的个体称为受者。

根据移植物来源及遗传背景的不同，可将移植分为以下四类。①自体移植：将自身组织从一个部位移植到另一个部位。②同系移植：指遗传背景完全相同个体之间的移植，如同卵双生间的移植。③同种异体移植：指同一种属不同个体间的移植，临床上的移植多为该种类型。④异种移植：指不同物种之间的移植。目前临床上最常见的移植类型是同种异体移植，以下以同种异体移植为例进行描述。

移植免疫（transplantation immunity）是指移植术后，移植物与受者免疫系统相互作用并产生免疫应答的现象。受者免疫系统识别移植物抗原或移植物中免疫细胞识别受者抗原，产生免疫应答，导致移植物功能丧失或受者机体损害，又称移植排斥反应（transplantation rejection）。在移植中，受者对移植物的排斥反应是影响移植术成功的主要因素。

（一）同种异体移植排斥反应的抗原

引起移植排斥反应的抗原称为移植抗原或组织相容性抗原，存在于机体细胞膜表面，主要有以下种类。

1. 主要组织相容性抗原 同种异体移植时，引起排斥反应最强的移植抗原是HLA。人类HLA Ⅰ、Ⅱ类分子是最重要的移植抗原，尤其是HLA-DR，其次为HLA-A和HLA-B表达的抗原。

2. 次要组织相容性抗原 个体间除HLA外还存在一些抗原能引起轻度、缓慢的移植排斥反应，这类抗原称为次要组织相容性抗原（minor histocompatibility antigen，mHA）。主要有：①Y染色体编码的mHA，主要表达于精子、表皮细胞及脑细胞表面。②常染色体编码的mHA，其中某些表达于机体所有组织细胞，某些仅表达于造血细胞和白血病细胞。

3. 血型抗原 是表达于红细胞和某些组织细胞表面、决定血型的抗原。如人类ABO血型抗原，主要表达于红细胞膜表面，也可表达于肝、肾和血管内皮细胞表面。当供者和受者的血型不同时，可以引起移植排斥反应。

4. 组织特异性抗原 是特异性表达于某一细胞、组织或器官表面的抗原，如内皮细胞抗原和皮肤抗原。

（二）同种异体移植排斥反应的类型

1. 宿主抗移植物反应 是宿主体内致敏的效应细胞和抗体对移植物进行攻击，导致移植物被排斥。根据排斥反应发生的时间和强度，以及发生机制和病理表现，大致分为三种类型，即超急性排斥反应、急性排斥反应、慢性排斥反应。

（1）超急性排斥反应 指移植器官与受者的血管接通后数分钟至24小时内发生的不可逆转体液免疫排斥反应，可见于反复输血、多次怀孕、长期血液透析或再次移植的个体。其机制是受者体内预存的抗体包括抗供者ABO血型抗原、HLA抗原的抗体与移植组织抗原结合，通过激活补体和凝血系统所致，一般不可逆，常需切除移植物。

（2）急性排斥反应 一般在移植后数天至2周左右出现，其中80%～90%发生于移植后1个月内。T细胞介导的迟发型超敏反应是造成损伤的主要机制。及早应用免疫抑制药物，此型排斥反应大多能缓解。

（3）慢性排斥反应 是反复发作的急性排斥反应的结果，发生于移植后数周、数月甚至数年，表现为血管内皮细胞损伤。可引起移植器官不可逆的功能减退或丧失。慢性排斥反应的机制迄今尚未完全清楚。其对免疫抑制疗法不敏感，从而成为目前移植物不能长期存活的主要原因。

T细胞免疫应答在移植排斥反应发生中发挥着关键作用。CD4$^+$Th1细胞是主要的效应细胞，它通过识别移植抗原后释放细胞因子、活化单核巨噬细胞等介导迟发型超敏反应性炎症，造成移植物组织损伤。此外，CD8$^+$Tc细胞可直接杀伤移植物细胞。

2. 移植物抗宿主反应 主要见于骨髓移植后，此外胸腺、脾脏移植，以及新生儿接受大量输血时也可能发生。它是由移植物中的抗原特异性淋巴细胞识别宿主组织抗原而引发的一种排斥反应，一般难以逆转，不仅导致移植失败，还会给受者造成严重后果。

移植抗原特异性CD4$^+$Th2细胞被激活，可辅助B细胞产生抗移植物抗体，通过调理作用、ADCC、激活补体等机制参与排斥反应。

（三）同种异体移植排斥反应的防治原则

1. 选择合适的供体 器官移植的成败主要取决于供、受者间的组织相容性。选择供者时须检测的项目有ABO血型交叉配血试验、Rh血型相容性试验、淋巴细胞毒交叉配型试验、HLA分型配型试验等。选择供者时应注意尽可能选择与受者HLA相近的供者，在HLA尽量相近的前提下，对有些器官和组织移植尤其是骨髓移植，适当考虑次要组织相容性抗原的匹配、供者与受者间ABO血型和Rh血型必须相同等条件，从而最大限度地降低排斥反应的发生。

2. 免疫抑制疗法 临床上常用的免疫抑制药物有如下几类。

（1）化学类免疫抑制剂 糖皮质激素、环孢素A、环磷酰胺、硫唑嘌呤、他克莫司（FK506）等，为临床常用的免疫抑制剂。

（2）生物制剂 如抗淋巴细胞球蛋白（ALG）、抗胸腺细胞球蛋白（ATG）及抗CD3、CD4、CD8单抗等。这些抗体主要是针对免疫细胞膜抗原，通过与相应膜抗原结合，借助补体依赖的细胞毒性，分别清除体内的T细胞或胸腺细胞，降低免疫反应。

（3）中草药类免疫抑制剂 某些中药如雷公藤、冬虫夏草等具有明显的免疫调节或免疫抑制作用，可用于器官移植后排斥反应的治疗。

3. 诱导移植耐受 关键是建立对供者移植物组织相容性抗原的特异性无反应性。如用人工合成次要组织相容性抗原（如HA-1）多肽对骨髓移植物预处理，建立供者免疫细胞对受者HA-1抗原的耐受。

4. 移植后的免疫监测 有助于及时采取相应防治措施，临床常用的监测指标有：淋巴细胞百分比和功能测定；血清中细胞因子、抗体、补体、可溶性HLA分子水平测定等。

第5节 免疫学防治

案例 7-7

　　某女童，6岁5个月。身高135cm，体重21kg，面色红润，语言流利。其母亲叙述，该女童从出生第一天开始就按时接种疫苗，陆续完成了卡介苗、乙肝疫苗、百白破疫苗、乙脑灭活疫苗等的接种。

　　问题：1. 预防接种属于哪种人工免疫？人工免疫的目的是什么？

　　　　　2. 国家免疫规划疫苗儿童免疫接种的意义是什么？

免疫学防治是应用免疫制剂或免疫调节药物去诱导和调整机体的免疫功能，以达到对疾病预防和治疗的目的。免疫学防治包括免疫预防和免疫治疗。

一、免疫预防

免疫预防就是依据特异性免疫原理，采用人工方法将抗原等制成各种免疫制剂或直接输入免疫活性物质，使其获得特异性免疫能力，达到预防某些疾病的目的。人工免疫使用的疫苗、类毒素、免疫血清及免疫诊断试剂等，均来源于生物体，故称为生物制品。

机体获得免疫力的方式有自然免疫和人工免疫两种。自然免疫又包括两种，在机体患某种感染性疾病后获得免疫力的方式，称为自然自动免疫；胎儿或者新生儿通过胎盘或乳汁从母体获得抗体 IgG 或 IgA 的方式，称为自然被动免疫。根据输入机体物质的不同，可将人工免疫分为人工自动免疫和人工被动免疫。

（一）人工自动免疫

人工自动免疫是指以人工免疫的方法将疫苗、类毒素和菌苗等免疫原物质接种至人体，使宿主自身的免疫系统产生对相关传染病的特异性免疫力，也称预防接种。其特点是免疫力出现较慢，免疫力维持时间较长。常用于人工自动免疫的生物制剂主要有以下种类。

1. 死疫苗　选用免疫原性强的微生物，用理化方法灭活但保留免疫原性制成，如伤寒、乙型脑炎、百日咳、霍乱、狂犬病等疫苗。由于死疫苗进入机体后不能繁殖，不能诱导细胞免疫应答，只能诱导体液免疫应答，因此死疫苗免疫作用较弱，需多次接种，用量较大，不良反应较重。但死疫苗稳定，易于保存。

2. 减毒活疫苗　是采用人工变异或从自然界筛选的减毒或无毒的活病原微生物制成，如脊髓灰质炎疫苗、卡介苗、麻疹疫苗等。由于减毒活疫苗进入机体后具有一定繁殖能力，类似轻型或隐性感染，能诱导细胞免疫应答和体液免疫应答，因此活疫苗作用强，一般只需接种一次，用量较小，免疫力维持时间较长，不良反应较轻。但稳定性较差，不易保存（表7-3）。

表7-3　死疫苗与减毒活疫苗的比较

区别点	死疫苗	活疫苗
制剂特点	死，强毒株	活，无毒或弱毒株
接种量及次数	量大，2～3次	量小，多为1次
接种途径	皮下注射	模拟自然途径
不良反应	较重	较轻
免疫效果	较差，维持数月至2年	较好，维持3～5年或更长
保存及有效期	易保存，有效期约1年	不易保存，4℃冰箱内可保存数周

3. 类毒素　细菌外毒素经0.3%～0.4%甲醛处理后，使其失去毒性，保留其免疫原性所制成的生物制剂称类毒素。常用的类毒素有破伤风类毒素和白喉类毒素。这两种类毒素常与百日咳死疫苗混合制成百白破三联疫苗。

4. 新型疫苗　①亚单位疫苗：是去除病原体中与机体保护性免疫无关或有害的成分，保留其有效抗原成分所制成的疫苗，如 HBsAg 亚单位疫苗、流感病毒亚单位疫苗等。②合成肽疫苗：是将具有保护性免疫作用的多肽抗原或氨基酸序列与适当载体或佐剂结合后组成的疫苗，如 HBsAg 合成疫苗等。③基因工程疫苗：将病原微生物中编码诱导保护性免疫的抗原基因（目的基因）与载体重组后导入宿主细胞，目的基因的表达产生大量相应抗原，由此制备的疫苗称为基因工程疫苗。如将编码 HBsAg 的基因插入酵母菌基因组中产生的 HBsAg 疫苗；还有 HPV 疫苗等。

（二）计划免疫

1. 计划免疫及程序　计划免疫是指有计划地用疫苗进行预防接种，以提高人群免疫水平，达到控制以至消灭相应传染病的重要措施（表7-4）。

表7-4　国家免疫规划疫苗儿童免疫程序表（2021年版）

可预防疾病	疫苗种类	接种途径	剂量	英文缩写	出生时	1月	2月	3月	4月	5月	6月	8月	9月	18月	2岁	3岁	4岁	5岁	6岁
																		接种年龄	
乙型病毒性肝炎	乙肝疫苗	肌内注射	10或20μg	HepB	1	2					3								
结核病[1]	卡介苗	皮内注射	0.1ml	BCG	1														
脊髓灰质炎	脊灰灭活疫苗	肌内注射	0.5ml	IPV			1	2											
	脊灰减毒活疫苗	口服	1粒或2滴	bOPV					3								4		
百日咳、白喉、破伤风	百白破疫苗	肌内注射	0.5ml	DTaP				1	2	3				4					
	白破疫苗	肌内注射	0.5ml	DT															5
麻疹、风疹、流行性腮腺炎	麻腮风疫苗	皮下注射	0.5ml	MMR								1		2					
流行性乙型脑炎[2]	乙脑减毒活疫苗	皮下注射	0.5ml	JE-L								1			2				
	乙脑灭活疫苗	肌内注射	0.5ml	JE-I								1、2			3				4
流行性脑脊髓膜炎	A群流脑多糖疫苗	皮下注射	0.5ml	MPSV-A							1		2						
	A群C群流脑多糖疫苗	皮下注射	0.5ml	MPSV-AC												3			4
甲型病毒性肝炎[3]	甲肝减毒活疫苗	皮下注射	0.5或1.0ml	HepA-L										1					
	甲肝灭活疫苗	肌内注射	0.5ml	HepA-I										1	2				

注：1. 主要指结核性脑膜炎、血行播散型肺结核等。

2. 选择乙脑减毒活疫苗接种时，采用两剂次接种程序；选择乙脑灭活疫苗接种时，采用四剂次接种程序；乙脑灭活疫苗第1、2剂间隔7～10天。

3. 选择甲肝减毒活疫苗接种时，采用一剂次接种程序；选择甲肝灭活疫苗接种时，采用两剂次接种程序。

2. 疫苗接种注意事项

（1）接种对象　凡免疫功能低下、与病原体接触机会多、流行地区的易感者均应接种。

（2）接种剂量、次数与间隔　死疫苗接种剂量大，接种2～3次，每次间隔7～10天。活疫苗一般只接种一次。类毒素接种2次，每次间隔需4～6周。

（3）接种途径　死疫苗多皮下注射，活疫苗可通过皮内注射、皮肤划痕和自然途径接种，脊髓灰质炎减毒活疫苗以口服为佳，流感、腮腺炎疫苗以雾化吸入为好。

（4）接种后反应　常于接种后24小时发生，表现为局部红肿、疼痛、淋巴结肿大，全身可出现短时间发热、头痛、恶心等。一般症状较轻，1～2天后即恢复正常，个别反应较剧烈，甚至出现过敏性休克、接种后脑炎等，应予以注意。

（5）禁忌证　凡高热、严重心血管疾病、急性传染病、恶性肿瘤、甲状腺功能亢进症、活动性肺结核、糖尿病和免疫缺陷病等患者，均不宜接种疫苗，以免病情恶化。为防止流产或早产，孕妇应暂缓接种。

二、免疫治疗

免疫治疗是指应用免疫学理论与方法治疗相关疾病的一种生物治疗策略，包括免疫增强和免疫抑制治疗，如人工被动免疫、治疗性疫苗、过继免疫、免疫增强剂和免疫抑制剂的应用等。

（一）人工被动免疫

人工被动免疫是采用人工方法将他人的免疫效应物，如血清、淋巴因子等输入人体，使机体立即获得的免疫力。它产生作用快，输入后立即发生作用，但维持时间较短，为2～3周，临床多用于治疗和紧急预防。常用的人工被动免疫生物制剂主要有以下种类。

1. 抗毒素　是用类毒素免疫动物制备的免疫血清，免疫血清中含有多克隆抗体，具有中和外毒素毒性的作用。抗毒素主要用于治疗或紧急预防外毒素所致疾病。常用的有破伤风抗毒素、白喉抗毒素等。由于抗毒素是异种动物血清，注射前应进行皮肤试验，以防止出现过敏性休克。

2. 抗淋巴细胞抗体　是用人外周血淋巴细胞作为抗原免疫动物后获得的针对人淋巴细胞表面抗原的多克隆抗体。将其注入人体后，在补体和吞噬细胞参与下可使淋巴细胞溶解破坏。主要用于抑制移植排斥反应，延长移植物存活时间，也可用来治疗某些自身免疫病，如肾小球肾炎等。

3. 人免疫球蛋白　从正常人血浆或健康产妇胎盘血中分离制成的免疫球蛋白浓缩剂，分别称人血浆丙种球蛋白和胎盘丙种球蛋白。由于多数成年人既往感染过脊髓灰质炎、麻疹、甲型肝炎等，血清中含有一定量的相应抗体，因此从这些人血清中提取的人免疫球蛋白可用于脊髓灰质炎、麻疹、甲型肝炎等的治疗或紧急预防，也可用于丙种球蛋白缺乏症患者。

4. 人特异性免疫球蛋白　恢复期患者或接受类毒素和疫苗免疫者的血浆中含有高效价特异性抗体，常用于治疗过敏体质及丙种球蛋白疗效不佳的疾病。

人工自动免疫与人工被动免疫的比较见表7-5。

表7-5　人工自动免疫与人工被动免疫的比较

区别点	人工自动免疫	人工被动免疫
输入物质	抗原（疫苗、类毒素等）	抗体（抗毒素、丙种免疫球蛋白等）
免疫力出现时间	1～4周后生效	注入后立即生效
免疫力维持时间	长，数月至数年	短，2～3周
用途	多用于预防	多用于治疗或紧急预防

（二）治疗性疫苗

治疗性疫苗是指在已感染病原微生物或已患有某些疾病的机体中，通过诱导特异性的免疫应答，达到治疗或防止疾病恶化的疫苗。传统上疫苗只作预防疾病用，随着研究的发展，人们发现疫苗也可用于治疗一些难治性疾病，为治疗性人工主动免疫。

1. 肿瘤治疗性疫苗 用经加工处理的肿瘤细胞或抗原肽刺激机体，产生抗肿瘤 Tc 细胞或抗肿瘤抗体，以杀伤肿瘤细胞。

2. 病毒治疗性疫苗 目前研究最多的是生殖道单纯疱疹病毒治疗性疫苗、人乳头瘤病毒治疗性疫苗（HPV 疫苗）、慢性乙型肝炎治疗性疫苗、HIV 治疗性疫苗等。

3. 自身免疫病治疗性疫苗 此类疫苗的作用原理是诱导机体发生免疫耐受。如应用髓磷脂碱性蛋白致敏的 T 细胞作为疫苗，用于治疗多发性硬化；口服 II 型胶原治疗类风湿关节炎。

目前对 HPV 疫苗的研究主要针对高危型 HPV，包括预防性疫苗和治疗性疫苗两大类，预防性疫苗主要通过诱导有效的体液免疫应答即中和抗体的产生来抵抗 HPV 感染，而治疗性疫苗则主要通过刺激细胞免疫应答以清除病毒感染或已变异的细胞。

（三）过继免疫

1. 效应细胞过继免疫治疗 取自体淋巴细胞经体外激活、增殖后回输患者，直接杀伤肿瘤细胞或激发机体抗肿瘤免疫效应的治疗方法称为过继免疫治疗。

2. 造血干细胞移植 移植造血干细胞能使患者免疫系统得以重建或恢复造血功能，已成为临床上治疗癌症、造血系统疾病和自身免疫病的重要方法之一。

（四）免疫增强剂

免疫增强剂是具有促进和调节免疫功能的生物制剂，通常对免疫功能正常者无影响，而对免疫功能异常者，特别是免疫功能低下者，有促进或调节作用。免疫增强剂用于肿瘤、感染、自身免疫病及免疫缺陷病的治疗。

（五）免疫抑制剂

免疫抑制剂是一类抑制机体免疫功能的生物制剂或非生物制剂，主要用于移植排斥反应、超敏反应性疾病及自身免疫疾病的治疗。

第 6 节　免疫学检测与诊断

免疫学诊断是利用免疫学的理论或技术，对抗原、抗体、细胞因子、免疫细胞等进行定量、定性检测或功能检测，从而对某些疾病进行辅助诊断或对机体免疫状态进行评估。免疫检测方法主要包括体外免疫检测和体内免疫检测。

一、体外免疫检测

（一）体液免疫检测

抗原与相应抗体在体内和体外均可发生特异性结合，体外可出现凝集、沉淀等反应现象。据此可利用已知的抗原（或抗体）检测未知的抗体（或抗原），抗原 - 抗体反应也称为血清学反应。

1. 凝集反应 颗粒性抗原（细菌、细胞等）与相应抗体结合，在一定条件下出现肉眼可见的凝集物的现象，称为凝集反应。常见的凝集反应有直接凝集反应、间接凝集反应、间接凝集抑制反应等，如ABO血型测定、肥达反应等。

2. 沉淀反应 为可溶性抗原（血清蛋白、病毒抗原等）与相应抗体在一定条件下形成的肉眼可见的沉淀现象。临床上沉淀反应大多用半固体琼脂凝胶作为介质进行，当可溶性抗原与抗体在凝胶中扩散并相遇时，在比例合适处可形成肉眼可见的白色沉淀。如单向琼脂扩散试验、双向琼脂扩散试验、火箭免疫电泳、对流免疫电泳等。

3. 免疫标记技术 是用酶、荧光素、放射性核素等标记物标记抗原或抗体的检测技术。通过检测标记物来反映抗原-抗体反应情况，间接测出待检抗原或抗体的含量。其特点是特异性强、敏感性高。比较常用的有免疫酶技术、免疫荧光技术、放射免疫技术、免疫胶体金技术等。

（二）细胞免疫检测

细胞免疫检测是指免疫细胞及其功能的检测，包括免疫细胞的数量、功能以及某些细胞因子的检测，目的在于评估机体免疫状态、辅助诊断某些疾病和观察临床治疗效果。

1. T细胞总数测定

（1）E玫瑰花环试验 T细胞表面具有绵羊红细胞受体即CD2分子，能在体外与绵羊红细胞结合形成花环，即E玫瑰花环。正常T细胞形成率为60%～80%。

（2）间接荧光抗体染色 采样免疫荧光技术，借助荧光显微镜或流式细胞仪检测T细胞数，T细胞占外周血淋巴细胞点数的比例正常值为60%～70%。

2. T细胞亚群测定 T细胞可分为$CD4^+$T细胞和$CD8^+$T细胞两个亚群，可采用间接免疫荧光法检测，正常人$CD4^+$T细胞占T细胞总数的比例为55%～60%，$CD8^+$T细胞为20%～30%，$CD4^+$细胞与$CD8^+$T细胞的比约为2∶1。

3. T细胞功能检测 常见的是淋巴细胞转化试验。当T细胞和非特异性有丝分裂原如植物血凝素（PHA）、伴刀豆球蛋白A（ConA）、美洲商陆丝裂原（PWN）等在体外共同培养时，T细胞受刺激后可转化为淋巴母细胞。T细胞转化率正常值为70%，常用于检测机体细胞免疫功能和判断恶性肿瘤患者的疗效和预后。

二、体内免疫检测

（一）细胞免疫检测

1. 特异性抗原皮肤试验 主要有结核菌素、白念珠菌素、皮肤毛癣菌素等皮试抗原。皮内注射定量抗原后于24～48小时观察结果，少数则要48～72小时判定结果（如OT试验）。

2. 植物血凝素（PHA）皮肤试验 PHA是一种常用的非特异性有丝分裂原，注射于前臂屈侧皮内，6～12小时后局部出现红斑和硬结，24～48小时达高峰。PHA皮肤试验敏感性高，安全可靠，临床常用于检测机体的细胞免疫水平。

（二）体液免疫检测

1. Ⅰ型超敏反应皮肤试验 将常见的变应原，如青霉素、免疫血清以及植物花粉浸液等做皮内注射或皮肤划痕后，在20分钟内引起红斑及超过1cm丘疹或无红肿但注射部位有痒感，或出现全身不适反应者均为阳性，说明体内有相应的IgE存在。

2. 中和反应皮肤试验 是体内毒素与抗毒素的中和试验。将微量外毒素注射于受试者前臂屈侧皮内，24～48小时内局部皮肤出现红肿者为阳性，表示受试者对此种外毒素无免疫力；若无反应者则为阴性，表明体内有相应的抗毒素可以中和毒素，机体对此种外毒素有免疫力。临床常用的有检测白喉及猩红热有无免疫力的锡克及狄克试验。

自 测 题

一、单项选择题

1. 参与Ⅰ型超敏反应的免疫球蛋白是
   A. IgG   B. IgM
   C. IgA   D. IgD
   E. IgE

2. 发生最为迅速的超敏反应是
   A. Ⅰ型超敏反应   B. Ⅱ型超敏反应
   C. Ⅲ型超敏反应   D. Ⅳ型超敏反应
   E. 特殊的Ⅱ型超敏反应

3. 新生儿溶血症属于Ⅱ型超敏反应，引起发病的免疫球蛋白是
   A. IgG   B. IgM
   C. IgA   D. IgD
   E. IgE

4. Ⅲ型超敏反应造成组织损伤的主要因素是
   A. 免疫复合物的形成
   B. 免疫复合物的沉积
   C. 免疫复合物激活补体
   D. 炎症细胞聚集
   E. 中性粒细胞溶酶体酶的释放

5. 有关Ⅳ型超敏反应的特点，不正确的是
   A. 抗原使T细胞致敏
   B. Tc细胞直接杀伤靶细胞
   C. Th1细胞释放淋巴因子
   D. 产生以单核细胞浸润为主的炎症反应
   E. 多数有个体差异

6. 张女士使用某品牌化妆品3天后，面部出现红斑、皮疹、水疱等表现，该患者可能出现的是
   A. 荨麻疹   B. 湿疹
   C. 接触性皮炎   D. 麻疹
   E. 类Arthus反应

7. 曾某与家人去海鲜馆就餐，餐后出现恶心、呕吐、腹泻、腹痛等症状，以及全身皮肤出现红疹，可能发生的是
   A. 细菌性痢疾   B. 食物中毒
   C. 病毒性腹泻   D. 消化不良
   E. 过敏性胃肠炎

8. 患儿，女，7岁，3周前发生由乙型溶血性链球菌引起的扁桃体炎，病情时好时坏。近段时间来，该患儿出现血尿、蛋白尿、水肿等症状。患者出现的症状可能由什么引起
   A. Ⅰ型超敏反应   B. Ⅱ型超敏反应
   C. Ⅲ型超敏反应   D. Ⅳ型超敏反应
   E. Ⅱ型＋Ⅲ型超敏反应

9. 长期在粉尘环境下工作罹患肺尘埃沉着病（尘肺）的患者，肺部的组织损伤机制属于
   A. Ⅰ型超敏反应   B. Ⅱ型超敏反应
   C. Ⅲ型超敏反应   D. Ⅳ型超敏反应
   E. 以上均不正确

10. 下列疾病中属于全身特异性自身免疫病的是
    A. 重症肌无力   B. 类风湿关节炎
    C. 1型糖尿病   D. Graves病
    E. 桥本甲状腺炎

11. 与AIDS不符的是
    A. 获得性免疫缺陷
    B. 易发机会感染
    C. 常伴发卡波西肉瘤
    D. HIV主要侵犯CD4$^+$T细胞
    E. 疫苗预防有效

12. 关于免疫缺陷病的论述中，下列哪项不正确
    A. 由于免疫细胞和免疫分子发生缺陷所致的一组临床综合征
    B. 抗感染能力低下
    C. 免疫监视功能异常
    D. 可分为原发性和继发性免疫缺陷病两大类
    E. 可通过主动免疫来纠正

13. 沉淀反应主要用来检测
    A. 颗粒性抗原
    B. 可溶性抗原
    C. 致敏颗粒结合的抗原
    D. 半抗原
    E. 所有抗原

14. 直接凝集反应主要用来检测
    A. 颗粒性抗原
    B. 可溶性抗原
    C. 致敏颗粒结合的抗原
    D. 半抗原
    E. 所有抗原

15. 下列哪种物质对人无免疫作用
    A. 外毒素   B. 类毒素
    C. 抗毒素   D. 丙种球蛋白
    E. 生理盐水

16. 注射哪种物质可使机体立即获得特异性免疫力
    A. 乙肝疫苗   B. 卡介苗
    C. 白喉抗毒素   D. 白喉类毒素
    E. 新型疫苗

17. 下列哪种途径获得的免疫为人工自动免疫

A. 患传染病建立的免疫

B. 接种疫苗建立的免疫

C. 经胎盘获得的母体抗体

D. 注射人丙种球蛋白

E. 注射干扰素

二、简答题

1. 以青霉素引起过敏性休克为例，简述Ⅰ型超敏反应的发生机制。

2. 试述人工自动免疫和人工被动免疫的主要区别。

3. 试述免疫缺陷病的共同特征。

4. 简述自身免疫病的基本特征。

（龙小山　田玉娜）

第二部分　病原生物学

第8章

细菌的基本特性

第1节　细菌的形态与结构

细菌（bacterium）是一类体积微小、结构简单、具有细胞壁的原核细胞型单细胞生物。学习细菌的形态与结构对鉴别细菌、研究细菌的生理活动和致病性以及诊断和防治细菌感染性疾病等具有重要意义。

一、细菌的大小与形态

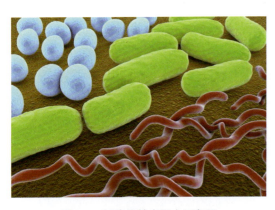

图8-1　细菌的基本形态示意图

细菌体积微小，其测量单位为微米（μm），需借助光学显微镜放大几百到上千倍才能看到。不同种类的细菌大小不一，同一种细菌在不同的生长阶段或环境中大小也有差异。

细菌按其形态特点可分为球菌、杆菌和螺形菌（图8-1）。

（一）球菌

球菌（coccus）直径一般约1μm，呈球形或近似球形。根据细菌分裂平面和分裂后排列方式的不同，可分为单球菌、双球菌、链球菌、四联球菌、八叠球菌和葡萄球菌等（图8-2）。

（1）单球菌　在一个平面分裂后分散而单独存在，如尿素微球菌。

（2）双球菌　在一个平面分裂后成双排列，如脑膜炎奈瑟菌。

（3）链球菌　在一个平面分裂后多个细菌粘连呈链状排列，如乙型溶血性链球菌。

（4）四联球菌　在两个互相垂直的平面分裂，4个菌体排列呈方形，如四联加夫基菌。

（5）八叠球菌　在三个互相垂直平面进行分裂，8个菌体重叠黏附呈立方体形，如藤黄八叠球菌。

（6）葡萄球菌　在多个不规则的平面分裂后，菌体黏附堆积在一起呈葡萄状排列，如金黄色葡萄球菌。

（二）杆菌

杆菌（bacillus）的大小、长短、粗细及形态差异较大（图8-3）。大的杆菌如炭疽芽孢杆菌长3～10μm，中等大小的杆菌如大肠埃希菌长2～3μm，而较小的杆菌如布鲁氏菌长仅0.6～1.5μm。

多数杆菌呈直杆状，菌体两端呈钝圆形，少数两端平齐（如炭疽芽孢杆菌）。有些杆菌两端尖细，称为梭杆菌；有些末端膨大呈棒状，称为棒状杆菌；有些末端呈分叉状，称为双歧杆菌。有些菌体短小，近似椭圆形，称为球杆菌。大多数杆菌分散存在，有的成对排列称双杆菌，有的呈链状排列，称为链杆菌；有些呈分枝状排列，称为分枝杆菌。

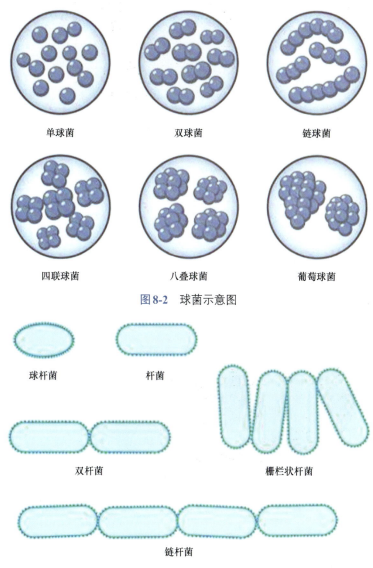

图8-2 球菌示意图

图8-3 杆菌示意图

（三）螺形菌

螺形菌（spiral bacterium）的菌体呈弯曲状，分为弧菌和螺菌（图8-4）。

（1）弧菌 菌体只有一个弯曲，长2～3μm，呈弧状或逗点状，如霍乱弧菌。

（2）螺菌 菌体有数个弯曲，长3～6μm，如鼠咬热螺旋体（小螺菌）。有些菌体细长呈螺旋形，如幽门螺杆菌。

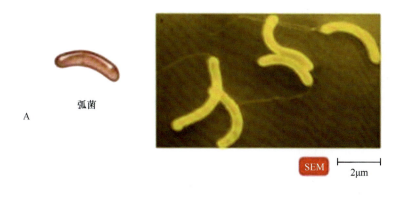

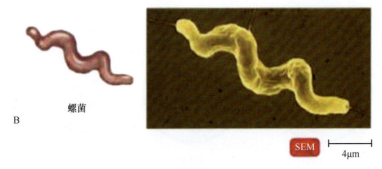

螺菌

B

SEM   4μm

图 8-4　螺形菌示意图

A. 弧菌（电镜图，5000×）；B. 螺菌（电镜图；2500×）

二、细菌的结构

细菌作为原核细胞型微生物，具有原核细胞的结构特点。一般细菌都具有的基本结构包括细胞壁、细胞膜、细胞质和核质。此外，某些细菌还具有一些特殊结构，如荚膜、鞭毛、菌毛（图 8-5）和芽孢。

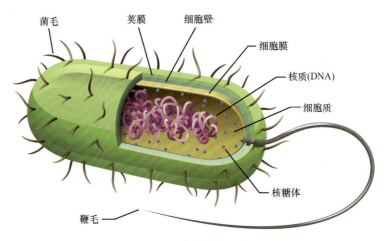

图 8-5　细菌的结构示意图

（一）细菌的基本结构

1. 细胞壁　位于细菌的最外层，包绕在细胞膜的周围，保护细菌抵抗外界不利环境。细菌的细胞壁成分随菌种不同而异。细菌经革兰氏染色后可分为革兰氏阳性（G$^+$）菌和革兰氏阴性（G$^-$）菌。两类细菌细胞壁的共有成分是肽聚糖，此外，各自还有其特殊组分。

（1）肽聚糖　合成肽聚糖是原核生物特有的能力。G$^+$菌的肽聚糖由聚糖骨架、四肽侧链和五肽交联桥组成（图 8-6），G$^-$菌的肽聚糖则由聚糖骨架和四肽侧链两部分组成（图 8-7）。

肽聚糖的聚糖骨架由 *N*-乙酰葡糖胺和 *N*-乙酰胞壁酸经 β-1，4 糖苷键交替连接而成。各种细菌细胞壁的聚糖骨架结构均相同。聚糖骨架的 *N*-乙酰胞壁酸与四肽侧链相连。四肽侧链和五肽交联桥的组成和连接方式因菌种而异。葡萄球菌（G$^+$）细胞壁的四肽侧链中四个氨基酸依次为 *L*-丙氨酸、*D*-谷氨酸、*L*-赖氨酸和 *D*-丙氨酸。5 个甘氨酸组成的五肽交联桥一端与四肽侧链第三位 *L*-赖氨酸相连，另一端则与相邻的四肽侧链末端 *D*-丙氨酸相连，形成坚韧的三维立体结构。大肠埃希菌（G$^-$菌）的四肽侧链第三位氨基酸为二氨基庚二酸（DAP），直接与相邻四肽侧链末端 *D*-丙氨酸连接，没有五肽交联桥，形成较疏松的二维平面结构。

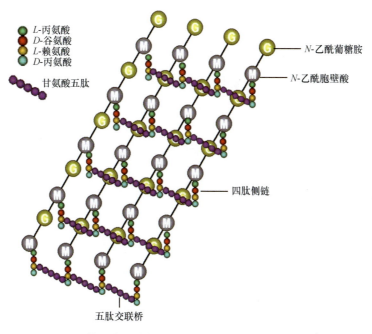

图 8-6 金黄色葡萄球菌（G⁺菌）细胞壁肽聚糖结构示意图

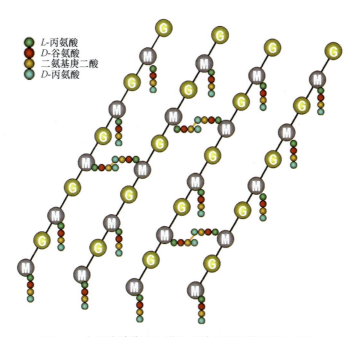

图 8-7 大肠埃希菌（G⁻菌）细胞壁肽聚糖结构示意图

破坏肽聚糖结构能损害细菌的细胞壁进而使细菌变形或死亡。溶菌酶能破坏肽聚糖聚糖骨架的 β-1, 4 糖苷键，引起细菌裂解。青霉素或头孢菌素能抑制五肽交联桥和四肽侧链之间的连接，使细菌无法合成完整的细胞壁，导致细菌死亡。

（2）G⁺菌的细胞壁特殊组分 G⁺菌的细胞壁厚 20～80nm，含 15～50 层肽聚糖，占细胞壁干重的 50%～80%。其特殊组分是磷壁酸，包括与细胞膜相连的膜磷壁酸和与细胞壁肽聚糖相连的壁磷壁酸（图 8-8）。此外，少数 G⁺菌细胞壁外还有一些表面蛋白，如金黄色葡萄球菌的 A 蛋白（SPA）。

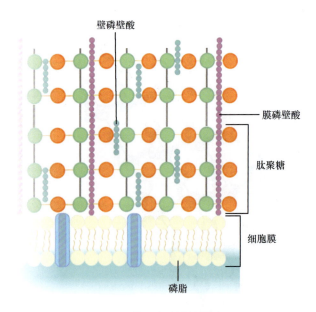

图8-8　G⁺菌细胞壁结构模式图

（3）G⁻菌的细胞壁特殊组分　G⁻菌的细胞壁厚10～15nm，有1～2层肽聚糖，占细胞壁干重的5%～20%。其特殊组分是外膜结构，包括脂蛋白、脂质双层和脂多糖三部分（图8-9）。脂蛋白的一端以共价键连接于肽聚糖上，另一端与外膜非共价结合，使外膜和肽聚糖层构成一个整体。脂质双层中镶嵌有外膜蛋白，具有物质转运和屏障作用。脂多糖（lipopolysaccharide，LPS）由脂质A、核心多糖和特异性多糖三部分构成。其中脂质A是脂多糖毒性和生物学活性的主要组分，没有种属特异性。而核心多糖具有属特异性，特异性多糖具有种特异性。在G⁻菌的细胞膜和外膜脂质双层之间有一间隙，称为膜壁间隙或周质间隙，其内含有多种酶类，与细菌获得营养和降解毒物等有关。

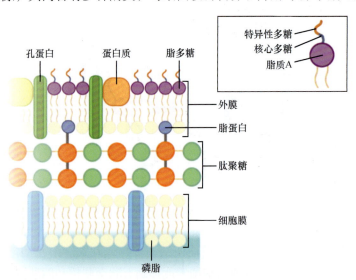

图8-9　G⁻菌细胞壁结构模式图

G⁺菌和G⁻菌细胞壁结构差异明显（表8-1），导致两类细菌在染色性、免疫原性、致病性以及对药物的敏感性等方面有很大差别。

表8-1 革兰氏阳性菌和革兰氏阴性菌细胞壁结构比较

细胞壁	革兰氏阳性菌	革兰氏阴性菌
强度	较坚韧	较疏松
厚度	20～80nm	10～15nm
肽聚糖层数	15～50层	1～2层
肽聚糖含量	占细胞壁干重50%～80%	占细胞壁干重5%～20%
磷壁酸	有	无
外膜	无	有
青霉素作用	敏感	不敏感

（4）细胞壁的功能　细菌细胞壁的主要功能包括：①维持菌体的固有形态。②保护细菌抵抗低渗外环境。③参与菌体内外的物质交换。④细胞壁组分具有免疫原性，可诱导机体发生免疫应答。⑤与细菌的染色性、致病性及药物敏感性等有关。

（5）细菌细胞壁缺陷型　细菌的细胞壁肽聚糖结构受破坏或合成被抑制时，细菌仍可在高渗环境下存活。这种细胞壁受损的细菌仍能生长和分裂，称为细菌细胞壁缺陷型，因首次于1935年在英国李斯特（Lister）研究院发现，故又称为细菌L型。细菌L型因缺乏细胞壁，形态呈高度多形性，大小不一，有球形、杆状或丝状等。无论其原先为G^+菌还是G^-菌，成为L型后大多染色为革兰氏阴性。细菌L型通常引起组织的间质性炎症或慢性感染，如尿路感染、骨髓炎、心内膜炎等，常在作用于细胞壁的抗菌药物治疗过程中发生。临床上遇到症状明显而标本常规细菌培养阴性者，应考虑细菌L型感染的可能。

2. 细胞膜　位于细胞壁内侧，是一层具有弹性的生物半透膜，主要由磷脂和蛋白质构成。与真核细胞膜不同的是不含有胆固醇。

细菌细胞膜的主要功能包括：①细胞膜具有选择通透性，参与菌体内外的物质交换。②膜上有多种酶类，参与菌体的生物合成，其中与肽聚糖合成有关的酶类也是青霉素作用的主要位点，称为青霉素结合蛋白。③细胞膜向胞质内凹陷折叠成囊状物形成中介体，有拟线粒体之称，与细菌的分裂、呼吸、胞壁合成和芽孢形成有关。

3. 细胞质　是无色透明胶状物，主要成分有水、蛋白质、脂类、核酸及少量无机盐。此外，细胞质中还有核糖体、质粒和胞质颗粒等重要结构。

（1）核糖体　游离于细胞质中，主要由RNA和蛋白质组成，是细菌合成蛋白质的场所，每个菌体内可达数万个。核糖体的沉降系数为70S，由50S大亚基和30S小亚基构成，由于其与真核细胞的核糖体（80S，由60S和40S组成）不同，故常作为抗生素的作用靶点。如红霉素可与50S大亚基结合，而链霉素可与30S小亚基结合，干扰细菌蛋白质的合成，从而抑制细菌的生长和繁殖。

（2）质粒　是存在于细胞质的闭合环状DNA，是细菌染色体以外的遗传物质。质粒控制的遗传性状与性菌毛、细菌素、毒素、耐药性等有关。质粒可独立复制，随细菌分裂传给子代，或通过接合或转导作用传递给另一细菌。某些情况下质粒可丢失，丢失质粒后细菌仍可正常存活和繁殖。

（3）胞质颗粒　细胞质中含有多种颗粒，主要是多糖、脂类、磷酸盐等营养物质。不同细菌或同一细菌在不同环境或生长期，其胞质颗粒均可不同。有一种主要成分为RNA和多偏磷酸盐的胞质颗粒，嗜碱性强，用亚甲基蓝染色呈紫色，称为异染颗粒。白喉棒状杆菌的异染颗粒位于菌体两端，有助于细菌鉴定。

4. 核质　细菌的遗传物质称为核质，又称拟核，集中于细胞质的某一区域，无核膜和核仁结构。由于其功能与真核细胞的染色体相似，故又称细菌染色体。核质由单一闭环DNA分子反复盘绕组成松散网状结构，其中DNA占80%以上，其他成分为RNA和蛋白质。

（二）细菌的特殊结构

1. 荚膜 某些细菌在细胞壁外包绕一层黏液性物质，主要为多糖或蛋白质的多聚体，用理化方法去除后并不影响细菌的生命活动。能与细胞壁牢固结合的黏液性物质，其厚度在0.2μm以上且边界明显，称为荚膜或大荚膜（图8-10），如肺炎链球菌荚膜；而厚度小于0.2μm则称为微荚膜，如伤寒沙门菌的Vi抗原。荚膜对一般碱性染料亲和力不高，不易着色。用墨汁作负染色，可见菌体周围未着色的透明圈即为荚膜。通过特殊染色法可将荚膜染成与菌体不同的颜色。

荚膜和微荚膜具有相同的功能，包括以下几种。①抗吞噬作用：荚膜具有保护细菌、抵抗宿主吞噬细胞吞噬和消化的作用，是病原菌的重要毒力因子。②黏附作用：荚膜多糖能与宿主的组织结合，并参与细菌生物被膜的形成，是引起感染的重要因素。③抗干燥和抗有害物质损伤作用：荚膜能潴留水分起到抗干燥作用，同时作为细菌的最外层具有保护菌体，减少受溶菌酶、抗体、补体和抗菌药物等有害物质损伤的作用。此外，荚膜也可作为鉴别细菌的依据。

2. 鞭毛 细菌菌体上附着的细长而弯曲的丝状物，称为鞭毛。根据鞭毛数目、位置和排列不同，可分为单毛菌、双毛菌、丛毛菌、周毛菌等类型（图8-11）。鞭毛是细菌的运动器官，具有较强的免疫原性，通常称为H抗原，对细菌的鉴定及分类具有重要意义。少数鞭毛与细菌的致病性有关，如霍乱弧菌通过鞭毛运动穿透小肠黏膜表面的黏液层并黏附在肠黏膜上皮细胞上产生毒性物质而引起疾病。

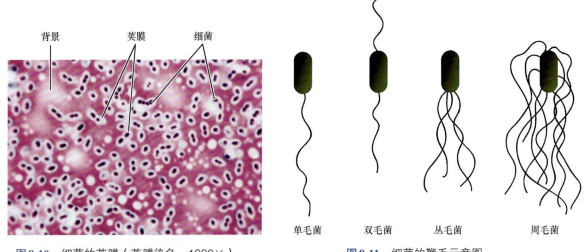

图8-10　细菌的荚膜（荚膜染色，1000×）　　　　　图8-11　细菌的鞭毛示意图

3. 菌毛 菌体表面比鞭毛细、直、短、多的丝状蛋白附着物，称为菌毛。菌毛由菌毛蛋白组成，可分为普通菌毛和性菌毛。普通菌毛具有黏附作用，能与宿主细胞表面的特异性受体结合，与细菌的致病性有关。性菌毛比普通菌毛长而粗，呈中空管状（图8-12），具有传递质粒的作用。带有性菌毛的细菌称为雄性菌或F⁺菌，带无性菌毛的细菌则称为雌性菌或F⁻菌。

4. 芽孢 细菌在一定条件下通过脱水浓缩在菌体内形成一个折光性强、不易着色的圆形或卵圆形小体，称为芽孢。芽孢并非细菌的繁殖体，而是为避免恶劣环境所形成的休眠体，当条件适宜时可重新长成繁殖体。芽孢的大小、形态和位置等随菌种不同而异，对细菌的鉴别具有重要意

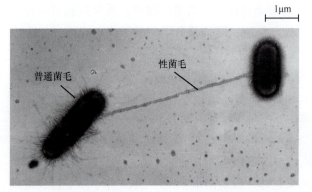

图8-12　细菌的菌毛电镜图（10 000×）

义，如破伤风梭菌的芽孢位于末端使菌体呈鼓槌状，而肉毒梭菌的芽孢位于次极端，使菌体呈网球拍状。芽孢对干燥、热力、辐射或化学消毒剂等理化因素具有极强的抵抗力，可在自然界中存活几年甚至几十年。杀灭芽孢最可靠的方法是高压蒸气灭菌法。在临床上进行消毒灭菌时常以是否杀灭芽孢作为灭菌效果的指标。

三、细菌形态检查法

（一）不染色标本检查法

将未经染色的细菌标本直接放在显微镜下观察细菌的形态、动力或繁殖方式等。常用的方法有压滴法、悬滴法和暗视野镜检法。

（二）染色标本检查法

常用的细菌染色法包括单染色法和复染色法。单染色法只用一种染料染色，如用亚甲蓝或复红对细菌进行染色。复染色法则采用两种或两种以上的染料对细菌进行染色。常用的复染色法有革兰氏染色法和抗酸染色法。

革兰氏染色法是1884年由丹麦Gram创立的染色法，是最常用的细菌鉴别染色法。通过结晶紫初染、碘液媒染、95%乙醇脱色、稀释复红或沙黄复染，可将细菌染成紫色或红色，其中染成紫色为革兰氏阳性菌，染成红色为革兰氏阴性菌。

抗酸染色法主要用来检查抗酸杆菌如结核分枝杆菌和麻风分枝杆菌等。先用石炭酸复红初染，再用盐酸酒精脱色，最后用亚甲蓝复染，当细菌呈红色为抗酸染色阳性，呈蓝色则为抗酸染色阴性。

此外，还可针对细菌的特殊结构采用特殊染色法，如荚膜染色法、鞭毛染色法、芽孢染色法等。

第2节　细菌生长繁殖与变异

一、细菌的生长繁殖与人工培养

（一）细菌的生长繁殖

1. 细菌的理化性状　细菌主要由水、无机盐、蛋白质、糖类、脂质和核酸等物质构成。细菌为半透明体，体积微小但表面积相对较大，有利于与外界的物质交换。在中性或弱碱性环境中细菌带负电荷，这与细菌的染色反应、凝集反应、抑菌或杀菌作用有关。细菌含有高浓度的营养物质和无机盐，形成较高的渗透压，因细胞壁的保护作用使细菌在低渗环境下不至于膨胀破裂。

2. 细菌生长繁殖的条件

（1）充足的营养物质　细菌生长繁殖所需的营养物质包括水、碳源、氮源、无机盐和生长因子等。

（2）适宜的温度　不同的细菌对温度的要求不同，病原菌的最适宜温度为37℃。

（3）适宜的酸碱度　大多数病原菌的最适pH为7.2～7.6，但霍乱弧菌在pH 8.4～9.2碱性环境中生长良好，结核分枝杆菌在pH为6.5～6.8的酸性环境中最为适宜。

（4）必要的气体条件　病原菌生长繁殖需要的气体主要是O_2和CO_2。根据细菌生长与氧气的关系，可将细菌分为需氧菌、微需氧菌、专性厌氧菌和兼性厌氧菌。需氧菌只能在有氧环境下生长，如结核分枝杆菌。微需氧菌在低氧压（5%～6%）环境中生长最好，如幽门螺杆菌。专性厌氧菌只能在无氧环境下生长，如破伤风梭菌。兼性厌氧菌在有氧或无氧条件下均能生长，大多数病原菌属于此类。

3. 细菌生长繁殖规律　细菌的繁殖方式为二分裂法，分裂一代一般需20～30分钟，但结核分枝杆菌生长较慢，需18～20小时才分裂一次。一定数量的细菌在有限的营养物质条件下不能无限繁殖，因为随着营养物质耗尽，细菌将减慢繁殖甚至繁殖停滞。以培养时间为横坐标，培养物中活菌数的对数为纵坐标，可绘制出一条曲线，称为细菌的生长曲线（图8-13）。生长曲线可以划分为四个时期即迟缓期、对数期、稳定期和衰退期。

（1）迟缓期　是细菌接种到培养基后进入短暂适应的过程，细菌分裂较少。

（2）对数期　细菌繁殖迅速，数量以几何级数增长，此时细菌的形态、染色性、生理活性最为典型，对外界环境的影响较为敏感。

（3）稳定期　由于培养基的营养物质逐渐消耗，细菌繁殖速度减慢，繁殖数与死亡数达到动态平衡，细菌的形态、染色性和生理性状常有改变。

（4）衰退期　又称衰亡期，细菌死亡数超过活菌数，细菌形态显著改变。

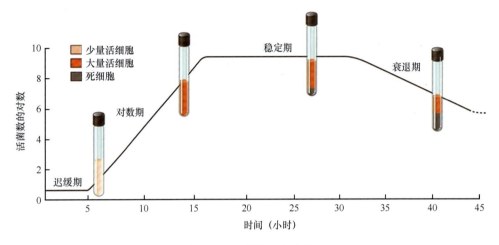

图8-13　细菌的生长曲线

4. 细菌的新陈代谢产物

（1）细菌合成代谢产物及其意义　细菌在生长过程中不断合成自身成分，同时还合成一些医学上重要的代谢产物。①热原质：又称致热原，能引起人体的发热反应，其本质是细菌细胞壁的脂多糖。热原质耐高温，高压蒸气灭菌法（121℃ 20分钟）不被破坏，需在250℃高温中干烤才能破坏。在制备和使用注射药物时应严格遵守无菌操作，防止细菌污染。②毒素和侵袭性酶：细菌合成的毒素和侵袭性酶是细菌重要的致病物质。③色素：细菌能合成脂溶性色素和水溶性色素，有利于细菌的鉴别。④抗生素：某些微生物代谢产生的一类能抑制或杀死其他微生物或肿瘤细胞的物质，称为抗生素。抗生素主要由放线菌和真菌产生，少数由细菌产生。⑤细菌素：某些菌株合成的能杀伤具有亲缘关系细菌的蛋白质，称为细菌素。其作用范围不如抗生素广，常用于细菌分型和流行病学调查。⑥维生素：细菌能合成某些维生素供自身需求外，还能分泌到环境中，如人体肠道的大肠埃希菌合成的B族维生素和维生素K可被人体吸收利用。

（2）细菌分解代谢产物和生化反应　不同细菌具有不同的酶且对营养物质的分解能力也不一样，因此代谢产物也不同。利用生物化学方法来鉴别不同细菌的试验，称为细菌的生化反应。①糖发酵试验：不同细菌分解糖类的能力和代谢产物不同。如大肠埃希菌分解葡萄糖时能产酸产气，而伤寒沙门菌分解葡萄糖时产酸不产气；且前者能分解乳糖，后者不能分解乳糖。②吲哚试验：有些细菌如大肠埃希菌、霍乱弧菌等能分解色氨酸生成吲哚（靛基质），与试剂中对二甲基氨基苯甲醛反应可生成玫瑰吲哚，呈红色，为吲哚试验阳性。③硫化氢试验：有些细菌如沙门菌、变形杆菌等能分解含硫氨基酸生成硫化氢，遇铅或铁离子可生成黑色的硫化物，为硫化氢试验阳性。此外，常用的生化反应还有伏-波（VP）试验、甲基红试验、枸橼酸盐试验、尿素酶试验等。

（二）细菌的人工培养

根据细菌生长繁殖的条件和规律，通过人工方法提供充足的营养和适宜的条件培养细菌，以满足其不同需要。

1. 培养基 由人工配制的适合细菌生长繁殖的营养物制品称为培养基。培养基按物理性状分为液体培养基、半固体培养基和固体培养基；按用途分为基础培养基、营养培养基、鉴别培养基、选择培养基和厌氧培养基等。

2. 细菌在培养基中的生长现象

（1）在液体培养基中生长现象 ①混浊生长：大多数细菌呈均匀混浊生长。②沉淀生长：少数链状的细菌呈沉淀生长。③菌膜生长：枯草芽孢杆菌、结核分枝杆菌等专性需氧菌在液体表面生长，形成菌膜。

（2）在半固体培养基中生长现象 用穿刺接种法将细菌接种到半固体培养基中，有鞭毛的细菌可沿穿刺线向周围扩散呈云雾状、羽毛状或放射状；无鞭毛的细菌不能运动，只能沿穿刺线生长。半固体培养基常用于检查细菌有无动力。

（3）在固体培养基中生长现象 单个细菌在固体培养基上培养18～24小时后可形成一堆肉眼可见的细菌集团，称为菌落。多个菌落融合成片称为菌苔。不同细菌形成的菌落，其大小、形状、颜色、透明度、光滑与粗糙、湿润或干燥、边缘整齐与否均不同，有利于识别和鉴别细菌。

3. 人工培养细菌的意义 细菌的人工培养在医学领域有较为广泛的应用。①细菌感染性疾病的病原学诊断：对患者标本进行细菌分离培养、鉴定和药物敏感试验可指导临床用药。②细菌学研究：有关细菌生理、遗传变异、致病性和耐药性等的研究需要对细菌进行培养。③生物制品的制备：疫苗、类毒素、抗毒素、免疫血清等生物制品来自培养的细菌或其代谢产物。④基因工程的应用：细菌繁殖快、易培养，常作为基因工程受体细胞接受目的DNA片段，合成所需的基因表达产物，如制备胰岛素、干扰素、乙型肝炎疫苗等。

二、细菌的遗传与变异

遗传与变异是所有生物的共同生命特征，细菌也不例外。所谓遗传是指子代与亲代之间的生物学性状的相似性；变异是指子代与亲代之间或子代与子代之间的性状出现的差异。遗传使得细菌的种属特征保持稳定，变异可使细菌获得新的性状以适应环境的变化。

细菌的变异分为遗传性变异和非遗传性变异。遗传性变异指细菌遗传物质发生改变，可遗传给子代，又称基因型变异；非遗传性变异是外界环境作用引起的暂时变异，其遗传物质未改变，故不能遗传，又称表型变异。

（一）细菌的变异现象

1. 形态结构变异 细菌的形态和结构受外界环境的影响可发生变异。鼠疫耶尔森菌在高盐培养基中形态可由杆状变为球形、哑铃状、棒状等多种形态；某些细菌在抗生素、补体、抗体和溶菌酶等作用下，可失去细胞壁变成L型细菌；有鞭毛的变形杆菌接种在含1%石炭酸的培养基中可失去鞭毛，这种失去鞭毛的变异称为H-O变异；有荚膜的肺炎链球菌在体外培养基多次传代后可失去荚膜；有芽孢的炭疽芽孢杆菌在42℃中培养10～20天后可丧失形成芽孢的能力。

2. 毒力变异 细菌的毒力变异包括毒力增强和毒力减弱。无毒力的白喉棒状杆菌常寄居在咽喉部不致病，当它感染了β-棒状噬菌体后，变成溶原性细菌，获得产生白喉外毒素的能力，引起白喉；有毒的牛型结核分枝杆菌经13年连续230次传代获得了毒力减弱但仍保留免疫原性的变异株，称为卡介苗（Bacillus Calmette-Guérin，BCG），现应用于结核病的预防。

3. 耐药性变异 指细菌对某种抗菌药物由敏感变为耐药。自抗生素应用以来，细菌对抗菌药物的耐药性不断增长，给临床防治传染病带来了极大的困难。如金黄色葡萄球菌对青霉素的耐药菌株从1946年的14%上升至目前的90%以上。有些细菌表现为同时对多种抗菌药物耐受，称为多重耐药菌株。而某些细菌变异后产生了对药物的依赖性，如痢疾志贺菌链霉素依赖减毒株在没有链霉素的情况下不能生长。

4. 菌落变异　细菌菌落主要有光滑（S）型和粗糙（R）型。S型菌落表面光滑、湿润、边缘整齐。有些细菌经人工培养多次传代后菌落表面变得粗糙、干燥、边缘不整，即从S型变为R型，称为S-R变异。菌落变异时不仅菌落特征发生改变，细菌的理化性状、免疫原性、酶活性及毒力等也发生改变。

（二）细菌变异的应用

1. 在诊断和防治疾病中的应用　由于细菌可发生形态、结构、染色、生化反应、毒力等多方面的变异，因此在临床细菌学检查中，不仅要熟悉细菌的典型特性，还要了解细菌的变异规律，才能做出正确的诊断。临床上如要分离培养失去细胞壁的L型细菌，须采用含血清的高渗培养基培养。为了提高抗菌药物的疗效，防止耐药菌株扩散，应根据药物敏感试验选择敏感抗生素治疗。利用细菌毒力减弱或失去毒力的变异，可人工制成无毒或减毒的疫苗，用以预防疾病。

2. 在致癌物质测定中的应用　一般认为肿瘤的发生是细胞内遗传物质发生了改变，使正常细胞突变为恶性细胞。因此，凡能诱导细菌发生突变的物质也可能诱发人体细胞的突变，是潜在的致癌物质。因此细菌可用于筛选致癌物质。致突变试验常将营养缺陷菌接种在缺乏该营养的培养基上，细菌通常不能生长；当添加诱变剂（可疑致癌物）后，如果细菌能生长，表明细菌营养缺陷基因发生突变，诱变剂可能为致癌物质。

3. 在基因工程方面的应用　基因工程是根据细菌可经基因转移与重组而获得新性状的原理设计的。目前通过基因工程已使工程菌能大量生产胰岛素、干扰素、生长激素、白细胞介素和乙肝疫苗等生物制品。基因工程疫苗的研制对疾病的特异性防治也将起到积极的推动作用。

第3节　细菌的分布与消毒灭菌

一、细菌的分布

细菌分布广泛，土壤、水、空气、各种物体表面、动植物、人的体表以及与外界相通的腔道等都存在着不同种类和数量的细菌。这些细菌大多数对人类无害，但有少数能引起人类发生疾病，称为病原菌。

（一）细菌在自然界的分布

1. 土壤中的细菌　土壤中含有细菌生长繁殖所必需的营养物质、温度、pH及气体等适宜条件，所以土壤中的细菌种类繁多、数量庞大。土壤中的细菌大多数为非致病菌，在自然界的物质循环中起重要作用。土壤中的病原菌主要来源于患传染病的人和动物的排泄物或尸体，因此，对有传染性的动物排泄物和动物尸体应进行无害化处理。病原菌的繁殖体在土壤中很容易死亡，但一些能形成芽孢的细菌，如破伤风梭菌、产气荚膜梭菌、炭疽芽孢杆菌等，在土壤中可存活几年甚至几十年，常常引起伤口感染。

2. 水中的细菌　水是细菌生存的天然环境，不同的水源含有的细菌种类和数量各异。水中的病原菌主要来源于土壤及人畜的排泄物，可含有伤寒沙门菌、痢疾志贺菌、霍乱弧菌等。水源污染可引起多种消化道传染病流行，因此，加强人畜粪便的管理，保护水源，对预防和控制消化道传染病有重要意义。

3. 空气中的细菌　空气中缺乏水分与营养物质，且受日光照射，细菌不易繁殖。但由于人和动物呼吸道及口腔中的细菌可随唾液、飞沫散布到空气中，土壤中的细菌可随尘埃飞扬到空气中，因此空气中也存在一定的细菌。在空气不流通且人口密集的公共场所，空气中细菌的种类和数量会显著增多。空气中常见的病原菌有金黄色葡萄球菌、结核分枝杆菌、肺炎链球菌和脑膜炎奈瑟菌等，可引起伤口或呼吸道感染。空气中的细菌还可造成医疗器械、培养基及生物制品等污染。因此，医院的手术室、病房、实验室、制剂室等场所要定期进行空气消毒，医护人员需严格遵守无菌操作原则，防止疾病的传播及医院感染。

（二）细菌在人体的分布

在正常人体的体表以及与外界相通的腔道中，如皮肤、口腔、鼻咽腔、肠道、泌尿生殖道等部位存在着不同种类和数量的细菌及其他微生物，这些部位能为细菌生长繁殖提供必要条件。正常人体的血液、内脏、骨髓、肌肉、神经等部位应是无菌的。

二、消毒灭菌

（一）基本概念

1. 灭菌 是彻底杀灭物体上包括细菌芽孢在内的所有微生物的方法。

2. 消毒 杀死物体上或外环境中的病原微生物，但不一定能杀死细菌芽孢和非病原微生物的方法。用于消毒的化学药物称为消毒剂。一般消毒剂在常用浓度下只能杀死细菌的繁殖体，不能杀死芽孢。

3. 防腐 防止或抑制微生物生长繁殖的方法。用于防腐的化学药物称为防腐剂，一般不能杀灭微生物。许多化学药品在高浓度时为消毒剂，低浓度时为防腐剂。低温也是一种有效的防腐方法，常用于生物制品的保存。

4. 无菌和无菌操作 物体中没有活的微生物存在称无菌，常为灭菌的结果。无菌操作又称无菌技术，指防止微生物进入机体或其他物品的操作技术或方法。

（二）物理消毒灭菌法

物理消毒灭菌法主要有热力消毒灭菌法、辐射灭菌法、滤过除菌法、超声波灭菌法、干燥与低温抑菌法等。有的方法可达到灭菌效果，而有的方法只可达到消毒效果。

1. 热力消毒灭菌法 热力可使菌体蛋白质凝固变性、降解核酸或破坏细胞膜，杀灭微生物。热力消毒灭菌法包括湿热灭菌和干热灭菌两类。在同一温度和相同作用时间下，湿热灭菌的效果比干热好，这是因为：①湿热时细菌蛋白质吸收水分更容易变性。②湿热的蒸汽比干热有更强的穿透力。③湿热的水蒸气变为同温度水时可释放出大量潜热。在临床实践中应依据实际需要选择灭菌方法（表8-2）。临床应用最多的是高压蒸汽灭菌法。

表8-2 常用热力消毒灭菌法

名称	方法	用途	效果
湿热灭菌法			
巴氏消毒法	61.1~62.8℃，30分钟	牛奶、酒类、饮料等	消毒
	71.7℃，15~30秒		
煮沸法	100℃，5~10分钟	饮水、食具等	消毒
	100℃，1小时以上	注射器、手术器械等	灭菌
流通蒸气法	100℃蒸汽，15~30分钟	食具，食品加工等	消毒
间歇灭菌法	方法同上，每天1次，连续3天	不耐高温的含糖、牛奶等培养基	灭菌
高压蒸气灭菌法	121.3℃，103.4kPa，15~20分钟	耐高温物品如普通培养基、手术敷料等	灭菌

续表

名称	方法	用途	效果
干热灭菌法			
烧灼法	用火焰烧灼	接种环、试管口、瓶口等	灭菌
焚烧法	用焚烧炉燃烧	废弃物品和动物尸体	灭菌
干烤法	160～170℃，2小时	玻璃器皿、粉剂药物等	灭菌

2. 辐射杀菌法

（1）紫外线　波长为200～300nm的紫外线具有杀菌作用，其中以265～266nm杀菌力最强。紫外线可干扰细菌DNA的复制与转录，从而导致细菌变异或死亡。紫外线穿透力弱，普通玻璃、纸张、尘埃、水蒸气等均能阻挡，故只适用于手术室、病房、实验室等的空气消毒和物品表面的消毒。杀菌波长的紫外线对人体皮肤、眼睛有损伤作用，使用时应注意做好防护。

（2）电离辐射　包括高速电子、X射线和γ射线等，具有杀灭细菌的作用。其机制在于产生游离自由基，破坏核酸和蛋白质，导致微生物死亡。电离辐射具有较高的能量和穿透力，且不使照射的物品温度升高，常用于不耐热的塑料注射器、吸管、导管等的灭菌，亦可用于食品的消毒，而不破坏其营养成分。

（3）微波　是波长为1～1000mm的电磁波，可穿透玻璃、塑料薄膜与陶瓷等物质，不能穿透金属表面。多用于非金属器械、食品用具及其他医疗用品的消毒。

3. 滤过除菌法　是用物理阻留的方法将液体或空气中的细菌除去。所用的器具是含有微细小孔的滤菌器，只允许液体或气体通过，而大于孔径的细菌等颗粒不能通过。本法主要用于一些不耐高温的血清、毒素、抗生素以及空气等的除菌。滤菌器的种类很多，常用的有薄膜滤菌器、陶瓷滤菌器、石棉滤菌器、玻璃滤菌器等。

4. 超声波杀菌法　频率高于20 000Hz的声波不被人耳感受，称为超声波。超声波可裂解多数细菌，革兰氏阴性菌对其尤为敏感。因为此法费用高，所以一般用于粉碎细胞，以提取细胞组分或制备抗原等。

5. 干燥与低温抑菌法　有些细菌的繁殖体在空气干燥时会很快死亡，如脑膜炎奈瑟菌等。但有些细菌的抗干燥力较强，如结核分枝杆菌在干痰中可数月不死。芽孢的抵抗力更强，如炭疽芽孢杆菌的芽孢可耐干燥20余年。干燥法常用于保存食物，如浓盐或糖渍食品，可使细菌体内水分溢出，使细菌的生命活动停止，从而防止食物变质。

低温可使细菌的新陈代谢减慢，常用作保存细菌菌种。当温度回升至适宜范围时，能恢复生长繁殖。为避免解冻时对细菌的损伤，可在低温状态下真空抽去水分，此法称为冷冻真空干燥法，该法可保存微生物数年至数十年。

（三）化学消毒灭菌法

化学消毒灭菌法主要通过化学药物杀灭病原微生物。一般消毒剂在常用的浓度下只对微生物繁殖体有效，对细菌芽孢则需提高浓度和延长消毒时间。消毒剂选择性较低，对细菌和人体细胞都有毒性作用，故只能外用。在临床实践中，可根据不同目的进行选择。

1. 消毒剂的杀菌机制

（1）促进菌体蛋白质变性或凝固　如酸、碱、醇类、醛类、重金属盐类等。

（2）干扰或破坏细菌的酶系统和代谢　如氧化剂、重金属盐类。

（3）损伤细菌细胞壁或细胞膜　如表面活性剂、酚类等。

2. 消毒剂的种类与用途　常用消毒剂的种类、作用浓度与用途见表8-3。

表8-3 常用消毒剂的种类、作用浓度与用途

类别	作用浓度	用途
醇类	70%～75%乙醇	皮肤、医疗器材消毒
酚类	3%～5%苯酚	皮肤、地面、器具表面消毒
	2%甲酚皂溶液	皮肤、地面、器具表面消毒
酸碱类	5～10ml/m³醋酸加等量水蒸发	空气消毒
	生石灰（按1∶4～1∶8加水调成糊状）	地面、排泄物消毒
表面活性剂	0.05%～0.1%苯扎溴铵（新洁尔灭）	外科手术洗手，手术器械浸泡
	0.05%～0.1%度米芬	皮肤创伤冲洗，金属器械、塑料消毒
烷化剂	10%甲醛	空气、物品表面消毒
	50mg/L环氧乙烷	手术器械、敷料等消毒
	2%戊二醛	精密仪器、内镜等消毒
重金属盐类	0.05%～0.1%升汞	非金属器皿消毒
	2%红汞	皮肤、黏膜、小创伤消毒
	0.1%硫柳汞	皮肤、手术部位消毒
	1%硝酸银	新生儿滴眼预防淋病奈瑟菌感染
氧化剂	2.0%～2.5%碘酊	皮肤消毒
	0.1%高锰酸钾	皮肤、蔬菜、水果消毒
	3%过氧化氢	创口、皮肤黏膜消毒
	10%～20%含氯石灰（漂白粉）	地面、厕所与排泄物消毒
	0.2～0.5µl/L氯	饮水、游泳池消毒

3. 影响消毒剂消毒灭菌效果的因素

（1）消毒剂的性质、浓度与作用时间 消毒剂的理化性质不同，对微生物的作用也不同。有些消毒剂能杀灭芽孢，有些则只对细菌繁殖体起作用。绝大多数消毒剂浓度越高消毒效果越好，但醇类例外，如乙醇在70%～75%的浓度杀菌力最好。消毒剂在一定浓度下，对细菌的作用时间越长，消毒效果也越好。

（2）微生物的种类和数量 同一消毒剂对不同种类微生物的杀菌效果不同，对同种细菌的繁殖体和芽孢的作用效果也不同。如70%～75%乙醇可杀死一般细菌的繁殖体，但不能杀灭细菌的芽孢。因此，在使用过程中，必须根据消毒对象选择合适消毒剂。微生物数量越多，消毒所需时间就越长，微生物污染程度越严重，消毒越困难。

（3）温度和酸碱度 升高温度可增强消毒效果，如用2%戊二醛杀灭10^4个/ml炭疽芽孢杆菌的芽孢，20℃时需15分钟，40℃时只要2分钟，56℃时仅需1分钟。消毒剂的杀菌效果还受酸碱度的影响，如酚类消毒剂在酸性溶液中杀菌效果最好。

（4）有机物 当病原菌与血液、痰液、脓液、食物残渣、粪便等有机物混在一起时，这些有机物可妨碍消毒剂对细菌的穿透作用，从而减弱消毒效果。受有机物影响较大的消毒剂有表面活性剂、含氯消毒剂、乙醇、重金属类消毒剂等。在消毒皮肤和器械时，应洗干净后再消毒；对痰液、粪便等的消毒，宜选择受有机物影响较小的消毒剂，如漂白粉。

第4节 细菌的致病性与感染

细菌引起疾病的特性称为细菌的致病性。细菌进入宿主后，经定植、繁殖和释放毒性物质等过程，

引起机体不同程度的病理损伤，称为感染。能使宿主致病的细菌称为病原菌或致病菌。不能使宿主致病的细菌称为非病原菌或非致病菌，它们可能是宿主正常菌群不可或缺的部分。

一、正常菌群与机会致病菌

（一）正常菌群

正常人的体表以及与外界相通的腔道中存在着不同种类和一定数量的微生物，这些在正常情况下对人体有益无害的微生物群，称为正常菌群或正常微生物群。研究正常微生物群的结构、功能以及与宿主相互关系的学科称为微生态学。

1. 正常菌群的组成 人体出生后，正常菌群在体内迅速建立并持续存在，定居于人体的特定部位，见表8-4。

表8-4 人体常见的正常菌群和医学上重要的定居菌

部位	主要菌类
皮肤	表皮葡萄球菌、金黄色葡萄球菌、甲型链球菌、丙型链球菌、类白喉棒状杆菌、痤疮丙酸杆菌、铜绿假单胞菌、非致病性奈瑟菌
结膜	表皮葡萄球菌、金黄色葡萄球菌、干燥棒状杆菌、丙型链球菌
外耳道	表皮葡萄球菌、类白喉棒状杆菌、铜绿假单胞菌
鼻腔	金黄色葡萄球菌*、表皮葡萄球菌、甲型链球菌、丙型链球菌
咽喉部	甲型链球菌、表皮葡萄球菌、乙型链球菌、丙型链球菌、肺炎链球菌、流感嗜血杆菌、非致病性奈瑟菌、类白喉棒状杆菌、肺炎支原体
口腔	甲型链球菌、啮蚀艾肯菌、乳杆菌、乙型链球菌、丙型链球菌、非致病性奈瑟菌、螺旋体、白假丝酵母菌
胃	消化链球菌、幽门螺杆菌*
肠道	双歧杆菌、大肠埃希菌、脆弱拟杆菌、乳杆菌、乳酸链球菌、消化链球菌、真杆菌属、产气肠杆菌、肺炎克雷伯菌、变形杆菌、铜绿假单胞菌、粪肠球菌、金黄色葡萄球菌、甲型链球菌、丙型链球菌、产气荚膜梭菌、破伤风梭菌、艰难梭菌、白假丝酵母菌
尿道	大肠埃希菌*、表皮葡萄球菌、粪肠球菌、甲型链球菌、丙型链球菌、类白喉棒状杆菌、消化链球菌、耻垢分枝杆菌、解脲支原体
阴道	嗜乳酸杆菌、大肠埃希菌*、B群链球菌*、消化链球菌、产黑素普雷沃菌、阴道加德纳菌、甲型链球菌、丙型链球菌、脆弱拟杆菌、类白喉棒状杆菌、解脲支原体、白假丝酵母菌

注：*不属于正常菌群，却是医学上重要的定居菌。

链接 人体正常菌群的重量有多少

正常人体表及与外界相通的腔道中栖居着种类繁多、数量庞大的微生物。一个健康人由10^{13}个人体细胞组成，而定植的原核细胞型微生物可达10^{14}个，人体自身细胞只占栖居在体表和体内微生物细胞的10%。按重量算，人体携带的微生物总重量约为1271g，其中肠道携带的约1000g，皮肤携带的约200g，口腔携带的约20g，上呼吸道携带的约20g，阴道携带的约20g，鼻携带的约10g，眼携带的约1g。人体携带的微生物主要分布在肠道，肠道的微生物重量占人体总微生物重量的78.67%，粪便重量的33%～40%是微生物。

2. 正常菌群的生理作用

（1）生物拮抗作用 正常菌群通过空间占夺、营养竞争或产生抗菌代谢产物等机制，可抵抗致病菌的入侵和定植。例如，肠道中大肠埃希菌产生的大肠菌素可抑制痢疾志贺菌的生长。

（2）营养作用 正常菌群参与宿主细胞的物质代谢、营养转化和合成，如大肠埃希菌能合成B族维生素、维生素K等供人体利用。

（3）免疫作用 正常菌群具有免疫原性，可促进机体免疫系统的发育成熟；正常菌群还能刺激机体产生抗体，进而限制了正常菌群本身对宿主的危害，同时能抑制和杀灭具有交叉抗原的病原菌。

（4）抗衰老与抑癌作用　肠道正常菌群中双歧杆菌和乳杆菌具有抗衰老作用，作用机制可能与其产生超氧化物歧化酶有关；此外，双歧杆菌和乳杆菌还具有一定的抑制肿瘤发生的作用，作用机制可能与激活巨噬细胞和降解某些致癌物质有关。

（二）机会致病菌

寄居在人体的正常菌群通常情况下是不致病的，但在某些特定条件下，正常菌群与宿主之间的微生态平衡被破坏，则可引起疾病发生。这些在正常情况下不致病，在特定条件下能引起疾病的细菌称为机会致病菌或条件致病菌。

正常菌群致病的特定条件主要包括：

（1）机体免疫功能低下　如使用免疫抑制剂、慢性消耗性疾病、大面积烧伤等可造成机体免疫功能低下，正常菌群中的某些细菌可引起自身感染而出现各种疾病。

（2）细菌寄居部位改变　如外伤或手术、留置导尿管等医疗措施介入，使体表以及与外界相通腔道里的正常菌群进入肌肉、血液、内脏或泌尿道等，引起相应部位的感染。

（3）菌群失调　由于某些原因如长期大量使用抗生素可使正常菌群的种类、数量和比例发生较大幅度的改变，导致微生态失去平衡，称为菌群失调。由严重菌群失调引起的疾病，称为菌群失调症。临床上，菌群失调往往是抗菌药物治疗原有感染性疾病过程中产生的另一种新感染，所以又称为二重感染。引起二重感染的常见细菌有金黄色葡萄球菌、革兰氏阴性杆菌、白假丝酵母菌等，常表现为肠炎、鹅口疮、肺炎、尿路感染或败血症等。

二、细菌的致病性

细菌的致病性主要与细菌的毒力、侵入数量和侵入途径有关。

（一）细菌的毒力

细菌的毒力指细菌的致病能力。毒力一般用半数致死量（median lethal dose，LD_{50}）或半数感染量（median infective dose，ID_{50}）表示：LD_{50}或ID_{50}指一定条件下导致半数实验动物死亡或感染所需的最小细菌量或毒素量。毒力的物质基础包括细菌的侵袭力和毒素。

1. 侵袭力　指病原菌突破宿主的免疫防御机制，在宿主体内定植、繁殖及扩散的能力。侵袭力主要由菌体表面结构和侵袭性酶类构成。

（1）菌体表面结构　黏附与定植是大多数细菌感染的第一步。黏附素是细菌表面的蛋白质或多糖，如普通菌毛和脂磷壁酸等，能使细菌特异性黏附至宿主细胞上而引起感染。细菌的荚膜和微荚膜具有抗吞噬和抗有害物质损伤的作用，使病原菌能在宿主体内繁殖和扩散。鞭毛使细菌能"趋利避害"地定植到更适合繁殖的地方，如幽门螺杆菌借助鞭毛能快速穿过胃黏膜的黏液层抵达胃黏膜上皮细胞，避免胃酸的杀灭作用。

（2）侵袭性酶类　有些病原菌能产生降解和损伤组织细胞的侵袭性酶类，破坏宿主的防御机制，协助细菌扩散。例如，A群链球菌产生的透明质酸酶、链激酶和链球菌DNA酶（链道酶）能降解组织中的透明质酸、溶解血液中的纤维蛋白、液化脓液中高黏度的DNA等，利于细菌扩散。

2. 毒素　根据来源、性质和作用机制不同，细菌合成的毒素包括外毒素和内毒素两类（表8-5）。

表8-5　外毒素与内毒素的区别

区别点	外毒素	内毒素
来源	革兰氏阳性菌与部分革兰氏阴性菌	革兰氏阴性菌
存在部位	多由活菌分泌，少数为细菌崩解后释出	细胞壁组分，细菌死亡裂解后释出

续表

区别点	外毒素	内毒素
化学成分	蛋白质	脂多糖
热稳定性	不耐热，60～80℃ 30分钟被破坏	耐热，160℃ 2～4小时才被破坏
毒性作用	强，对组织器官有选择性毒害效应，引起特殊临床表现	较弱，毒性效应大致相同，引起发热、白细胞增多、内毒素血症、休克、弥散性血管内凝血等
免疫原性	强，刺激机体产生抗毒素；甲醛处理脱毒形成类毒素	弱，刺激机体产生的中和抗体作用弱；甲醛处理不形成类毒素

（1）外毒素　大多数由革兰氏阳性菌如破伤风梭菌、肉毒梭菌、白喉棒状杆菌、产气荚膜梭菌、A群链球菌、金黄色葡萄球菌等产生，少数由革兰氏阴性菌如痢疾志贺菌、霍乱弧菌、肠产毒性大肠埃希菌等产生。多数外毒素是合成后分泌至菌体外，少数是待细菌死亡裂解后才释放。外毒素化学成分是蛋白质，易被蛋白酶破坏。绝大多数外毒素不耐热。但葡萄球菌肠毒素例外，能耐100℃ 30分钟。外毒素的毒性作用强，肉毒毒素是目前已知最毒的毒素。外毒素对宿主的毒性作用具有高度选择性，引起特殊的临床病变。根据作用机制和所致临床病理特征的不同，外毒素可分为神经毒素、细胞毒素和肠毒素三大类（表8-6）。

表8-6　细菌外毒素的种类及作用机制

类型	外毒素	产生菌	作用机制	临床表现	所致疾病
神经毒素	痉挛毒素	破伤风梭菌	阻断抑制性神经元释放抑制性神经介质	全身骨骼肌强直性痉挛	破伤风
	肉毒毒素	肉毒梭菌	抑制胆碱能运动神经元释放乙酰胆碱	肢体弛缓性瘫痪	肉毒中毒
细胞毒素	白喉毒素	白喉棒状杆菌	灭活延长因子-2，抑制靶细胞蛋白质合成	假膜形成、中毒性心肌炎	白喉
	致热外毒素	A群链球菌	为超抗原，破坏毛细血管内皮细胞	高热、全身鲜红色皮疹	猩红热
	α-毒素	产气荚膜梭菌	水解细胞膜上的磷脂酰胆碱，溶解红细胞等	血管通透性增加，水肿，细胞坏死	气性坏疽
肠毒素	霍乱肠毒素	霍乱弧菌	激活腺苷酸环化酶，增高细胞内cAMP水平	严重的上吐下泻，米泔样粪便	霍乱
	葡萄球菌肠毒素	金黄色葡萄球菌	为超抗原，刺激呕吐中枢	以呕吐为主、腹痛、腹泻	食物中毒

（2）内毒素　革兰氏阴性菌细胞壁外膜中的脂多糖（LPS），在细菌存活时只是细胞壁的结构组分，通常不表现毒性作用。当细菌死亡裂解后LPS被释放，才发挥毒性作用，故称为内毒素。当细菌大量繁殖后使用敏感的抗生素时，细菌大量裂解可能导致内毒素大量释放而加重病情。内毒素耐热，加热100℃经1小时不被破坏；需加热至160℃经2～4小时才能被灭活。注射液若被革兰氏阴性菌污染后，虽经高压蒸汽灭菌法杀灭细菌，但内毒素不被破坏，仍可引起临床不良后果。内毒素免疫原性很弱，不能用甲醛脱毒成类毒素，内毒素注射机体可产生相应抗体，但中和作用较弱。内毒素的毒性作用相对较弱。脂质A是内毒素的主要毒性成分。由内毒素引起的毒性作用大致相同，主要表现为发热反应、白细胞反应、内毒素血症与内毒素休克、弥散性血管内凝血等。

（二）细菌的侵入数量

除病原菌必须具有一定的毒力外，感染的发生还需有足够的数量。感染所需菌量的多少，一方面与病原菌毒力强弱有关，另一方面取决于宿主免疫力的强弱。一般来说，细菌毒力越强或宿主免疫力越低，引起感染所需的菌量越少。

（三）细菌的侵入途径

具有一定毒力和足够数量的病原菌，若侵入门户或途径不适宜，仍不能引起感染。例如，破伤风梭菌的芽孢需进入深部创伤，在厌氧微环境中才能生长繁殖。有些病原菌可经多途径侵入，如结核分枝杆菌可经呼吸道、消化道、皮肤创伤等方式侵入而引起感染。

三、感染的来源与传播类型

（一）感染的来源

在感染性疾病中，根据病原体来源，感染可分为外源性感染和内源性感染。

1. 外源性感染 病原体来自宿主体外的感染，称为外源性感染。病原菌主要来源于患者、带菌者、病畜和带菌动物。此外，外界环境中亦存在许多病原菌和机会致病菌，如土壤中的破伤风梭菌、产气荚膜梭菌，医院供水或空调系统中的嗜肺军团菌等。

2. 内源性感染 病原体来自患者体内或体表的感染，称为内源性感染。病原菌大多是存在于体表和与外界相通的腔道中的正常菌群，少数是以潜伏状态存在于体内的致病菌（如结核分枝杆菌）。正常菌群在特定条件下可转化为机会致病菌致病。

（二）传播途径

1. 皮肤感染 完整的皮肤黏膜是宿主抗感染的"第一道防线"，如果皮肤破损，金黄色葡萄球菌、A群链球菌、铜绿假单胞菌等可侵入引起化脓性感染。

2. 呼吸道感染 患者或带菌者的痰液和唾液中含有大量的病原菌，因咳嗽、喷嚏等原因，痰液、飞沫散布到周围空气时可经呼吸道途径感染他人，如脑膜炎奈瑟菌、肺炎链球菌、结核分枝杆菌、流感嗜血杆菌等。

3. 消化道感染 又称粪-口途径，大多是摄入被粪便污染的饮水、食物所致，如伤寒沙门菌、志贺菌和霍乱弧菌等。

4. 泌尿生殖道感染 性接触传播的病原菌主要有淋病奈瑟菌、阴道加德纳菌，所致疾病称为性传播疾病。而大肠埃希菌、变形杆菌等可引起尿路感染。

5. 多途径感染 结核分枝杆菌、炭疽芽孢杆菌等可经呼吸道、消化道、皮肤创伤等多种途径传播。此外，有些致病菌可通过节肢动物叮咬传播，如鼠疫耶尔森菌由鼠蚤传播。

（三）感染的类型

感染的发生、发展和结局是宿主的免疫防御能力和致病菌的致病能力相互作用的结果。根据双方力量对比，可出现隐性感染、显性感染和带菌状态等临床表现。

1. 隐性感染 当宿主的抗感染免疫力较强，或侵入的致病菌数量不多、毒力较弱时，感染后机体不出现或出现不明显的临床症状，称为隐性感染。大多数传染病流行中，隐性感染者一般约占人群的90%或更多。隐性感染后，机体可获得特异性免疫力。隐性感染的宿主可向体外排出病原菌而成为重要的传染源。

2. 显性感染 当宿主的抗感染免疫力较弱，或侵入的致病菌数量较多、毒力较强时，机体出现了明显的临床症状和体征，称为显性感染。

（1）按病情缓急不同分类

1）急性感染：病情发展迅速，病程较短，一般是数日至数周。病愈后，外来的致病菌从宿主体内消失。如霍乱、细菌性痢疾等属于急性感染。

2）慢性感染：病情较急性感染轻，病程缓慢，常持续数月至数年，如肺结核。

（2）按感染的部位及性质不同分类

1）局部感染：致病菌侵入宿主仅局限在一定部位生长繁殖，引起局部病变，如化脓性球菌所致的疖和痈。

2）全身感染：致病菌或其毒性代谢产物进入血液播散而引起宿主全身急性症状。临床常见类型有以下几种。①毒血症：病原菌只在机体局部生长繁殖，不进入血液，但其产生的外毒素入血，经血液到达并损伤易感的组织细胞，引起特殊的临床症状，如白喉、破伤风。②菌血症：致病菌由局部侵入血液，但未在其中生长繁殖，只是短暂的一时性或间断性侵入血液，到达体内适宜部位后再繁殖而致病，如伤寒。③败血症：病原菌侵入血液并在其中大量繁殖，产生毒性物质，造成机体严重损害，出现全身性中毒症状，如鼠疫、气性坏疽。④脓毒血症：化脓性球菌从感染部位侵入血液，并在其中大量繁殖，通过血液扩散至宿主的其他组织或器官，产生新的化脓性病灶，如金黄色葡萄球菌引起肝脓肿、肾脓肿和皮肤脓肿。

3. 带菌状态　宿主在显性或隐性感染后，致病菌并未立即消失，而是在体内继续留存一段时间，称为带菌状态，该宿主称为带菌者。伤寒、白喉患者在病后常可出现带菌状态。带菌者是重要的传染源。及早发现和治疗带菌者对控制传染病具有重要意义。

四、医院感染及其控制

医院感染指发生在医院内的感染，包括住院或门诊患者、陪护人员、探视者及医院工作人员等所获得的感染，主要是患者。

（一）医院感染的特点

医院感染的常见病原菌主要有大肠埃希菌、肺炎克雷伯菌、铜绿假单胞菌、鲍曼不动杆菌、金黄色葡萄球菌和白假丝酵母菌。医院感染大多由单一病原体引起。我国医院感染发生的部位目前以呼吸道感染为主，其次是泌尿道感染、术后切口感染、胃肠道感染和其他部位感染。引起医院感染的病原体大多为机会致病菌。医院内耐药菌的检出率远比社区高。一些细菌在获得耐药性质粒的同时，也可获得侵袭力及毒素基因，从而毒力增强，更容易攻击免疫力低下的宿主。医院感染的微生物种类常伴随抗生素的使用品种不同而发生变迁。

（二）医院感染的类型

根据感染来源的不同，可分为外源性医院感染和内源性医院感染两大类。

1. 外源性医院感染

（1）交叉感染　指由医院内患者、病原携带者或医务人员直接或间接传播引起的感染。患者和病原携带者体内的病原微生物以自然或人为方式排出，一旦侵入适当的宿主即可引起感染。

（2）医源性感染　指在诊断、预防和治疗过程中，由于器械消毒不严而造成的感染。例如，插入性诊治器材直接接触体内组织或无菌部位时，若消毒不严可造成感染。

2. 内源性医院感染　医院内的患者自身正常菌群可因免疫力低下、寄居部位改变或菌群失调等原因引起感染，称为内源性医院感染，又称自身感染。医院感染以内源性感染为主。

（三）医院感染的传播途径

医院感染的传播途径与医院的环境以及患者和医护人员这些特定人群有关，包括直接或间接接触传播、空气-飞沫传播和血液-体液传播。

1. 直接接触传播　在医院，患者之间、患者与医护人员之间通过直接接触易发生医院感染，如痢疾志贺菌引起的消化道感染。

2. 间接接触传播　这是目前医院感染的主要传播方式，主要是经医护人员的手、医疗器械以及患者的生活用具等传播。

3. 空气-飞沫传播　患者排泄物和分泌物（如飞沫、痰液、脓汁和粪便等）携带大量的病原微生物，可严重污染医院空气。呼吸道传染病如肺结核，可经空气或飞沫传播。铜绿假单胞菌常侵袭机械通气患者，引起呼吸机相关性肺炎。

4. 血液-体液传播　静脉滴注的注射液若被细菌如表皮葡萄球菌、大肠埃希菌、肺炎克雷伯菌等污染，可引起原发性菌血症。

此外，食用被病原菌污染的饮水、食物以及口服药物亦可引起医院感染。

（四）医院感染的危险因素与防治原则

医院是病原微生物汇集的重要场所，患者、带菌者和健康人之间密切接触，很容易造成病原体在人群中扩散。医院感染发生的主要危险因素有以下几种。

1. 易感人群 医院大多数患者是婴幼儿和老年人，免疫力较成年人更加低下，故更易发生医院感染。

2. 医疗手段的应用 接受免疫抑制剂、化疗和放疗以及介入性诊治手段如插管、内镜、血液透析、器官移植、留置导尿和人工机械辅助通气等，大大提高了医院患者免疫受损以及被机会致病菌感染的概率。

3. 抗菌药物的不合理应用 不合理使用抗菌药物引起菌群失调将出现二重感染。

控制医院感染的关键措施是清洁、消毒、无菌操作、隔离、净化、合理使用抗生素、尽量减少侵袭性操作、使用一次性医用器具、通过监测进行效果评价。医护人员的手卫生尤为重要，是阻断医护人员经操作导致在患者之间传播疾病的关键环节。

第5节 机体的抗菌免疫

由于人体具有高度完善的免疫防御系统，大多数病原菌并不能轻易侵入人体引起疾病。在抗细菌感染过程中，人体的免疫器官、细胞和分子相互协作共同完成免疫防御功能，包括固有免疫和适应性免疫两部分。

一、固有免疫的抗菌作用

固有免疫是监视和清除病原菌的快速反应系统，是人体的第一道防线。固有免疫系统由屏障结构、吞噬细胞和免疫分子组成（详见第6章）。

二、适应性免疫的抗菌作用

病原菌一旦突破宿主的第一道防线，即诱发适应性免疫应答，包括B细胞介导的体液免疫和T细胞介导的细胞免疫。针对不同的病原菌和毒素，其免疫方式有所不同。

（一）抗胞外菌感染的免疫

胞外菌指寄居在宿主细胞外的组织间隙和血液、淋巴、组织液等体液中的细菌。大多数病原菌都是胞外菌，如金黄色葡萄球菌、肺炎链球菌、脑膜炎奈瑟菌、淋病奈瑟菌、大肠埃希菌、痢疾志贺菌、霍乱弧菌、破伤风梭菌、产气荚膜梭菌等。胞外菌主要通过产生内、外毒素等毒性物质和引起炎症反应而致病。

对胞外菌感染的免疫主要依靠体液免疫产生特异性抗体起作用，包括：①阻断病原菌的黏附与定植：黏膜组织产生的SIgA可阻断病原菌在黏膜上皮细胞表面的黏附与定植。②中和外毒素：抗毒素能与外毒素特异性结合起到中和外毒素的作用。③调理作用：IgG类抗体的Fab段与病原菌或抗原表位结合，Fc段与中性粒细胞或巨噬细胞表面的Fc受体结合，促进对病原菌的吞噬作用。④激活补体：IgM、IgG类抗体与病原菌结合后形成免疫复合物，可激活补体经典途径，形成膜攻击复合体，导致细菌溶解；C3a、C5a片段能介导炎症反应；C3b、C4b具有调理吞噬作用。

细胞免疫在胞外菌感染的防御中也起一定作用，如CD4⁺Th2细胞，除辅助B细胞产生抗体外，还能产生多种细胞因子，引起局部炎症反应，以阻止致病菌从感染部位扩散。

（二）抗胞内菌感染的免疫

胞内菌可在宿主细胞内生长繁殖，如结核分枝杆菌、伤寒沙门菌、布鲁氏菌、嗜肺军团菌等。胞内菌感染具有低细胞毒性、潜伏期较长、病程缓慢和主要通过病理性免疫损伤而致病等特点。持续的抗原刺激使机体容易形成肉芽肿。肉芽肿既可阻挡病原菌的扩散，也对宿主造成一定的病理损伤，最具代表性的疾病是结核分枝杆菌引起的肺结核。

由于特异性抗体不能进入细胞内与胞内菌作用，故体液免疫对胞内菌感染的作用有限。抗胞内菌感染的免疫以T细胞介导的细胞免疫为主。CD4$^+$Th1细胞通过产生细胞因子，诱导以淋巴细胞和单核巨噬细胞浸润为主的炎症反应，达到清除胞内菌的作用。CTL通过分泌穿孔素和颗粒酶或高表达FasL和TNF-α，诱导靶细胞凋亡，释放病原菌，再由抗体或补体等通过调理作用将其消灭。

第6节　细菌感染的检查方法与防治原则

细菌感染进行病原学实验室检查的程序包括：标本采集、细菌形态学检查、细菌的分离培养、生化反应、血清学鉴定、药物敏感试验、细菌抗原及核酸检测、机体免疫产物如特异性抗体的检测等。对细菌感染性疾病的特异性预防主要是接种疫苗使机体获得特异性免疫力。对细菌感染性疾病的治疗主要是使用抗菌药物。

一、细菌感染的检查方法

细菌感染的病原学和血清学检查包括细菌的分离培养及鉴定、病原菌成分（抗原和核酸）以及患者血清中的特异性抗体的检测。

（一）细菌学检查

1. 标本采集与送检　临床标本的采集与送检方法直接影响到病原菌检测结果的准确性，故应遵循一定的基本原则。

（1）无菌采集　采集标本时应严格无菌操作，避免外源性污染；盛放标本的容器应进行无菌处理并贴好标签。

（2）早期采集　尽可能在病程的早期、急性期或症状典型时，以及使用抗菌药物之前采集标本。

（3）适时采集　根据病原菌在病程不同时期的体内分布和排出部位采集标本。例如，可疑肠热症患者应在病程的第1周取血液，第2～3周取粪便或尿液标本送检。

（4）适宜部位采集　应选择感染部位或病变明显的部位采集标本，如粪便标本应挑取其中的脓血和黏液部分。

（5）适宜方法采集　根据目的菌的生物学特性选择不同采集方法。例如，厌氧菌感染应在采集过程中尽量避免接触空气；脑膜炎奈瑟菌对低温和干燥极其敏感，应尽量床旁接种。

（6）安全采集　注意避免皮肤和黏膜的正常菌群对采集标本的污染。对怀疑为高危传染病患者的标本，特别是血液和体液标本，在采集、运送和处理标本时应考虑生物安全，操作人员做好防护，防止病原传播。

（7）双份血清　检查机体感染后产生的抗病原菌特异性IgG时，应采集患者急性期和恢复期双份血清。

（8）妥善送检　多数细菌标本应冷藏送检，但不耐冷的脑膜炎奈瑟菌、淋病奈瑟菌则需要注意保暖；厌氧菌对氧敏感，暴露在空气中容易死亡，采集后应立即排出空气并转移至厌氧瓶中尽快送检。

此外，需完整填写送检单，并尽可能多地提供送检标本的背景资料，以有利于检验结果的分析。

2. 病原菌检查

（1）显微镜检查　细菌体积微小，需借助显微镜观察染色或不染色标本中的细菌形态、结构、排列、染色性及运动性，从而对感染的细菌进行初步判断，为进一步的细菌检测与鉴定提供参考。

（2）分离培养　细菌性感染最可靠的确诊方法是对细菌进行分离与鉴定。根据致病特点采集不同标本（如血、尿、粪便、脑脊液等），接种在固体培养基上进行分区划线分离出单个菌落，选择出可疑病原菌的菌落转种获得纯培养物后，再进行细菌鉴定。

（3）生化试验　鉴定细菌生化反应特点可作为鉴别细菌的依据，如肠道感染细菌多为革兰氏阴性菌，镜下形态和菌落特征基本相同，但其代谢产物和酶系统具有很大差别，可根据生化反应特点鉴别。目前多种快速、微量、定量和自动化的细菌生化反应试剂盒和细菌鉴定系统已应用于临床。

（4）血清学试验　利用含有已知抗体的免疫血清对分离培养的待测菌进行属、种和血清型的鉴定。常用的方法是玻片凝集试验。

（5）药物敏感试验　简称药敏试验，是测定抗菌药物对病原菌有无杀菌作用的方法，对指导临床用药、发现细菌耐药性等具有重要意义。常用方法包括纸片扩散法、稀释法、抗生素连续梯度法和自动化仪器法。

（二）血清学诊断

用已知细菌或其抗原检测患者血清或其他体液中未知抗体及其量的变化，可作为病原菌感染的辅助诊断或疫苗接种后的预防效果评估。因需采集患者的血清进行此类试验，故称为血清学诊断。因为从细菌侵入机体到血清中能检出特异性抗体一般需要2周时间，血清学诊断不能只凭一次抗体效价较高就做出诊断，通常需在感染早期和恢复期采双份血清，当恢复期的血清抗体效价比早期升高4倍或4倍以上才具有诊断价值。

根据病原菌种类不同可选择不同的血清学诊断方法。例如，诊断伤寒、副伤寒的肥达试验，检测立克次体的外斐反应都属于直接凝集试验；诊断链球菌性风湿热的抗O试验属于中和试验。较常用的ELISA技术具有操作简便、特异性强、敏感性高、重复性好、易于自动化操作等特点，广泛应用于细菌、病毒等多种病原体的微生物学诊断和流行病学调查。

（三）基因诊断技术

近年来发展的分子生物学技术如聚合酶链式反应、核酸杂交技术、基因芯片等对细菌的检测具有更特异和更灵敏的特点。

二、细菌感染的防治原则

（一）细菌感染的特异性预防

特异性免疫可通过患病、隐性感染等自然免疫和预防接种等人工免疫方式获得。人工免疫包括人工自动免疫和人工被动免疫（详见第7章）。

（二）细菌感染的治疗

细菌感染主要采用抗菌药物来治疗。抗菌药物是指具有杀菌或抑菌作用的药物，包括微生物合成的抗生素和人工化学合成的药物。每种抗菌药物都有一定的抗菌范围，称为抗菌谱。根据药物抗菌范围的大小，又分为广谱抗生素和窄谱抗生素。在抗感染的过程中，正确合理选用抗菌药物是提高疗效、降低不良反应以及减少细菌耐药性发生的关键。

抗菌药物治疗性应用的基本原则是：①诊断为细菌性感染的患者才可应用抗菌药物。②尽早查明病原菌，根据病原菌种类及细菌药物敏感试验结果选用抗菌药物。③根据药物的抗菌作用机制及其药物动力学特点选择用药。④应综合患者病情、病原菌种类及抗菌药物特点制订抗菌药物治疗方案。

三、生 物 安 全

生物安全指由于现代生物技术开发和应用对生态环境和人体健康造成了潜在威胁而对其所采取的一系列有效预防和控制措施。病原生物学中涉及的生物安全主要是指病原微生物实验室的生物安全。实验室生物安全在于保护实验人员免受微生物感染，同时防止因病原微生物泄露而污染环境。我国于2021年4月15日开始实施《中华人民共和国生物安全法》，要求加强对病原微生物实验室安全的管理，从事病原微生物的实验室应当符合生物安全国家标准和要求。

（一）病原微生物危害程度分类

根据我国《病原微生物实验室生物安全管理条例》将人间传染的病原微生物分为四类，其中第一类和第二类病原微生物统称为高致病性病原微生物。

第一类病原微生物，是指能够引起人类或者动物非常严重疾病的微生物，以及我国尚未发现或者已经宣布消灭的微生物。

第二类病原微生物，是指能够引起人类或者动物严重疾病，比较容易直接或者间接在人与人、动物与人、动物与动物间传播的微生物。

第三类病原微生物，是指能够引起人类或者动物疾病，但一般情况下对人、动物或者环境不构成严重危害，传播风险有限，实验室感染后很少引起严重疾病，并且具备有效治疗和预防措施的微生物。

第四类病原微生物，是指在通常情况下不会引起人类或者动物疾病的微生物。

（二）生物安全实验室

国际上根据实验室对病原微生物的生物安全防护水平（biosafety level，BSL）将生物安全实验室分为四个等级：BSL-1、BSL-2、BSL-3、BSL-4（表8-7）。BSL-1实验室为普通建筑结构实验室；BSL-2实验室需配备负压生物安全柜和高压蒸气灭菌设备；BSL-3实验室要求实验室房间保持负压且有独立的排风系统，排出的空气需经高效过滤器过滤；BSL-4实验室要求配备生命支持系统，对实验室外部环境和内部设施具有特殊的要求，防护级别最高。

表8-7　生物安全实验室的分级

实验室分级	处理对象
BSL-1	对人体、动植物或环境危害较低，不具有对健康成人、动植物致病危险的致病因子
BSL-2	对人体、动植物或环境具有中等危害或具有潜在危险的致病因子，对健康成人、动物和环境不会造成严重危害。具有有效的预防和治疗措施
BSL-3	对人体、动植物或环境具有高度危险性，主要通过气溶胶使人感染上严重的甚至致命的疾病，或对动植物和环境具有高度危害的致病因子。通常有预防和治疗措施
BSL-4	对人体、动植物或环境具有高度危险性，通过气溶胶途径传播或传播途径不明，或存在未知的、危险的致病因子。没有预防和治疗措施

（三）生物安全柜

生物安全柜是生物安全实验室中最重要的装备，分为三个等级。一级生物安全柜仅在排气口有高效空气过滤器，可保护实验室工作人员和环境但不保护样品。二级和三级生物安全柜可同时保护人员、环境和样品。实验室应用最为广泛的是二级生物安全柜。三级生物安全柜是完全封闭结构，工作人员通过连接在柜体的手套进行操作，又称手套箱。

自 测 题

一、单项选择题

1. 具有抗吞噬作用的细菌结构是
　A. 细胞壁　　　　　　　B. 荚膜
　C. 芽孢　　　　　　　　D. 鞭毛
　E. 菌毛

2. 细菌L型的形成与以下哪种结构有关
　A. 中介体　　　　　　　B. 细胞膜
　C. 细胞壁　　　　　　　D. 细胞质
　E. 核质

3. 微生物学实验过程中烧灼接种环的操作属于
　A. 消毒　　　　　　　　B. 抑菌
　C. 清洁　　　　　　　　D. 防腐
　E. 无菌操作

4. 高压蒸气灭菌法的温度和时间是
　A. 100℃ 10～20分钟
　B. 121.3℃ 15～20分钟
　C. 80℃ 5～10分钟
　D. 62℃ 30分钟
　E. 71.7℃ 15～30分钟

5. 正常菌群对人体的生理作用不包括
　A. 生物拮抗　　　　　　B. 营养作用
　C. 抗炎作用　　　　　　D. 免疫作用
　E. 抗衰老作用

6. 因长期大量使用抗生素引起的腹泻属于
　A. 外源性感染　　　　　B. 菌群失调
　C. 交叉感染　　　　　　D. 环境污染感染
　E. 潜伏性感染

7. 卡介苗是发生以下哪种变异的结核分枝杆菌
　A. 形态变异　　　　　　B. 结构变异
　C. 抗原性变异　　　　　D. 毒力变异
　E. 酶活性变异

8. 内毒素的主要毒性成分是
　A. 脂蛋白　　　　　　　B. 磷壁酸
　C. 脂质A　　　　　　　D. 核心多糖
　E. 特异性多糖

9. 关于隐性感染与显性感染的区别，正确的是
　A. 隐性感染有传染性，而显性感染无传染性
　B. 隐性感染有免疫力产生，而显性感染则无免疫力产生
　C. 隐性感染对机体的损害较重，而显性感染对机体的损害轻
　D. 隐性感染不出现或出现不明显临床症状，而显性感染出现一系列临床症状
　E. 隐性感染人数较少，显性感染人数较多

10. 利用细菌生化反应鉴定细菌是根据
　A. 细菌酶活性差异
　B. 细菌毒素活性差异
　C. 细菌酶含量的差异
　D. 细菌毒素种类的差异
　E. 细菌分解代谢产物的差异

二、简答题

1. 细菌的特殊结构有哪些？请简述其主要功能。
2. 细菌的生长繁殖需要哪些条件？
3. 试比较外毒素与内毒素，并回答两者的区别。

（许名颖）

第9章
常见的致病菌

第1节 呼吸道感染的细菌

 案例9-1

患者，男，30岁，因间断低热、咳嗽伴右侧胸痛、气短3个月入院。患者3个月前，劳累后常出现午后低热，体温在37.4～37.8℃，伴少量刺激性干咳。4天后无特殊诱因出现右侧胸部隐痛，深呼吸及平卧位时加重。活动后感胸痛、气短。入院后，X线及超声检查示"右侧胸腔积液"，予穿刺抽液，抽出粉红色乳糜样液体，考虑为"结核性胸腔积液"，穿刺液送检结果示结核分枝杆菌阳性。

问题： 1. 结核分枝杆菌具有哪些特征？通过什么染色方法进行观察？
    2. 结核分枝杆菌的传播途径有哪些？
    3. 如何预防结核病？

一、结核分枝杆菌

结核分枝杆菌（*Mycobacterium tuberculosis*）是导致人类结核病（tuberculosis，TB）最重要、最常见的病原体，可侵犯全身各器官系统，以肺部感染最多见。结核病是一种目前全球尤其是发展中国家危害最严重的慢性呼吸道传染病，是损害人类健康的重要原因之一，也是传染病中的头号杀手。

 链 接 结核病感染现状

根据世界卫生组织（WHO）《2020年全球结核病报告》显示，2019年全球估算新发结核病患者996万例。30个结核病高负担国家的患者数占全球结核病患者总数的86%，其中印度（26.0%）、印度尼西亚（8.5%）、中国（8.4%）、菲律宾（6.0%）、巴基斯坦（5.7%）、尼日利亚（4.4%）、孟加拉国（3.6%）和南非（3.6%），8个国家的结核病患者数占全球结核病患者总数的2/3。自2007年以来，结核病一直是单一传染病中的头号杀手。2019年全球估算因结核病死亡的人数为141万。我国结核病病死率（2.2/10万）虽处于全球30个高负担国家的最低水平，但死亡人数位居30个高负担国家的第8位，也一直位居我国传染病死亡顺位的第2位，需要引起特别关注。

（一）生物学性状

1. 形态与染色 结核分枝杆菌菌体细长、略弯曲，大小为（1～4）μm×0.4μm，无鞭毛、无芽孢，有菌毛，呈单个、分枝状或团束状排列。有微荚膜，革兰氏阳性菌，但不容易着色，一般用齐-尼抗酸染色（Ziehl-Neelsen acid-fast staining），结核分枝杆菌可抵抗盐酸酒精的脱色作用而染成红色，为抗酸染色阳性，而其他细菌及细胞被染成蓝色。

2. 培养特性 结核分枝杆菌营养要求高，只有在含有蛋黄、马铃薯、甘油、无机盐、天冬酰胺等的罗氏培养基上才能生长。专性需氧菌，最适温度37℃，最适pH 6.5～6.8。生长缓慢，约18小时分裂一次，接种后培养3～4周才出现肉眼可见的菌落，表面为乳白色或淡黄色，菌落干燥，不透明，呈菜花状。在液体培养基内生长较快，由于细菌含脂质较多，且有疏水性并有需氧需求，故1～2周液体表面即可形成粗糙皱褶状菌膜，有毒菌株在液体培养基中呈束状生长。

3. 抵抗力 结核分枝杆菌的脂质含量高，对理化因素抵抗力较强。耐干燥，黏附于尘埃上保持传染性8～10天，在干燥痰内可存活6～8个月。对酸碱有较强的抵抗力，在3%HCl、6%H_2SO_4、4%NaOH可耐受30分钟，临床上常用此浓度的酸碱处理有杂菌污染的标本和消化标本中的黏稠物质，以提高检出率。但其对湿热、紫外线、乙醇抵抗力弱，在液体中加热63℃ 15分钟或煮沸即被杀死，直接日光照射数小时、在75%乙醇中数分钟死亡。对常用抗生素不敏感。

4. 变异性 结核分枝杆菌可发生形态、菌落、毒力和耐药性等多种变异，对异烟肼、链霉素、利福平等抗结核药物较易产生耐药性。耐药菌株常伴随毒力减弱，如异烟肼耐药菌株对豚鼠的毒力消失，但对人类仍有一定的致病性。卡介苗是目前临床上唯一批准使用的结核病预防用减毒活疫苗，广泛用于预防结核病。

（二）致病性

结核分枝杆菌无内毒素，也不产生外毒素和侵袭性酶，其致病性与细菌在组织细胞内大量繁殖引起的炎症、菌体成分和代谢物质的毒性以及机体对菌体成分产生的免疫损伤有关。

1. 致病物质

（1）脂质 是结核分枝杆菌的主要毒力因子，其细胞壁所含脂类约占细胞壁干重的60%，占菌体干重的20%～40%，主要是磷脂、脂肪酸和蜡质，它们大多与蛋白质或多糖结合成复合物存在，与细菌毒力密切相关。

1）索状因子：是分枝菌酸和海藻糖结合的一种糖脂。能使结核分枝杆菌相互粘连，在液体培养基中呈索状排列。能破坏细胞线粒体膜、抑制细胞氧化磷酸化过程、抑制白细胞的游走和引起慢性肉芽肿。

2）磷脂：能刺激单核细胞增生，刺激巨噬细胞转化为上皮样细胞，从而引起结核结节的形成；还能抑制蛋白酶对组织的分解作用，从而使病灶组织溶解不完全，产生干酪样坏死。

3）蜡质D：是一种肽糖脂和分枝菌酸的复合物，可激发机体产生迟发型超敏反应。

4）硫酸脑苷脂：能抑制吞噬细胞中吞噬体与溶酶体的结合，使结核分枝杆菌能在吞噬细胞中长期生长与繁殖。

（2）蛋白质 结核分枝杆菌多为脂蛋白或糖蛋白，致病作用较为广泛，其中主要成分是结核菌素，结核菌素主要是细胞分泌的蛋白质及耐热的成分，与蜡质D结合后能使机体发生迟发型超敏反应，引起组织坏死和全身中毒症状，并在结核结节形成中发挥一定的作用。

（3）荚膜 主要成分为多糖，部分为脂质和蛋白质。荚膜可抑制吞噬体与溶酶体的结合，能与吞噬细胞表面的补体受体结合，有助于结核分枝杆菌在宿主细胞上黏附与入侵，可阻止药物和化学物质等渗透入菌体内。

2. 所致疾病 人对结核分枝杆菌普遍易感，多数导致潜伏结核病感染，只有很少一部分人发展为结核病。传染源主要是结核病患者，尤其是痰涂片阳性、未治疗且向体外排菌的肺结核患者。结核分枝杆菌可通过多种途径进行传播如呼吸道、消化道和损伤的皮肤侵入机体，引起多种组织器官的感染，但以呼吸道感染的肺结核最多见。

结核病包括原发性肺结核、血行播散型肺结核、继发性肺结核、结核性胸膜炎、肺外结核。

（1）原发性肺结核 多发生于儿童，为机体初次感染结核分枝杆菌，包括原发综合征及胸内淋巴结结核。结核分枝杆菌通过飞沫、尘埃等经呼吸道进入肺泡，被吞噬细胞吞噬后，由于细菌胞壁的硫酸脑苷脂抑制吞噬体与溶酶体结合，不能发挥杀菌溶菌作用，致使结核分枝杆菌在细胞内大量生长繁殖，最终导致细胞死亡崩解，释放出的结核分枝杆菌或在细胞外繁殖侵害，或被另一巨噬细胞吞噬再重复上述过程，如此反复引起渗出性炎症病灶，称为原发病灶。原发病灶内的结核分枝杆菌可经淋巴管扩散在肺门淋巴结，引起淋巴管炎和淋巴结肿大，X线胸片显示哑铃状阴影，称为原发综合征。随着感染持续，机体抗结核免疫力逐渐建立，90%以上的原发感染纤维化或钙化，不治而愈，但原发病灶内可长期潜伏少量结核分枝杆菌，不断刺激机体强化已建立起的抗结核免疫力，也可作为以后内源性感染的来源。

（2）血行播散型肺结核　多由原发性肺结核发展而来，常见于儿童。在成人原发感染后潜伏于病灶中的结核分枝杆菌进入血液循环或因肺及其他脏器活动性结核病灶侵袭淋巴管而引起。结核分枝杆菌短期大量侵入引起的急性播散型肺结核，临床上有严重的急性中毒症状。

（3）继发性肺结核　由初染后潜伏病灶中的结核分枝杆菌重新活动和释放而发病，极少数由外源性再感染所致，是成年人肺结核的最常见类型。

（4）结核性胸膜炎　是结核分枝杆菌及其代谢产物进入处于高度过敏状态的胸膜而引起的炎症。

（5）肺外结核　是结核分枝杆菌感染了肺部以外的脏器而引起的临床结核病，如脑结核、肾结核；也可引起肠结核、结核性腹膜炎及泌尿生殖系统结核等。

（三）免疫性

1. 免疫性　人类对结核分枝杆菌的感染率很高，但发病率却较低，表明了人体免疫作用在抵抗结核分枝杆菌的感染中具有重要作用。机体感染结核分枝杆菌后，虽能产生多种抗体，但无保护作用。结核分枝杆菌是胞内寄生菌，其免疫主要是以T细胞为主的细胞免疫。结核的免疫属于感染免疫，又称带菌免疫，即只有当结核分枝杆菌在体内存在时才有免疫力，一旦体内的结核分枝杆菌全部消失，抗结核免疫也随之消失。

2. 超敏反应　随着机体对结核分枝杆菌产生特异性免疫的同时，也产生了迟发型超敏反应，二者均为T细胞介导的结果。从科赫现象可以看到，将结核分枝杆菌初次注入豚鼠皮下，10～14天后注射部位发生溃烂且不易愈合，附近淋巴结肿大，细菌扩散至全身，表现为原发感染的特点。若用同量结核分枝杆菌注入曾感染过结核分枝杆菌的豚鼠皮下，则于1～2天内注射局部迅速出现溃烂，浅而易愈合，附近淋巴结不肿大，细菌也很少扩散，表现为继发感染的特点。可见再感染时溃疡浅、易愈合、不扩散，表明机体已有一定免疫力。但再感染时溃疡发生快，说明在产生免疫的同时有超敏反应的参与。

3. 结核菌素试验　人感染结核分枝杆菌后，产生免疫力同时也会发生迟发型超敏反应，可以通过检测机体对结核菌素的超敏反应来了解机体对结核分枝杆菌的细胞免疫水平。结核菌素试验是用于诊断结核分枝杆菌感染所致迟发型超敏反应的皮肤试验。对诊断活动性结核病和测定机体细胞免疫功能有参考意义。

（1）结核菌素试剂　目前都用纯蛋白衍生物（purified protein derivative，PPD），由旧结核菌素经三氯醋酸沉淀纯化后制成。PPD有两种，分别通过结核分枝杆菌和卡介苗提取。

（2）试验方法与意义　取PPD 5个单位注入受试者前臂掌侧1/3中央皮内，72小时（48～96小时）观察结果，测量注射局部皮肤出现硬结。如硬结平均直径＜5mm或无反应者为阴性，硬结平均直径≥5mm者为阳性，5mm≤硬结平均直径＜10mm者为一般阳性，10mm≤硬结平均直径＜15mm者为中度阳性；硬结平均直径≥15mm或局部出现双圈、水疱、坏死及淋巴管炎者为强阳性。阳性反应表明卡介苗接种成功，或未接种卡介苗和非结核分枝杆菌干扰时，视为结核分枝杆菌感染，但不一定发病。强阳性反应则表明可能有活动性结核，应进一步追查病灶。阴性反应表明机体未曾感染过结核分枝杆菌，无免疫力。

（四）病原学和血清学检测

1. 标本采集 根据结核分枝杆菌感染的类型，采集不同的标本。采集标本应使用一次性无菌容器。肺结核应采集痰液标本；肾或膀胱结核以无菌导尿或取中段尿液；肠结核采集粪便；结核性脑膜炎进行腰椎穿刺采集脑脊液；脓胸、胸膜炎、腹膜炎或骨髓结核等则穿刺采集脓汁。

2. 直接涂片染色检查 痰液标本可直接涂片，抗酸染色镜检，若找到抗酸阳性杆菌，结合临床症状即可初步诊断。若标本中结核分枝杆菌量少，直接涂片不易检出，可用金胺O染色后荧光显微镜观察结果，或浓缩集菌后，再涂片染色镜检，以提高检出阳性率。

3. 分离培养 必要时将集菌并经处理后的标本接种于改良罗氏固体培养基中。根据细菌生长繁殖速度、菌落特征及菌落涂片抗酸染色结果，进一步鉴定及生化反应证实。

4. 动物实验 取经浓缩集菌处理的样本1ml注射于豚鼠或地鼠腹股沟皮下。3～4周后若局部淋巴结肿大，消瘦或结核菌素试验阳性，可及时解剖，观察淋巴结、肝、脾、肾等脏器有无结核病变，并可进行涂片染色镜检或分离培养鉴定。

5. 免疫检查 用结核分枝杆菌抗原采用ELISA等方法检测患者血清中的抗体，进行辅助诊断。

6. 基因检测 PCR检测结核分枝杆菌的DNA，可用于结核病的早期快速诊断，对因菌量少或L型变异不易分离培养成功的标本更有实用价值。结核分枝杆菌耐药性与基因突变密切相关，分子诊断技术有助于耐药结核病检测。

（五）防治原则

1. 预防接种 接种卡介苗是预防结核病的有效措施之一，广泛接种卡介苗能大大地降低结核病的发病率。目前，我国规定出生后即接种卡介苗一次。未接种并在3月龄内的婴儿可直接补种，对年龄＞3月龄和＜3岁的PPD皮试结果阴性且未接种者予以补种，＞4岁和已接种而无卡痕形成的儿童不予补种。皮内接种卡介苗后，免疫保护期为10～15年。

2. 治疗 早期发现活动性肺结核患者，隔离并给予有效药物是控制结核病流行的关键。结核病的治疗在于控制疾病，促使病灶愈合，消除症状和防止复发。抗结核药物的治疗原则：早期发现和早期治疗；联合用药，彻底治愈。国内外均推行三药联合方案，即以异烟肼、利福平和吡嗪酰胺为主要治疗药物联合应用。在耐药病例发生率较高的地区，前2个月强化期需加第4种药，即链霉素或乙胺丁醇。此方案可使患者获得约95%的治愈率。近年来结核分枝杆菌耐药菌株较多，故对久治不愈的患者，应分离菌株，进行药敏试验，测定其耐药性，以指导临床合理用药。目前，我国采用WHO建议推广的"督导短程化疗"（DOTS）方案，即患者每次均由医务人员、社区志愿者或家属现场督促患者服用规定药物，疗程可缩短至6个月。一些耐多种药的肺结核及肺结核并发症如支气管胸膜瘘、结核性支气管扩张等需要外科手术切除部分肺组织，以最大可能保留正常肺组织，降低体内细菌载量。

二、肺炎链球菌

肺炎链球菌（*S.pneumoniae*）又称肺炎球菌（pneumococcus）。常寄居在正常人的鼻咽腔内，多不致病，只形成带菌状态，当机体免疫力降低时致病。主要引起大叶性肺炎等。

（一）生物学性状

革兰氏阳性球菌，菌体呈矛头状，多成双排列，宽端相对。无鞭毛和芽孢，在机体内可形成荚膜（图9-1）。营养要求较高，在血琼脂平板上形成细小、灰白色、圆形略扁、半透

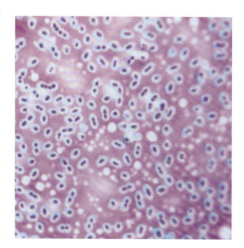

图9-1 肺炎链球菌荚膜（荚膜染色，1500×）

明、有草绿色溶血环的菌落。培养超过24小时，因产生自溶酶（自溶酶能破坏细胞壁），使细菌自溶，菌落中央下陷呈肚脐状。自溶酶可被胆汁或胆盐激活，促进培养物中细菌自溶，借此可与甲型链球菌鉴别。对理化因素抵抗力较弱，对一般消毒剂敏感。

（二）致病性与免疫性

1. 致病物质　主要致病物质是荚膜，具有抗吞噬作用。此外，肺炎链球菌溶素O、脂磷壁酸、神经氨酸酶与肺炎链球菌的黏附、定植、繁殖及扩散有关。

2. 所致疾病　肺炎链球菌为条件致病菌，只有当机体抵抗力减弱时才引起大叶性肺炎，可继发胸膜炎、脓胸、中耳炎、脑膜炎、败血症等。病后可建立较牢固的同型特异性免疫。主要是产生荚膜多糖型特异抗体，在发病后5～6天就可形成抗体，抗体具有调理作用、增强吞噬功能，同型病菌再次感染者少见。

（三）防治原则

提高免疫力，接种多价肺炎链球菌荚膜多糖疫苗可有效预防感染。肺炎链球菌感染治疗可选用青霉素、红霉素等。

三、脑膜炎奈瑟菌

脑膜炎奈瑟菌（*N.meningitidis*）又称脑膜炎球菌（meningococcus），是流行性脑脊髓膜炎（简称流脑）的病原体。

（一）生物学性状

1. 形态与染色　革兰氏阴性球菌，菌体呈肾形或豆形，成双排列，凹面相对，直径为0.6～0.8μm，无芽孢和鞭毛。在患者的脑脊液中，细菌多位于中性粒细胞内，形态典型（图9-2）。新分离的菌株多有荚膜和菌毛。

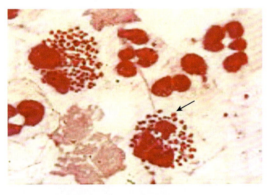

图9-2　脑膜炎奈瑟菌（箭头所示。革兰氏染色，1000×）

2. 培养特性　专性需氧。营养要求较高，常用巧克力血琼脂平板培养，初次分离需5%～10%的CO_2。最适生长温度37℃，最适pH为7.4～7.6。在巧克力血琼脂平板上培养，形成圆形、略凸起、光滑、边缘整齐、半透明、湿润的菌落。脑膜炎奈瑟菌多能分解葡萄糖和麦芽糖，产酸不产气，不分解蛋白质。

3. 抗原结构与分类

（1）荚膜多糖群特异性抗原　据此将脑膜炎奈瑟菌分A、B、C等13个血清群，以C群致病力最强。我国95%以上为A群。

（2）外膜蛋白型特异性抗原　有型特异性，据此将各血清群（A群除外）分为若干血清型。

（3）脂寡糖抗原　由外膜上糖脂组成，具有抗原性。

4. 抵抗力　较弱，对冷、热、干燥及消毒剂极敏感，室温下3小时即死亡，加热60℃5分钟即死亡，可产生自溶酶，故标本应保温、保湿、立即送检。

（二）致病性与免疫性

1. 致病物质

（1）荚膜　有抗吞噬作用，能增强细菌的侵袭力。

（2）菌毛　可黏附至易感细胞表面，有利于进一步侵入。

（3）脂寡糖　是脑膜炎奈瑟菌主要致病物质。可作用于小血管和毛细血管，引起坏死、出血，表现为皮肤瘀斑和微循环障碍。

2. 所致疾病 脑膜炎奈瑟菌是流脑的病原菌，人类是其唯一易感宿主，通过飞沫经呼吸道传播。传染源是患者和带菌者。多在冬春季流行，流脑流行期间，正常人群带菌率达70%以上，是重要的传染源。成年人抵抗力强，6个月至2岁儿童免疫力弱，是易感人群。因侵入病原菌毒力、数量和机体免疫力不同，流脑的病情轻重不一。临床分普通型、暴发型和慢性败血症型。普通型占90%左右，主要表现有突发寒战、高热、出血性皮疹、剧烈头痛、喷射状呕吐、颈项强直等。暴发型流脑少见，除有高热、头痛、呕吐外，还可出现烦躁不安、意识障碍、昏迷等。病情凶险，若不及时抢救，常于24小时内死亡。慢性败血症型成年人患者较多，病程可迁延数日。

3. 免疫性 以体液免疫为主。显性感染、隐性感染或接种疫苗后2周，血清中群特异性抗体水平提高。6个月以内的婴儿可通过母体获得抗体，产生自然被动免疫，故具有一定的免疫力。

（三）病原学检测

1. 标本采集 一般根据病情可采集脑脊液、血液、瘀斑穿刺液、咽拭子标本等。脑膜炎奈瑟菌对低温、干燥极敏感，标本应保温、保湿、立即送检，最好床头接种。接种的培养基应先预温。

2. 直接涂片镜检 取脑脊液的离心沉淀物或瘀斑渗出物，涂片染色镜检，若在中性粒细胞内、外见到革兰氏阴性双球菌，可初步诊断。

3. 分离培养与鉴定 血液和脑脊液先增菌，再用巧克力培养基分离培养。根据菌落特点、生化反应及玻片凝集试验鉴定。

4. 核酸检测 脑脊液、血液、瘀点（斑）组织液的脑膜炎奈瑟菌特异性核酸检测呈阳性。

（四）防治原则

患者须早隔离、早治疗，以尽快消除传染源。对儿童接种流脑荚膜多糖疫苗进行特异性预防，流行期间可服用磺胺类药物预防，治疗首选青霉素G，剂量要大，过敏者可选用红霉素。

四、其他呼吸道感染的细菌

嗜肺军团菌、百日咳鲍特菌、白喉棒状杆菌、流感嗜血杆菌等感染在临床上也比较常见，主要特征如表9-1所示。

表9-1 其他呼吸道感染的细菌主要特征

细菌	生物学性状	致病性	防治原则
嗜肺军团菌	革兰氏阴性球杆菌，不易着色，菌体形态易变，有鞭毛、菌毛及微荚膜，不形成芽孢。专性需氧菌，兼性胞内寄生，营养要求较高，抵抗力较强	主要引起军团病，也可引起医院感染，多流行于夏秋季节，经飞沫传播，引起以肺为主的全身性感染。临床上有流感样型、肺炎型、肺外感染型	目前尚无嗜肺军团菌特异性疫苗。治疗首选红霉素
百日咳鲍特菌	革兰氏阴性短杆菌，无鞭毛，不形成芽孢，专性需氧菌，营养要求高，常用鲍-金培养基进行培养。抵抗力弱，日光直射1小时、56℃加热30分钟均可被杀死。对多种抗生素敏感	主要致病物质为百日咳毒素。引起人类百日咳，其传染源主要是早期患者和带菌者，经呼吸道传播。病程分为三期：卡他期、痉咳期、恢复期	采用百白破三联疫苗对3～5个月的婴儿进行人工主动免疫。治疗可选用红霉素、氨苄西林等
白喉棒状杆菌	革兰氏阳性菌，有异染颗粒。需氧或兼性厌氧，常用含有凝固血清的吕氏培养基培养，对干燥、寒冷和日光的抵抗力强，但对湿冷的抵抗力弱。对一般消毒剂敏感	主要致病物质为白喉毒素。所致疾病为白喉，传染源为白喉患者和带菌者。经呼吸道传播。典型症状为假膜，因窒息而死亡。白喉毒素入血，引起心肌炎、软腭麻痹、肾上腺功能障碍等	采用百白破三联疫苗进行人工主动免疫。用白喉抗毒素进行特异性治疗或紧急预防，同时给予抗菌治疗，以抑制白喉杆菌的生长
流感嗜血杆菌	又称流感杆菌。为革兰氏阳性菌，无芽孢及鞭毛，多数菌株有菌毛，毒力菌株具有荚膜。常用巧克力色琼脂平板培养	致病因素有内毒素、菌毛、荚膜与IgA蛋白酶等。所致疾病有鼻咽炎、脑膜炎、化脓性心包炎、鼻窦炎、中耳炎、支气管肺炎	可选用氨苄西林等进行治疗

第2节　消化道感染的细菌

案例 9-2

　　患者，女，20岁。近半年来，反复出现尿频、尿急、尿痛等症状，口服抗生素治疗，症状缓解。2天前，出现发热、腰痛，排尿时有烧灼感，并出现寒战、高热、头痛、恶心呕吐等全身症状，腰部疼痛加重。入院查体：体温39.2℃，肾区压痛和叩击痛明显，血压115/70mmHg；血常规：白细胞增高；尿中白细胞＞100个/HP，红细胞0～2个/HP，尿蛋白（－）；中段尿培养菌落计数大于10^5个/ml。

　　问题：1.临床诊断考虑什么病？
　　　　　2.该病最常见的病原菌是什么？主要通过何种途径感染？

一、埃希菌属

　　埃希菌属（Escherichia）有6个种，其中大肠埃希菌（E.coli）在临床标本中最常见。大肠埃希菌又称大肠杆菌，是人类肠道中重要的正常菌群，婴儿出生后几小时该菌即进入肠道，并伴随终身。大肠埃希菌在正常情况下对机体是有益的，其产生的B族维生素和维生素K供人体吸收利用。但在机体免疫力下降或细菌侵入肠道外组织器官时，可引起肠外感染，成为条件致病菌。某些血清型大肠埃希菌具有致病性，可导致肠道感染。在环境卫生学和食品卫生学中，常被用作粪便污染的卫生学检测指标。

（一）生物学性状

　　大肠埃希菌大小为（0.4～0.7）μm×（2～3）μm的革兰氏阴性杆菌（图9-3）。无芽孢，多数菌株有周鞭毛，有菌毛和荚膜。兼性厌氧，营养要求不高，在普通琼脂平板上37℃培养24小时，形成直径2～3mm圆形凸起、灰白色的光滑型菌落。在液体培养基中呈均匀混浊生长。在麦康凯培养基（SS培养基）或伊红-亚甲蓝（EMB）琼脂上因分解乳糖形成有色菌落。抵抗力较强，60℃15分钟仍可存活。在肥沃的土壤表层可存活数月。

　　生化反应活泼，能发酵葡萄糖、乳糖等产酸产气，硫化氢试验阴性，动力试验阳性，IMViC（吲哚、甲基红、伏-波、枸橼酸盐试验）结果为"++－－"。

　　大肠埃希菌有O、H、K三种抗原，是血清学分型的依据。O抗原是细胞壁脂多糖最外层的特异性多糖，目前已知超过170种。H抗原位于鞭毛上，有56种，加热和用酒精处理，可使H抗原变性或丧失。K抗原位于O抗原外层，为多糖，与细菌的侵袭力有关，有100种。

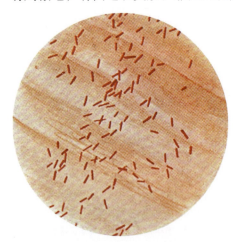

图9-3　大肠埃希菌（革兰氏染色，1000×）

（二）致病性

1.致病物质

　　（1）黏附素　又称定植因子。大肠埃希菌的黏附素使细菌紧密黏附在泌尿道和肠道的上皮细胞上，避免因排尿时尿液的冲洗和肠道的蠕动作用而被排除。

　　（2）外毒素　主要有志贺毒素Ⅰ和Ⅱ，耐热肠毒素a和b，不耐热肠毒素Ⅰ和Ⅱ，溶血毒素A。

2. 所致疾病

（1）肠外感染 多数大肠埃希菌在肠道内不致病，当移居至肠外的组织或器官则可引起肠外感染。肠外感染以泌尿道感染和化脓性感染最常见，如尿道炎、膀胱炎、肾盂肾炎、腹膜炎、胆囊炎、婴儿和老年人败血症及新生儿脑膜炎等。

引起泌尿道感染的大肠埃希菌大多来源于结肠，污染尿道后，上行至膀胱、肾脏和前列腺，引起上行性感染。女性尿道短而宽，不能完全有效防止细菌上行，故女性尿道感染比男性高。年轻女性首次尿道感染，90%以上是由本菌引起。尿道结石、前列腺肥大、先天畸形、插管和膀胱镜检查均是造成尿路感染的危险因素。尿道感染的临床症状主要有尿频、尿急、尿痛、血尿和脓尿；累及肾盂时可出现寒战、高热、腰痛等症状。

（2）肠道感染 大肠埃希菌某些血清型可引起人类胃肠炎，与食入被污染的食品和饮水有关，为外源性感染，主要有5种类型，称致病性大肠埃希菌（表9-2）。

表9-2 致病性大肠埃希菌

菌株	作用部位	疾病与症状	致病机制	常见O血清型
ETEC	小肠	旅行者腹泻；婴幼儿腹泻；水样便、恶心、呕吐、腹痛、低热	质粒介导耐热和不耐热肠毒素，大量分泌液体和电解质；黏附素	6、8、15、25、27、63、119、125、126、127、128、142
EIEC	大肠	炎症和溃疡；水样便、继以少量血便、腹痛、发热	质粒介导侵袭和破坏结肠黏膜上皮细胞	78、115、148、153、159、167
EPEC	小肠	婴幼儿腹泻；水样便、恶心、呕吐、发热	质粒介导黏附和破坏黏膜上皮细胞，绒毛结构破坏导致吸收受损和腹泻	26、55、86、111、114、125、126、127、128、142
EHEC	大肠	出血性坏死性肠炎；水样便、继以大量出血、剧烈腹痛、低热或无，可并发溶血性尿毒综合征和血小板减少性紫癜	溶原性噬菌体编码Stx-I或Stx-II，中断蛋白质合成，小肠绒毛结构破坏，导致吸收受损	157、26、28ac、111、112ac、124、136、143、144、152、164
EAEC	小肠	小儿顽固性腹泻；持续性水便、呕吐、脱水、低热	质粒介导集聚性黏附上皮细胞，阻止液体吸收	>50个O血清型

1）肠产毒型大肠埃希菌（ETEC）：能产生两种肠毒素，即耐热肠毒素（ST）和不耐热肠毒素（LT），LT是主要毒素。可引起旅行者腹泻。

2）肠侵袭型大肠埃希菌（EIEC）：不产生肠毒素，具有侵袭力，能侵入肠黏膜上皮细胞生长繁殖，形成炎症和溃疡。

3）肠致病型大肠埃希菌（EPEC）：不产生肠毒素，多有黏附因子，能黏附在肠道黏膜上皮细胞上。主要引起婴幼儿腹泻。

4）肠出血型大肠埃希菌（EHEC）：能产生类志贺菌样毒素，可致出血性坏死性肠炎，少数病例可并发溶血性尿毒综合征。污染食品是EHEC感染重要传染源，如未煮透的牛排和其他肉类制品、水、消毒不完全的牛奶、果汁和生的蔬菜水果，可发生于任何年龄。

5）肠集聚型大肠埃希菌（EAEC）：能产生损伤肠细胞的类志贺菌样的外毒素，引起小儿顽固性腹泻。

（三）病原学检测

1. 标本采集 肠外感染可采集尿液、血液、脓液、脑脊液等标本。腹泻患者可采集粪便标本。

2. 分离培养与鉴定 脓液、脑脊液等标本可直接涂片，进行革兰氏染色，尿液离心沉淀后取沉淀物涂片进行革兰氏染色镜检；将采集的血液标本接种肉汤增菌，待生长后再移种至血琼脂平板上，挑取无色半透明的可疑菌落后，染色显示为革兰氏阴性杆菌，再用系列生化反应进行鉴定。

3. 卫生学意义 大肠埃希菌不断随粪便排出，可污染周围环境、水源、食品等。样品中检出此菌越多，表示被粪便污染越严重，间接提示有肠道致病菌污染的可能。因此，卫生细菌学以"大肠菌群数"作为饮水、食品等被粪便污染的指标之一。大肠菌群指37℃24小时内发酵乳糖产酸产气的肠道杆菌，包括埃希菌属、枸橼酸杆菌属、克雷伯菌属、肠杆菌属等。我国《生活饮用水卫生标准》（GB 5749—2006强制性国家标准和新国标GB 5749—2022）均规定，100ml饮用水中不得检出大肠埃希氏。

（四）防治原则

加强饮食卫生和水源管理，防止肠道感染。尿道插管和膀胱镜检查应严格无菌操作，以防尿路感染的发生。对腹泻患者应进行隔离治疗，及时纠正水和电解质平衡，采取各种适宜措施减少医院感染。应在药敏试验指导下选择用药。可选用磺胺类、诺氟沙星、庆大霉素等进行治疗，但应注意其耐药性。

二、志贺菌属

志贺菌属（Shigella）是人类细菌性痢疾的病原菌，又称痢疾杆菌。细菌性痢疾是一种常见的消化道传播性疾病，主要流行于发展中国家，全世界年病例数超过2亿，其中住院病例达500万，每年约有65万人死于痢疾。

（一）生物学性状

大小为（0.5～0.7）μm×（2～3）μm，革兰氏阴性，短小杆菌。无芽孢，无鞭毛，无荚膜，有菌毛。营养要求不高，在普通琼脂平板上经24小时培养，形成直径2mm、半透明的光滑型菌落。分解葡萄糖产酸不产气，除宋氏志贺菌外，均不分解乳糖；在SS培养基等选择培养基上形成无色菌落（宋氏志贺菌培养超过48小时，可迟缓分解乳糖，形成有色菌落）；硫化氢试验阴性；动力试验阴性。

志贺菌属细菌有O和K两种抗原。O抗原是分类的依据，分群特异性抗原和型特异性抗原，将志贺菌属分4群：A群（痢疾志贺菌）、B群（福氏志贺菌）、C群（鲍氏志贺菌）、D群（宋氏志贺菌）（表9-3）。我国流行的主要是福氏志贺菌和宋氏志贺菌。

表9-3 志贺菌属分类

菌种	群	型	亚型
痢疾志贺菌	A	1～10	8a，8b，8c
福氏志贺菌	B	1～6，x，y变型	1a，1b，2a，2b，3a，3b，3c，4a，4b
鲍氏志贺菌	C	1～18	
宋氏志贺菌	D	1	

志贺菌的抵抗力比其他肠道杆菌弱，加热60℃10分钟可被杀死。对酸和一般消毒剂敏感。在粪便中，由于其他肠道菌产酸或噬菌体作用常使本菌在数小时内死亡，故粪便标本应迅速送检。但在污染物品及瓜果、蔬菜上，志贺菌可存活10～20天。在适宜的温度下，可在水和食品中繁殖，引起水源和食物型的暴发流行。由于磺胺类药物及抗生素广泛运用，志贺菌易出现耐药性。

（二）致病性与免疫性

1. 致病物质 包括侵袭力、内毒素，有的菌株能产生外毒素。

（1）侵袭力 志贺菌菌毛黏附在回肠末端和结肠黏膜表面，侵入上皮细胞内生长，继而扩散到黏膜固有层繁殖，造成上皮细胞死亡，引起局部炎症反应。

（2）内毒素 志贺菌属所有菌株皆有强烈的内毒素。内毒素作用于肠黏膜，使其通透性增高，进一步促进对内毒素的吸收，引起发热、微循环障碍、中毒性休克及弥散性血管内凝血（DIC）等一系列症状。内毒素可破坏肠黏膜，形成炎症和溃疡，出现典型的黏液脓血便。作用于肠壁自主神经系统使肠功能紊乱、肠蠕动失调和痉挛。尤以直肠括约肌痉挛最明显，因而出现腹痛、里急后重等症状。

（3）外毒素　A群志贺菌Ⅰ型和Ⅱ型能产生外毒素。该毒素同时具有细胞毒素、神经毒素、肠毒素3种毒性，可引起细胞坏死、神经麻痹、水样腹泻。

2. 所致疾病　所致疾病为细菌性痢疾。主要通过粪-口途径传播。传染源为患者和带菌者。潜伏期为1～3天。A群志贺菌感染者病情较重，D群志贺菌多引起轻型感染，B群志贺菌感染易转为慢性，病程迁延。我国以B群和D群引起的感染常见。细菌性痢疾分为急性、慢性和急性中毒性三种类型。

（1）急性细菌性痢疾　起病急，常有发热、腹痛、腹泻，腹泻次数由十多次增至数十次，并由水样腹泻转变为黏液脓血便，伴里急后重、下腹部疼痛等症状。50%以上的病例发热和腹泻在2～5天可自发消退，预后良好。痢疾志贺菌引起的菌痢严重，死亡率高达20%。

（2）急性中毒性痢疾　多见于小儿，各型志贺菌都可引起。常无明显的消化道症状而以全身中毒症状为主。主要表现为高热、休克、中毒性脑病，可迅速发生循环及呼吸衰竭，死亡率高。

（3）慢性细菌性痢疾　是指急性细菌性痢疾治疗不彻底，反复发作，病程超过2个月者。症状不典型，易误诊而延误治疗。急性细菌性痢疾有10%～20%可转为慢性。

志贺菌感染局限于肠黏膜，一般不入血。感染恢复后，多可产生循环抗体，但此种抗体无保护作用。抗感染免疫主要是消化道黏膜表面的分泌型IgA，病后免疫期短暂且不牢固。

（三）病原学和血清学检测

1. 标本采集　在使用抗生素之前采集粪便的脓血黏液部分，避免与尿液混合。标本应新鲜，立即送检或将标本保存在30%甘油缓冲液盐水或专门运送培养基内。急性中毒性痢疾患者可取肛拭子标本。

2. 分离培养与鉴定　标本接种于肠道选择培养基上，37℃培养18～24小时，挑取无色透明可疑菌落作生化反应和血清学试验，可以确定菌群和菌型。

3. 快速诊断法　还可通过免疫荧光菌球法、协同凝集试验、乳胶凝集试验、分子生物学方法对菌痢进行快速诊断。

（四）防治原则

加强水、食物、牛奶等的卫生学检测；垃圾处理及防蝇、灭蝇；对患者要早诊断、早隔离、早治疗。治疗志贺菌感染药物很多，但此菌很容易出现多重耐药菌株。治疗可选用庆大霉素、吡哌酸等药物。近年来，试用口服依赖链霉素变异株制成的多价活疫苗有一定的保护作用。

三、沙门菌属

沙门菌属（*Salmonella*）包括一大群寄居在人和动物肠道中，生物学性状相关的革兰氏阴性杆菌。血清型现已发现2500多种。但仅少数对人类致病，如伤寒沙门菌、甲型副伤寒沙门菌、肖氏沙门菌和希氏沙门菌，对人类有直接的致病作用，引起肠热症，对非人类宿主不致病；对动物致病的沙门菌，如鼠伤寒沙门菌、猪霍乱沙门菌、肠炎沙门菌，偶可致人食物中毒或败血症。

（一）生物学性状

1. 形态与染色　革兰氏阴性杆菌，大小为（0.6～1.0）μm×（2～4）μm。无芽孢，有菌毛，多有周鞭毛，一般无荚膜。

2. 培养特性　兼性厌氧，营养要求不高，在普通琼脂平板上可生长，在SS培养基上形成中等大小、无色半透明的光滑型菌落。

3. 生化反应　发酵葡萄糖、麦芽糖、甘露醇产酸产气（伤寒沙门菌产酸不产气），不发酵乳糖和蔗糖。有些菌株产生硫化氢，动力试验阳性，不分解尿素，不产生靛基质，VP试验阴性，甲基红试验阳性。

4. 抗原构造　沙门菌属主要有O抗原和H抗原，少数菌（如伤寒沙门菌、希氏沙门菌）有表面抗原，一般认为其与毒力有关，故称Vi抗原。

（1）O抗原　是细菌细胞壁脂多糖中特异性多糖部分，100℃不被破坏，O抗原至少有58种，以阿拉伯数字顺序排列。每个沙门菌的血清型含一种或多种O抗原。将含有相同O抗原组分的沙门菌归为一个群。引起人类疾病的沙门菌大多在A～E群。

（2）H抗原　位于细菌鞭毛中的蛋白质，不耐热，60℃ 30分钟即被破坏。H抗原分第Ⅰ相和第Ⅱ相两种。第Ⅰ相特异性高，又称特异相，以a、b、c等表示。第Ⅱ相特异性低，可为多种沙门菌共有，故亦称非特异相，以1、2、3等表示。

（3）Vi抗原　是沙门菌的表面抗原，可阻止O抗原与其相应抗体的凝集反应。新分离的伤寒沙门菌和希氏沙门菌有此抗原。不稳定，经60℃加热、石炭酸处理或传代培养后消失。常见沙门菌的抗原组成见表9-4。

表9-4　常见沙门菌的抗原组成

群	菌名	抗原	H抗原	
			第Ⅰ相	第Ⅱ相
A群	甲型副伤寒沙门菌	O1，O2，O12	a	—
B群	肖氏沙门菌	O1，O4，O5，O12	b	1，2
	鼠伤寒沙门菌	O1，O4，O5，O12	i	1，2
C1群	希氏沙门菌	O6，O7，Vi	c	1，5
	猪霍乱沙门菌	O6，O7	c	1，5
D群	伤寒沙门菌	O9，O12，Vi	d	—
	肠炎沙门菌	O1，O9，O12	g，m	—

5. 抵抗力　沙门菌对理化因素抵抗力较差，湿热65℃ 15～30分钟即被杀死。对一般消毒剂敏感，但对某些化学物质如胆盐、煌绿等的耐受性较其他肠道杆菌强。本菌在水中能存活2～3周，粪便中可存活1～2个月，在冰中能存活更长时间。

（二）致病性与免疫性

1. 致病物质　沙门菌有较强的内毒素，并有一定的侵袭力，个别菌型尚能产生肠毒素。

（1）侵袭力　有毒菌株能借助菌毛吸附于肠黏膜上，并穿过上皮细胞层至黏膜下组织。细菌在此部位常被吞噬细胞吞噬，但因Vi抗原的抗吞噬作用，使得细菌不被杀灭，而在吞噬细胞中生长繁殖并随其游走至机体的其他部位。Vi抗原具有荚膜功能，可防御吞噬细胞的吞噬和杀伤作用，并可阻挡抗体、补体等破坏菌体的作用。

（2）内毒素　沙门菌死亡后，释放出内毒素，可引起宿主体温升高、白细胞下降，大剂量时导致中毒症状和休克。

（3）肠毒素　某些沙门菌株如鼠伤寒沙门菌可产生肠毒素，性质类似ETEC产生的肠毒素。

2. 所致疾病

（1）肠热症　包括伤寒沙门菌引起的伤寒和由甲型副伤寒沙门菌、肖氏沙门菌、希氏沙门菌引起的副伤寒。伤寒的致病机制和临床症状与副伤寒基本相似，只是副伤寒的病情较轻，病程较短。病原菌经口侵入小肠下部，穿过小肠黏膜，进入黏膜下层被吞噬细胞吞噬后，部分细菌通过淋巴到达肠系膜淋巴结大量增殖后，经胸导管进入血流，引起第一次菌血症。细菌随血流进入肝、脾、肾、胆囊等器官。患者出现发热、不适、全身疼痛等症状。从病菌经口进入人体到疾病发作的时间与感染数量有关，短则3天，长可达50天，一般潜伏期为2周。病原菌在上述器官中增殖后，再次进入血流造成第二次菌血症。此时患者高热（39～40℃），可持续7～10天，同时出现相对缓脉、肝脾大，全身中毒症状明显，皮肤出现玫瑰疹，外周血白细胞明显下降。胆囊中的细菌通过胆汁进入肠道，一部分随粪便排出体外，另一部分再次侵入肠壁淋巴组织，使已致敏的组织发生超敏反应，导致局部坏死和溃疡，严重者出现肠出血或肠穿孔并发症。肾脏中细菌可随尿液排出体外。以上病变在疾病的第2～3周出现。若无并发症，自第3～4周病情开始好转。未经治疗的典型伤寒患者死亡率约为20%。

（2）胃肠炎（食物中毒）　是最常见的沙门菌感染，约占70%。由于摄入含大量（＞10^8）鼠伤寒沙门菌、猪霍乱沙门菌、肠炎沙门菌等污染食品引起。常见的食物主要有畜/禽肉类、蛋类、奶及奶制品，系动物生前感染或加工处理过程污染所致。潜伏期为6～24小时。起病急，主要表现为发热、恶心、呕吐、腹痛、水样腹泻，偶有黏液或脓性腹泻。常为集体性食物中毒。多见于老人、婴儿和体弱者。一般沙门菌胃肠炎2～3天可自愈。

（3）败血症　多见于儿童及免疫力低下的成人。病菌以猪霍乱沙门菌、希氏沙门菌、鼠伤寒沙门菌、肠炎沙门菌常见。临床症状有发热、寒战、厌食和贫血，肠道症状少见。

（4）无症状带菌　指在症状消失后1年或更长时间内仍可在其粪便或尿液中检出相应沙门菌。有1%～5%的肠热症患者可转变为无症状带菌者。带菌者是重要的传染源。

肠热症后患者可获牢固免疫力，以细胞免疫为主。特异性细胞免疫是主要防御机制。

（三）病原学和血清学检测

1. 标本采集　肠热症随病程进展，细菌出现的主要部位不同，应根据不同病程采取不同标本。第1周取静脉血，第2周取粪便，第3周可取尿液；第1～3周均可取骨髓，胃肠炎取呕泻物和可疑食物；败血症取血液进行微生物学检查。

2. 分离培养和鉴定　血液和骨髓标本先增菌再用SS培养基或EMB琼脂分离培养；粪便和尿液直接接种于选择培养基上，37℃培养18～24小时，挑取无色半透明菌落作生化反应，并用沙门菌多价和单价血清作玻片凝集试验予以确诊。

3. 血清学试验　肥达试验是用已知伤寒沙门菌O、H抗原和甲型副伤寒沙门菌、肖氏沙门菌、希氏沙门菌H抗原的诊断菌液与患者血清作定量凝集试验，以测定其血清中相应抗体的含量，协助诊断伤寒或副伤寒。

正常人群因沙门菌隐性感染或预防接种，血清中可有一定量的相应抗体，故一般来说，当O凝集价≥1：80、H凝集价≥1：160（副伤寒H凝集价≥1：80）时，才有诊断意义。有时单次效价增高不能定论，可在病程中逐周复查。若效价逐次递增或恢复期效价比初次≥4倍时，才有诊断意义。此外，O抗体和H抗体在体内的消长情况不同，若O抗体、H抗体效价均超出正常值，则肠热症的可能性大；反之，肠热症的可能性小。如O抗体高、H抗体低，可能是早期感染；如O抗体不高而H抗体高，可能是预防接种或非特异性回忆反应。

（四）防治原则

加强饮用水、食品卫生管理，发现患者和带菌者时及早隔离治疗。对于伤寒与副伤寒的特异性预防，目前使用的Vi荚膜多糖疫苗效果较好。伤寒的治疗选用氯霉素、环丙沙星、氨苄西林等。

四、霍乱弧菌

霍乱弧菌（*V.cholerae*）是人类霍乱的病原体，霍乱发病急、传播迅速，为我国法定的甲类传染病，是一种古老且流行广泛的烈性传染病之一。曾在世界上引起多次大流行，主要表现为剧烈的呕吐、腹泻、失水，死亡率甚高。霍乱弧菌主要包括两个生物型：古典生物型霍乱弧菌和El Tor生物型霍乱弧菌。自1817年以来，已发生过7次世界性霍乱大流行，前六次是由古典生物型霍乱弧菌引起，第7次是由El Tor生物型霍乱弧菌引起。1992年，一个新流行株O139群在印度和孟加拉的一些城市出现，波及亚洲多个国家，这是首次由非O1群霍乱弧菌引起的流行。

（一）生物学性状

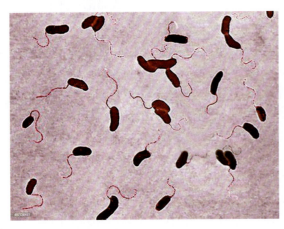

图9-4 霍乱弧菌（鞭毛染色，1000×）

革兰氏阴性菌，大小为（0.5～0.8）μm×（1.5～3.0）μm，菌体弯曲呈弧状或逗点状，有单鞭毛，有菌毛，无荚膜，无芽孢。经人工培养后，易失去弧形而呈杆状。取霍乱患者米泔水样便做活菌悬滴观察，可见细菌运动极为活泼，呈流星穿梭运动（图9-4）。兼性厌氧，营养要求不高，在pH 8.8～9.0的碱性蛋白胨水或碱性琼脂平板中生长良好。菌落直径为圆形、光滑、半透明。

古典生物型霍乱弧菌抵抗力较弱，El Tor生物型霍乱弧菌抵抗力较强。对热、一般化学消毒剂和酸类等均很敏感，耐低温，耐碱。100℃ 1～2分钟，水中加0.5ppm氯15分钟可被杀死。0.1%高锰酸钾浸泡蔬菜、水果可达到消毒目的。在正常胃酸中仅生存4分钟。

（二）致病性与免疫性

1. 致病物质　鞭毛、菌毛、霍乱肠毒素为主要致病物质。

活泼的鞭毛运动有助霍乱弧菌穿过肠黏膜表面的黏液层接近上皮细胞，借助菌毛黏附于肠壁上皮细胞迅速生长繁殖。

霍乱毒素（cholera toxin）是霍乱弧菌产生的主要致病物质，是目前已知致泻毒素中最为强烈的毒素，由1个A亚单位和5个相同的B亚单位构成的多聚体蛋白，A亚单位为毒性单位，B亚单位为结合单位。霍乱肠毒素作用于肠细胞膜表面上的受体，其B亚单位与受体特异性结合，使毒素分子变构，A亚单位进入细胞，激活腺苷酸环化酶（AC），使三磷酸腺苷（ATP）转化为环磷酸腺苷（cAMP），细胞内cAMP浓度增高，分泌功能大为亢进，大量体液和电解质进入肠腔而发生剧烈吐泻，由于大量脱水和失盐，可发生代谢性酸中毒、血液循环衰竭，甚至休克或死亡。

2. 所致疾病　霍乱弧菌引起的霍乱为我国甲类法定传染病。在自然情况下，人类是霍乱弧菌的唯一易感者。患者与无症状带菌者是主要传染源。主要是通过污染的水源或食物经口感染，日常生活接触以及苍蝇也可传播。霍乱弧菌对酸敏感，当某些因素使胃酸浓度降低时，部分霍乱弧菌可由胃到达小肠，黏附于肠黏膜表面并迅速繁殖，不侵入肠上皮细胞和肠腺，由于产生霍乱肠毒素而致病。典型病例一般在摄入细菌2～3天后突然出现剧烈腹泻和呕吐，排出米泔水样便。由于大量水和电解质丧失，导致患者迅速发展为严重脱水、肌肉痉挛、低钾血症、代谢性酸中毒、低血容量休克、肾衰竭、意识障碍。如未经治疗，死亡率高达60%，但及时补充水和电解质，死亡率可小于1%。

3. 免疫性　霍乱弧菌感染后机体可获得牢固的免疫力，至少可维持3年。血液中和小肠内出现特异性抗体，再感染者少见。

（三）病原学和血清学检测

霍乱是甲类传染病，对首例患者的病原学诊断应快速、准确，并及时做出疫情报告。依据国家相关规定，霍乱弧菌属于病原微生物实验室生物安全危害程度二类微生物，标本处理、活菌培养和鉴定需注意实验室生物安全。

1. 标本　采集患者米泔水样便、肛拭子、呕吐物等标本，接种碱性蛋白胨水增菌，不能及时接种置于Cary-Blair保存液中保存和运送。

2. 快速诊断

（1）直接镜检　悬滴法观察细菌呈穿梭样运动有助于诊断。

（2）**免疫学快速诊断** 用含霍乱弧菌多价诊断血清的制动试验、抗O1群和O139群的单克隆抗体凝集试验可进行快速诊断。

3. 分离培养和鉴定 标本先接种至碱性蛋白胨水增菌，37℃孵育6～8小时后直接镜检并作分离培养。目前常用选择培养基TCBS，37℃培养24小时可形成黄色菌落。挑选可疑菌落进行生化反应，与O1群和O139群多价和单价抗血清作玻片凝集，并与其他弧菌进行鉴定。

4. 分子生物学诊断 用PCR检测霍乱毒素基因与特异性基因进行诊断。

（四）防治原则

加强食品和水、粪便管理，养成良好个人卫生习惯，不生食贝壳类海产品等是预防霍乱弧菌感染和流行的重要措施。目前研制和使用霍乱疫苗主要是口服疫苗，包括减毒活疫苗、重组霍乱毒素B亚单位-全菌疫苗和灭活霍乱弧菌全菌疫苗。隔离治疗患者，严格消毒其排泄物，及时补充液体和电解质，预防低血容量性休克和酸中毒是治疗霍乱的关键，应用抗菌药物加速细菌清除如多西环素、红霉素、环丙沙星等。

五、其他消化道感染的细菌

螺杆菌属（*Helicobacter*）中幽门螺杆菌（*Helicobacter pylori*，*HP*）是慢性胃炎、胃溃疡和十二指肠溃疡的主要病因，并与胃癌和胃黏膜相关淋巴组织瘤发生密切相关。菌体呈螺旋状或弧形弯曲，革兰氏染色阴性，运动活泼。*HP*为微需氧菌，营养要求高，在含血液或血清的培养基上才能生长，37℃培养2～6天呈现针尖无色透明的菌落。尿素酶丰富，可迅速分解尿素释放氨，测定尿素酶活性已作为该菌的快速诊断方法之一。

该菌主要引起慢性胃炎、消化性溃疡，通过口-口途径或粪-口途径在人与人之间传播，该菌致病与其黏附物质、尿素酶、蛋白酶和细胞毒素等多种致病因子的协同作用有关。

微生物学检测时，可用胃镜采集胃、十二指肠黏膜组织标本。直接涂片，进行革兰氏染色和镜检，镜下查到形态典型的弯曲状或螺旋形细菌即可初步诊断。也可采取快速尿素酶试验、分离培养、^{13}C呼气试验、血清学检测、粪便抗原检测、核酸检测等。治疗主要用胶体铋制剂或质子泵抑制剂结合抗生素阿莫西林、克拉霉素或甲硝唑等其中两种抗生素的联合疗法。

第3节 创伤感染的细菌

一、葡萄球菌属

葡萄球菌属（*Staphylococcus*）是最常见的化脓性细菌，因其堆积成葡萄串状而得名。葡萄球菌广泛分布于自然界、人和动物的体表及与外界相通的腔道中，如口腔、鼻咽腔等。本菌种类很多，对人类致病主要是金黄色葡萄球菌，占化脓性感染的80%左右；人类对该菌带菌率高（一般为20%～50%，医务人员高达70%），是引起医院感染的重要病原菌。

（一）生物学性状

1. 形态与染色 革兰氏染色阳性，球形或略呈椭圆形，直径约1.0μm，细菌呈典型的葡萄串状排列（图9-5），但在液体或脓汁中生长的葡萄球菌多成双或短链状排列。

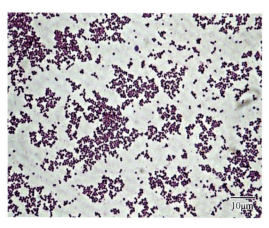

图9-5 葡萄球菌（革兰氏染色，1000×）

无鞭毛和芽孢，体外培养时一般不形成荚膜，但某些菌株可形成荚膜。

2. 培养特性 需氧或兼性厌氧，营养要求不高，在普通琼脂平板上即可生长。最适生长温度为37℃，最适宜pH为7.4。在肉汤培养基中经37℃培养18～24小时，呈均匀混浊生长，管底稍有沉淀。在普通琼脂平板上培养24～48小时后形成圆形、隆起、边缘整齐、表面光滑、湿润、有光泽、不透明的菌落，菌落因种不同，产生不同脂溶性色素而呈金黄色、白色或柠檬色，直径2～3mm。致病性葡萄球菌菌落呈金黄色，在血琼脂平板上，致病菌株可形成透明溶血环（β溶血）。该菌耐盐，故可用高盐培养基分离葡萄球菌。

葡萄球菌多能分解葡萄糖、麦芽糖、蔗糖，产酸不产气，致病菌能分解甘露醇。致病性葡萄球菌凝固酶试验多为阳性。

3. 分类 根据色素和生化反应的不同，葡萄球菌可分为金黄色葡萄球菌、表皮葡萄球菌、腐生葡萄球菌。其中金黄色葡萄球菌多为致病菌，表皮葡萄球菌为条件致病菌，腐生葡萄球菌一般不致病。三者的主要性状见表9-5。

表9-5 三种葡萄球菌的主要性状比较

性状	金黄色葡萄球菌	表皮葡萄球菌	腐生葡萄球菌
菌落色素	金黄色	白色	白色或柠檬色
血浆凝固酶	+	－	－
α溶血素	+	－	－
甘露醇发酵	+	－	－
A蛋白	+	－	－
耐热核酸酶	+	－	－
致病性	强	弱	无

4. 抗原

（1）葡萄球菌A蛋白（staphylococcal protein A，SPA） 是存在于细胞壁表面的蛋白质，为完全抗原，有种属特异性。90%以上的金黄色葡萄球菌有该抗原。SPA可与人类IgG分子中的Fc段发生非特异性结合，而Fab段仍能与相应的抗原发生特异性结合，故常用含SPA的葡萄球菌作为载体，结合特异性抗体后，用于多种微生物抗原的检测，称为协同凝集试验。在体内，SPA与IgG结合后所形成的复合物具有抗吞噬、促细胞分裂、引起超敏反应等作用。

（2）荚膜抗原 宿主体内的金黄色葡萄球菌多有荚膜多糖抗原，有利于细菌黏附到细胞或生物合成材料（如人工关节、生物性瓣膜等）表面，引起感染。

（3）多糖抗原 具有群特异性，存在于细胞壁，从金黄色葡萄球菌中可分离出A群的多糖抗原，从表皮葡萄球菌中可分离出B群多糖抗原。

5. 抵抗力 金黄色葡萄球菌对外界理化因素的抵抗力较强。在干燥的脓汁、痰液中可存活2～3个月；加热60℃ 1小时或80℃ 30分钟才能被杀死；耐盐，在含10%～15% NaCl的培养基中仍可生长；对甲紫敏感，十万分之一的甲紫溶液可抑制其生长；2%石炭酸中15分钟或1%升汞中10分钟死亡；对青霉素、金霉素、红霉素和庆大霉素高度敏感，对链霉素中度敏感，对磺胺、氯霉素敏感性差。但本菌易产生耐药性，目前金黄色葡萄球菌对青霉素G的耐药株高达90%以上。

（二）致病性与免疫性

金黄色葡萄球菌毒力最强，能产生多种侵袭性酶类和毒素而引起宿主疾病。

1. 致病物质

（1）血浆凝固酶 能使含枸橼酸钠或肝素抗凝剂的人或兔的血浆发生凝固。致病菌株多能产生，可作为鉴定致病性葡萄球菌的重要指标。

血浆凝固酶有两种，一种是分泌至菌体外的，称游离凝固酶，该酶使血浆中的纤维蛋白原转变为纤维蛋白而致血浆凝固；另一种是结合于菌体表面的结合凝固酶，能与纤维蛋白原结合，使纤维蛋白原变成纤维蛋白而引起细菌凝聚。两种均能阻止吞噬细胞对细菌的吞噬和杀灭，也能使细菌免受血清中杀菌物质的作用。故葡萄球菌引起的感染易于局限化和形成血栓，脓汁黏稠。

（2）葡萄球菌溶血素　葡萄球菌能产生α、β、γ、δ、ε五种溶血素，对人有致病作用的主要是α溶血素。α溶血素是一种外毒素，化学成分为蛋白质，不耐热，对多种哺乳类动物红细胞有溶血作用，对白细胞、血小板、肝细胞、成纤维细胞等均有损伤作用。α溶血素经甲醛脱毒可制成类毒素。

（3）杀白细胞素　只攻击中性粒细胞和巨噬细胞，白细胞的死亡成分可以形成脓栓，加重组织损伤。含有两种蛋白质，两者必须协同作用才能改变细胞膜的通透性，进而破坏细胞。能抵抗宿主吞噬细胞的吞噬，增强细菌的侵袭力。

（4）肠毒素　是一组对热稳定的可溶性蛋白质，耐热100℃ 30分钟，能抵抗胃肠液中蛋白酶的水解作用。如误食被肠毒素污染的食物如牛奶、肉类、鱼、蛋类后，肠毒素作用于肠道神经细胞受体，传入中枢神经系统后，刺激呕吐中枢，引起以呕吐为主要症状的急性胃肠炎，即食物中毒。

（5）表皮剥脱毒素　又称表皮溶解毒素，由金黄色葡萄球菌的某些菌株产生，它能分离皮肤表皮层细胞，使表皮与真皮脱离，引起剥脱性皮炎，又称烫伤样皮肤综合征，多见于婴幼儿和免疫功能低下的成人。患者皮肤呈弥漫性红斑和水疱，继以表皮上层大片脱落，受损部位炎症反应轻微。

（6）毒素休克综合征毒素-1　是金黄色葡萄球菌分泌的一种外毒素。此毒素可增加宿主对内毒素的敏感性，使毛细血管通透性增加，导致心血管功能紊乱而引起毒性休克综合征。

2. 所致疾病　金黄色葡萄球菌所致疾病有化脓性和毒素性两种类型。

（1）化脓性感染（侵袭性疾病）　葡萄球菌可通过多种途径侵入机体，引起化脓性感染。

1）局部感染：主要有皮肤软组织感染，如疖、痈、脓肿、甲沟炎、睑腺炎（麦粒肿）及创伤感染等。感染的特点是脓汁金黄色、黏稠无臭味，病灶局限。发生在危险三角区的疖被挤压，细菌会沿内眦静脉进入颅内海绵窦，引起海绵状静脉炎。此外，还可引起内脏器官感染如支气管炎、肺炎、中耳炎、新生儿脐炎、脑膜炎等。

2）全身感染：由于用力挤压疖肿或过早切开未成熟的脓肿，细菌可向全身扩散，在机体免疫力低下时，可大量繁殖引起败血症；或随血流进入肝、脾、肾等器官，引起多发脓肿，即脓毒血症。

（2）毒素性疾病

1）食物中毒：食入产生肠毒素的金黄色葡萄球菌污染的食物后，经1～6小时潜伏期，出现恶心、呕吐、腹痛、腹泻等急性胃肠炎症状，呕吐最为突出。一般1～2天内可恢复。该菌引起的食物中毒是夏秋季节常见胃肠道疾病。

2）烫伤样皮肤综合征：多见于婴幼儿和免疫力低下的成人。开始时皮肤出现红斑，1～2天表皮起皱，继而出现含清亮液体的水疱，易破溃，最后表皮上层脱落。

3）毒素休克综合征：主要表现为急性高热、低血压、猩红热样皮疹伴脱屑，严重时出现休克。

3. 免疫性　人类对葡萄球菌有一定的天然免疫力。只有当皮肤黏膜受损伤或患有慢性消耗性疾病或其他病原体感染导致机体免疫力下降时，才易引起葡萄球菌感染。感染恢复后，机体可获得一定的免疫力，但难以防止再次感染。

（三）病原学和血清学检测

1. 标本采集　根据不同疾病，可采集脓汁、血液、脑脊液、骨髓穿刺液尿液、剩余食物、呕吐物、粪便等。

2. 直接涂片镜检　取标本涂片，革兰氏染色后根据镜下细菌形态、排列和染色性作出初步诊断。

3. 分离培养与鉴定 将标本接种于血琼脂平板，37℃培养18～24小时后，选取可疑菌落染色镜检。再根据色素、溶血环、凝固酶试验、甘露醇分解试验、耐热核酸酶等鉴定是否为致病性葡萄球菌。

4. 药敏试验 金黄色葡萄球菌易产生耐药性变异，对临床分离的菌株，必须做药物敏感试验，找到敏感药物。

5. 葡萄球菌肠毒素检查 用于葡萄球菌性食物中毒的诊断。取可疑食物或呕吐物等标本利用免疫学方法检测葡萄球菌肠毒素，以ELISA最为适用、简便、快速、敏感。也可用特异的核酸杂交和PCR技术检测产肠毒素菌株。

（四）防治原则

注意个人卫生，保持皮肤清洁，创伤应及时消毒处理。加强食品卫生管理。严格无菌操作，防止医源性感染。皮肤有化脓性感染者，尤其手部，未治愈前不宜从事食品制作或饮食服务行业。合理使用抗生素，根据药敏试验选择药物，尤其是耐甲氧西林金黄色葡萄球菌已成为医院感染的最常见致病菌。反复发作的顽固性疖疮，可采用自身菌苗或类毒素进行人工自动免疫有一定疗效。

二、链球菌属

链球菌属（*Streptococcus*）的细菌是化脓性球菌中的另一大类常见的革兰氏阳性球菌，广泛分布于自然界、人及动物的粪便和健康人的口腔、鼻咽部，大多数为正常菌群，不致病。链球菌属中对人类致病的主要是A群链球菌，主要引起化脓性感染、猩红热、风湿热、肾小球肾炎等。

（一）生物学性状

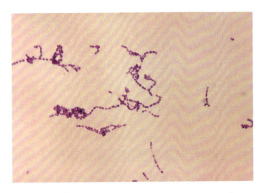

图9-6 链球菌（革兰氏染色，1000×）

1. 形态与染色 球形或卵圆形，直径0.6～1.0μm，呈链状排列。链的长短与菌种和生长环境有关，在液体培养基中易形成长链，在固体培养基上和脓汁标本中多为短链、成双或单个散在排列。无鞭毛和芽孢，多数菌株可形成荚膜，成分为透明质酸（可使荚膜分解消失），培养时间稍久。革兰氏染色阳性（图9-6）。

2. 培养特性 兼性厌氧，少数为专性厌氧。营养要求较高，需在含血液、血清、葡萄糖等物质的培养基中生长良好。最适生长温度37℃，最适pH 7.4～7.6。在血清肉汤培养基中呈絮状沉淀生长；在血琼脂平板上，形成灰白色、表面光滑、边缘整齐、直径0.5～0.75mm的细小菌落，不同菌株形成的菌落周围可出现不同的溶血环。

链球菌能分解葡萄糖产酸不产气，对乳糖、甘露醇的分解则因菌而异。一般不分解菊糖，不被胆汁溶解。可用这两种特性鉴别甲型溶血性链球菌和肺炎链球菌。

3. 分类

（1）根据溶血现象分类

1）甲型溶血性链球菌：菌落周围形成1～2mm宽的草绿色溶血环，称甲型溶血或α溶血，低倍镜观察可见α溶血环内红细胞并未完全溶解，故亦称不完全溶血。多为条件致病菌。

2）乙型溶血性链球菌：菌落周围形成2～4mm宽、界线分明、完全透明的无色溶血环，称乙型溶血或β溶血，溶血环中的红细胞完全溶解，故又称完全溶血。这类链球菌又称为溶血性链球菌。致病力较强，人类和动物的多种疾病由该菌引起。

3）丙型链球菌：不产生溶血素，菌落周围无溶血环，因而亦称为不溶血性链球菌。一般不致病。

（2）根据抗原构造分类 根据链球菌细胞壁中多糖抗原的不同，将链球菌分为A～H、K～V共20群。对人类致病的链球菌菌株90%属A群，其他群少见。同一群的链球菌又分若干型。链球菌的群别与其溶血性之间无平行关系，但对人类致病的A群链球菌多形成β溶血。

4. 抗原结构　主要有三种：①多糖抗原，有群特异性，是链球菌分群依据。②表面抗原或称蛋白质抗原，有型特异性，与致病有关的是M蛋白。③P抗原或称核蛋白抗原，无特异性，各种链球菌均相同，并与葡萄球菌有交叉。

5. 抵抗力　抵抗力较弱，60℃ 30分钟即可杀死该菌。对常用消毒剂敏感。在干燥的痰中可存活数周。对青霉素、红霉素、四环素及磺胺均敏感。

（二）致病性与免疫性

1. 致病物质　A群链球菌是链球菌中致病力最强。致病物质主要有三大类：细菌胞壁成分、外毒素及侵袭性酶类。

（1）细菌胞壁成分

1）黏附素：细菌细胞壁成分是A群链球菌重要黏附素，包括脂磷壁酸和F蛋白，与细胞膜有高度亲和力，是能定植在机体皮肤和呼吸道黏膜等表面的主要侵袭因素。脂磷壁酸与M蛋白一起构成菌毛样结构，增强细菌对细胞的黏附性。F蛋白有利于细菌在宿主体内定植和繁殖。

2）M蛋白：具有抵抗吞噬细胞的吞噬和杀菌作用。与心肌、肾小球基底膜有共同抗原，某些超敏反应性疾病的发生与M蛋白有关。

3）肽聚糖：A群链球菌的肽聚糖具有致热、溶解血小板、提高血管通透性和诱发实验性关节炎等作用。

（2）外毒素

1）链球菌溶血素：有溶解红细胞、破坏白细胞和血小板的作用。链球菌溶血素有两种：链球菌溶血素O（streptolysin O，SLO）和链球菌溶血素S（streptolysin S，SLS）。SLO为含—SH基的蛋白质，对氧敏感，遇氧时，—SH基易被氧化为—S—S—基，失去溶血活性。但加入还原剂，溶血作用可逆转。SLO对中性粒细胞、血小板、巨噬细胞、神经细胞及心肌细胞有毒性作用。免疫原性强，可刺激机体产生抗体（抗链球菌溶血素O，ASO）。在链球菌感染2～3周至一年内，85%～90%患者血清中可检出ASO。活动性风湿热患者ASO显著增高，其效价在1∶400以上，常以测定ASO含量作为风湿热及其活动性的辅助诊断。SLS无免疫原性，对氧稳定，对热和酸敏感，不宜保存。链球菌在血琼脂平板上的β溶血是由SLS所致。

2）致热外毒素（pyrogenic exotoxin）：又称红疹毒素或猩红热毒素，是人类猩红热的主要毒性物质。化学成分为蛋白质，有A、B、C三种血清型，较耐热，96℃ 45分钟才能被完全破坏。此毒素使吞噬细胞释放内源性致热原，直接作用于下丘脑的体温调节中枢而引起发热；与猩红热的皮疹形成有关。

（3）侵袭性酶类

1）透明质酸酶：分解细胞间质的透明质酸，有利于细菌扩散。

2）链激酶：又称溶纤维蛋白酶。能使血液中纤维蛋白酶原变成纤维蛋白酶，可溶解血块或阻止血浆凝固，有助于细菌扩散。

3）链道酶：亦称链球菌DNA酶，能分解脓汁中具有高度黏稠性的DNA，使脓汁稀薄，促进病原菌扩散。

2. 所致疾病　A群链球菌引起的疾病约占人类链球菌感染的90%，其感染源为患者和带菌者，传播方式有空气飞沫传播、经皮肤伤口感染传播等途径，分为化脓性感染、中毒性疾病和超敏反应性疾病。

（1）化脓性感染　如蜂窝织炎、丹毒、扁桃体炎、淋巴管炎、脓疱疮、败血症等。其特点是化脓性炎症病灶与周围组织界线不清，脓汁稀薄且带血性，有明显扩散倾向。

（2）中毒性疾病　猩红热是由产生红疹毒素A群链球菌引起的急性呼吸道传染病。10岁以下儿童多发，潜伏期为2～3天，主要临床表现为发热、咽炎、全身弥漫性鲜红色皮疹及皮疹退后明显的脱屑、口周苍白圈和杨梅舌等。少数患者可因超敏反应出现心、肾损害。

（3）超敏反应性疾病

1）风湿热：可能是A群链球菌与心脏及关节某些成分有共同抗原，或M蛋白与相应抗体形成免疫复合物沉积于心瓣膜及关节滑膜上，引起Ⅱ型或Ⅲ型超敏反应所致。常继发于A群链球菌感染引起的咽炎或扁桃体炎，潜伏期为2～3周，临床表现为发热、关节炎、心肌炎等。

2）急性肾小球肾炎：多见于儿童和青少年，临床以发热、血尿、蛋白尿、水肿、高血压为主要表现。

甲型溶血性链球菌是条件致病菌。拔牙或扁桃体摘除时，口腔中的甲型溶血性链球菌乘机侵入血液，心脏若有先天性缺陷或风湿性损伤，细菌可在该处停留繁殖，引起亚急性细菌性心内膜炎。异链球菌与龋齿的发生密切相关。

3. 免疫性 链球菌感染后，可建立牢固的型特异性免疫，但因型别多，型间无交叉免疫，故易反复感染。猩红热病后可建立牢固的同型抗毒素免疫。

（三）病原学和血清学检测

1. 标本采集 根据不同疾病采集不同标本，如化脓性炎症取脓汁、渗出液，败血症取血液，咽喉炎取咽拭子等。风湿热取血清作链球菌溶血素O的抗体测定。

2. 直接涂片镜检 脓汁标本可直接涂片革兰氏染色镜检，发现典型链状排列的革兰氏阳性球菌可初步诊断。

3. 分离培养与鉴定 将标本接种于血琼脂平板上培养，根据菌落特点、溶血情况、菌体形态和染色性、生化反应等，最后作出鉴定。

4. 血清学试验 抗链球菌溶血素O（ASO）试验，简称抗O试验，是一种外毒素与抗毒素的中和试验，采用SLO检测血清中的抗O抗体。风湿热患者血清中抗O抗体比正常人显著增高，活动性风湿热患者一般超过400u。常用于风湿热的辅助诊断。

（四）防治原则

链球菌感染主要经飞沫传播，应及时治疗患者及带菌者，以减少传染源。对急性咽喉炎和扁桃体炎患者，尤其是儿童应早期彻底治疗，以防止风湿热、急性肾小球肾炎以及亚急性细菌性心内膜炎等疾病的发生。对于A群链球菌感染者的治疗，首选青霉素G。

三、梭 菌 属

梭菌属（Clostridium），为革兰氏染色阳性粗大杆菌，能形成芽胞，直径多大于菌体，使菌体膨大呈梭形而得名。厌氧芽胞梭菌的芽胞形态、大小和位置因种而异，有重要的鉴别意义。本菌属广泛分布于土壤、人和动物肠道，多数为腐物寄生菌，少数为致病菌，如破伤风梭菌、产气荚膜梭菌及肉毒梭菌等。

破伤风梭菌（C.tetani）是破伤风的病原菌，广泛分布在土壤、人和动物的粪便中。破伤风梭菌通过伤口感染引起破伤风，死亡率高，为外源性感染。在发展中国家，新生儿破伤风最为常见和严重，是重要的公共卫生问题之一。

（一）生物学性状

菌体细长，（0.5～2.0）μm×（2～18）μm。有周鞭毛、无荚膜。芽孢呈圆形，直径大于菌体宽度，位于菌体一端，细菌呈鼓槌状，是本菌的典型特征（图9-7）。革兰氏染色阳性。专性厌氧。在血琼脂平板上，37℃培养48小时后，形成较大、扁平、边缘不整齐菌落，有β溶血环。大多生化反

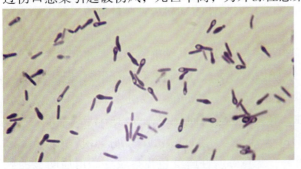

图9-7 破伤风梭菌芽胞（革兰氏染色，1000×）

应呈阴性，不发酵糖类。芽胞抵抗力强，在干燥土壤和尘埃中可存活数十年。

（二）致病性与免疫性

1. 致病条件　破伤风是由破伤风梭菌从伤口或脐带残端侵入机体生长繁殖产生毒素而引起，必须具备两大重要条件：①有破伤风梭菌侵入伤口，如伤口有泥土或异物污染。②伤口局部形成厌氧环境，如伤口窄而深（如刺伤）、局部组织缺血或伴有需氧菌或兼性厌氧菌混合感染，从而适合破伤风梭菌生长繁殖。

2. 致病物质　破伤风梭菌能产生两种外毒素：一种是对氧敏感的破伤风溶血毒素，其在功能和免疫原性上与链球菌溶血素O相似，但在致破伤风中的作用尚未明确；另一种就是破伤风痉挛毒素，是引起破伤风的主要致病物质，属神经毒素。该毒素毒性极强，对人的致死量小于1μg。其化学性质为蛋白质，不耐热，可被肠道中存在的蛋白酶所分解。侵入伤口的破伤风梭菌仅在局部繁殖，不侵入血流，其产生的痉挛毒素被局部神经细胞吸收或经淋巴、血液流到中枢神经系统。毒素对脊髓前角细胞和脑干神经细胞有高度的亲和力。毒素能与神经节苷脂结合，封闭脊髓的抑制性突触，阻止神经细胞抑制性介质的释放，干扰抑制性神经元的协调作用，使运动神经元持续兴奋，导致骨骼肌出现强烈痉挛。肌肉活动的兴奋与抑制失调，使屈肌、伸肌同时发生强烈收缩，出现强直性痉挛。

3. 所致疾病

（1）破伤风　分为全身型和局限型，全身型是临床上最常见的类型。潜伏期可从几天至几周，其长短与原发感染部位距离中枢神经系统的远近有关。发病早期有发热、头痛、肌肉酸痛、流涎、出汗和激动等前驱症状。典型症状是咀嚼肌痉挛所造成的张口困难、牙关紧闭、苦笑面容，继而颈部、背部、肢体肌肉发生强直性痉挛导致角弓反张。肋间肌及膈肌痉挛可导致呼吸困难，甚至窒息死亡。

（2）新生儿破伤风　多因分娩时使用不洁器械剪断脐带或脐带消毒不严格，导致脐带感染而引起破伤风，一般出生后4～7天发病，俗称"七日风""脐带风"，进展的症状与全身型破伤风相同，病死率可达88%。

4. 免疫性　机体对破伤风的免疫主要依靠体液免疫，病后免疫力不强。因此，获得有效抗毒素的途径是人工免疫。机体产生的或人工注射的抗毒素只能结合游离的破伤风痉挛毒素，阻断其与神经细胞受体结合，但对已与神经细胞结合的毒素无中和作用，所以对可疑破伤风患者，要及时注射抗毒素。

（三）病原学检测

从感染伤口分离培养破伤风梭菌阳性率很低，根据病史和典型的临床症状可作出诊断，故一般不进行微生物学检查。

（四）防治原则

1. 正确处理伤口　迅速对伤口进行清创扩创，使用3%的过氧化氢溶液彻底冲洗伤口，杀菌及防止伤口形成厌氧环境。

2. 人工主动免疫　对婴幼儿使用的百白破三联疫苗（百日咳疫苗、白喉类毒素和破伤风类毒素）进行免疫，可同时获得对这三种常见病的免疫力，计划免疫程序为婴儿出生后第3、4、5月连续免疫3次，18个月时加强一次，以建立基础免疫。对易受创伤者可以采用加强接种。

3. 人工被动免疫　对伤口污染严重而未经过基础免疫者应立即注射破伤风抗毒素（tetanus antitoxin，TAT），注射前作皮肤试验，过敏者可采用脱敏注射法。

4. 特异性治疗　包括使用抗毒素和抗生素两方面。对已发病者必须早期、足量使用破伤风抗毒素，一旦毒素与细胞受体结合，抗毒素就不能中和其毒性作用。对破伤风抗毒素过敏者可采用脱敏注射法或使用人破伤风免疫球蛋白。抗菌治疗可选用青霉素、甲硝唑等抗生素。

四、无芽胞厌氧菌

无芽胞厌氧菌主要寄生在人和动物的体表及在外界相通的腔道黏膜表面，是人体正常菌群的主要组成部分，在人体正常菌群中，无芽胞厌氧菌是非厌氧菌的10～1000倍，在寄居部位改变、宿主免疫力下降和菌群比例失调等条件下可引起内源性感染。在临床厌氧菌感染中，无芽胞厌氧菌的感染率达70%～93%，感染可涉及全身各个系统，以混合感染多见。

（一）生物学性状

无芽胞厌氧菌种类繁多，生物学特性各异，目前无芽胞厌氧菌有30多个菌属，200余菌种，其中与人类疾病相关的有10个属（表9-6）。

表9-6　与人类疾病相关的主要无芽胞厌氧菌

无芽胞厌氧菌种类	代表菌属	疾病
革兰氏阴性厌氧杆菌	类杆菌属	口腔、直肠和阴道
	普雷沃菌属	口腔、阴道
	紫单胞菌属	口腔
	梭杆菌属	口腔、直肠和阴道
革兰氏阳性厌氧杆菌	丙酸杆菌属	皮肤
	真杆菌属	口腔和肠道
	双歧杆菌属	肠道
	乳杆菌属	口腔、肠道和阴道
革兰氏阴性厌氧球菌	韦荣菌属	口腔、咽部、胃肠道
革兰氏阳性厌氧球菌	消化链球菌属	阴道

（二）致病性

1. 致病条件　无芽胞厌氧菌是人体重要的正常菌群，但在其寄居部位改变、机体免疫力下降、菌群失调或局部组织缺血坏死形成厌氧微环境等条件下，容易引起内源性感染。

2. 致病物质　主要有：①通过荚膜、菌毛等细菌表面结构侵入组织细胞。②产生毒素和各种侵袭性酶类损伤，破坏组织细胞。③改变局部微环境，细菌对局部微环境中氧的耐受性增强，有利于细菌适应新的生态环境而致病。

3. 感染特征　主要有：①内源性感染，条件致病，呈慢性过程。②无特定病型，多数为化脓性感染，局部脓肿或组织坏死，可引起菌血症和败血症。③分泌物或脓液黏稠、有颜色、恶臭。④分泌物直接涂片镜检可见细菌，普通培养无菌生长。⑤使用氨基糖苷类抗生素（如链霉素、卡那霉素、庆大霉素）治疗无效。

4. 所致疾病

（1）腹部感染　因手术、损伤、穿孔及其他异常引起的腹膜炎、腹腔脓肿等主要与消化道厌氧菌有关，多数为脆弱拟杆菌。

（2）女性生殖道和盆腔感染　手术或其他并发症引起的盆腔脓肿、输卵管、卵巢脓肿、子宫内膜炎等。无芽胞厌氧菌是主要病原体，脆弱拟杆菌占病原菌的60%以上。

（3）口腔感染　主要引起牙髓炎、牙龈脓肿、牙周病等。常由革兰氏阴性厌氧杆菌引起。

（4）呼吸道感染　如扁桃体周围蜂窝织炎、吸入性肺炎、坏死性肺炎、肺脓肿和脓胸等。无芽胞厌氧菌的肺部感染发生率仅次于肺炎链球菌，呼吸道感染中分离最多的厌氧菌为普雷沃菌属、消化链球菌及脆弱拟杆菌等。

（5）败血症　多数为脆弱拟杆菌，其次为消化链球菌。原发病灶主要来自胃肠道-泌尿生殖道。

（6）中枢神经系统感染　最常见为脑脓肿，继发于中耳炎、乳突炎、鼻窦炎等头面部局部厌氧菌感染，经直接扩散和转移而引起脑脓肿。以革兰氏阴性厌氧杆菌引起多见。

（三）病原学检测

1. 标本采集　对临床诊断非常关键，从正常无菌部位采集标本，如血液、胸腔积液、腹水、心包液、深部脓肿和手术切除的组织。因该菌对氧敏感，如用注射器采集标本后，应迅速将针头封闭。粪便等可立即储存于厌氧的容器中。

2. 直接涂片镜检　脓汁标本可直接涂片染色后镜检，根据细菌的形态特征、染色性及菌量多少，结合临床症状作出初步诊断。

3. 分离培养与鉴定　是证实无芽孢厌氧菌感染的关键方法。

4. 分子诊断　为快速鉴定方法，如核酸杂交、PCR等分子生物学检查，可迅速作出特异性诊断。

（四）防治原则

1. 严格无菌操作，避免正常菌群寄居部位的改变。对伤口及时进行清创处理，促进血液循环，预防局部出现厌氧环境。

2. 增强机体免疫力。对各种原因造成免疫功能低下的患者，要加强护理，避免交叉感染。

3. 正确使用抗生素，避免菌群失调引发的厌氧菌感染。

4. 绝大多数无芽孢厌氧菌对甲硝唑、亚胺培南和克林霉素等敏感。对分离株进行抗生素敏感试验，指导用药，提高疗效，避免菌群失调。

五、铜绿假单胞菌

铜绿假单胞菌（*P.aeruginosa*），俗称绿脓杆菌，广泛分布于自然界、人和动物体表及肠道中，是一种常见的条件致病菌。由于其在生长过程中产生绿色水溶性色素，使感染后的脓汁和敷料呈绿色而得名。

（一）生物学性状

铜绿假单胞菌为革兰氏阴性杆菌，一端有1～3根鞭毛，运动活泼。有荚膜，有菌毛，无芽孢。专性需氧。在普通琼脂平板上生长良好，最适生长温度为35℃，在4℃中不生长而在42℃中可生长是铜绿假单胞菌的一个特点。培养后可形成圆形、大小不一、扁平湿润、边缘不齐的菌落。产生带荧光的水溶性色素，使培养基呈亮绿色，有些菌株可无色素。在血琼脂平板上产生透明溶血环。在液体培养基中均匀混浊生长并形成菌膜。能分解葡萄糖，产酸不产气，氧化酶试验阳性，分解尿素。

铜绿假单胞菌抵抗力较其他革兰氏阴性菌强，56℃作用1小时才可被杀灭，临床分离菌株对许多化学消毒剂及多种抗生素耐药。

（二）致病性与免疫性

主要致病物质是内毒素，此外，尚有菌毛、胞外酶和外毒素等多种致病因子。有些菌株还产生肠毒素，与腹泻有关。

铜绿假单胞菌为正常菌群。广泛分布于皮肤、肠道和医院环境中，医院感染常见于外伤、烧伤、中耳炎、脓肿和气管插管等化脓性感染，也见于长期化疗或使用免疫抑制剂的患者。某些特殊病房，如烧伤、肿瘤病房及各种导管和内镜检查室，感染率可高达30%。局部感染可引起菌血症、败血症。

（三）病原学检测

1. 标本采集　根据疾病和检查目的不同，分别采集相应的标本，如血液、胸腔积液、腹水、尿液、脓液或分泌物送检。

2. 检查方法 标本直接涂片可查见革兰氏阴性杆菌；分离培养与鉴定：将标本接种于血液琼脂平板上，有氧条件下培养。可根据菌落、色素、氧化酶试验和生化反应作出鉴定。

（四）防治原则

铜绿假单胞菌分布广泛，可通过多种途径传播，主要通过污染医疗器具及带菌医护人员引起医源性感染，故必须加强医疗器械的消毒，防止医院感染。在临床护理工作中，应严格无菌操作，定期对病房进行消毒。注意预防医护人员与患者之间的交叉感染。治疗时可选用哌拉西林、头孢他啶、头孢吡肟等。

第4节　引起食物中毒的细菌

一、副溶血性弧菌

副溶血性弧菌（*V.parahaemolyticus*）是一种嗜盐性弧菌。存在于近海岸的海水、海底沉积物及鱼、贝类等海产品中。主要引起食物中毒。感染分布世界各地，是造成我国沿海地区微生物性食物中毒的首要因素。

副溶血性弧菌呈弧形、棒状、卵圆形等多形性，有单鞭毛，运动活泼，革兰氏染色阴性。该菌为嗜盐菌，在含有3.5%NaCl，pH 7.5～8.5的培养基中生长良好，在无盐环境中不生长。该菌不耐热不耐酸，90℃加热1分钟或1%醋酸浸泡1分钟即死亡。在自然淡水中生存期不超过2天，在海水中可存活47天。

人因进食被该菌污染的海产品或盐腌食物，如海蜇、海鱼、虾、贝类等发病，引起食物中毒。多发生在夏秋季。

加强海产品市场和食品加工过程的卫生监督管理，不生食海产品，伤口避免接触海水，目前尚无有效疫苗预防。副溶血性弧菌引发急性胃肠炎病程较短，以对症治疗为主。严重病例需静脉补充水和电解质，伤口感染、败血症患者可选用多西环素、米诺环素、第三代头孢菌素等抗菌药物进行治疗。

二、肉毒梭菌

肉毒梭菌（*C.botulinum*）主要存在于土壤中，污染肉类罐头和发酵豆制品等能产生毒性极强的肉毒毒素而引起疾病，最常见的为食源性肉毒中毒和婴儿肉毒中毒。

（一）生物学性状

革兰氏阳性，粗短杆菌，大小为1μm×（4～6）μm，无荚膜，有鞭毛，芽孢呈椭圆形，直径大于菌体宽度，位于次极端，使菌体呈网球拍样。严格厌氧，芽孢抵抗力强，但肉毒毒素不耐热，煮沸1分钟即被破坏。

（二）致病性

1. 致病物质 肉毒梭菌产生的肉毒毒素是已知毒性最强的毒性物质，比氰化钾的毒性强1万倍，纯结晶的肉毒毒素1mg能杀死2亿只小鼠。该毒素为嗜神经毒素，人食入后经肠道吸收进入血液扩散至全身，作用于外周胆碱能神经，阻碍乙酰胆碱释放，影响神经冲动传递，导致肢体弛缓性瘫痪。

2. 所致疾病

（1）食源性肉毒中毒　食品在制作过程中被肉毒梭菌芽孢污染，在厌氧的条件下生长繁殖产生肉毒毒素。食用被污染的食物并且在食用前未经加热烹调会引起肉毒中毒。容易引起食物中毒的食品有发酵豆制品（臭豆腐、豆瓣酱、豆豉）、罐头、火腿、香肠等。肉毒中毒的特点是很少引起胃肠道症状，主要为骨骼肌弛缓性瘫痪，如眼睑下垂、斜视、吞咽困难等症状，严重者可因呼吸肌及心肌麻痹而死亡。很少见肢体瘫痪。

（2）婴儿肉毒中毒　常发生在1岁以下，尤其是6个月以内的婴儿。因为婴儿肠道内缺乏拮抗肉毒梭菌的正常菌群，食入被肉毒梭菌芽胞污染的食品后，芽胞在肠道内繁殖，产生毒素经肠道吸收入血所致。

（三）病原学检测

对临床最常见类型如食源性肉毒中毒、婴儿肉毒中毒，可取患者粪便、剩余食物分离病菌，同时检测粪便、患者血清或胃液中的毒素活性。检测肉毒毒素，将可疑食物或呕吐物制成悬液，分两组小鼠，第一组腹腔直接注射悬液，第二组腹腔注射与抗毒素混合的悬液，如果第一组小鼠发病而第二组小鼠没有发病，则毒素检测为阳性。

（四）防治原则

加强食品安全的管理和监测是预防肉毒中毒的重点，食品的加热消毒是预防肉毒中毒的关键。尽早注射A、B、E多价肉毒抗毒素是治疗肉毒中毒的有效手段。维护患者呼吸和循环功能是护理的重点。

第5节　性传播细菌

链接　性传播疾病

性传播疾病（STD）是指通过性接触而传染的一类传染病，在我国常称"性病"。近十余年性传播疾病谱增宽，被列入性传播的疾病多达二十余种，我国列入法定管理的性传播疾病有八种，即淋病、梅毒、艾滋病、尖锐湿疣、软下疳、生殖器疱疹、性病淋巴肉芽肿、非淋菌性尿道炎。这八种性传播疾病也是我国重点防治的性传播疾病。

性传播细菌是指可以通过性接触而传播疾病的一类细菌，主要为淋病奈瑟菌。

淋病奈瑟菌（*N.gonorrhoeae*）又称淋球菌（*gonococcus*），属于奈瑟菌属（*Neisseria*），是人类淋病的病原体。

（一）生物学性状

1. 形态与染色　革兰氏染色阴性球菌，直径0.6～0.8μm，肾形，常成双排列（图9-8）。在急性淋病患者尿道或阴道炎的脓汁中，淋病奈瑟菌常位于中性粒细胞内，慢性淋病患者的淋病奈瑟菌多分布在细胞外。淋病奈瑟菌有菌毛，部分菌株有荚膜，无鞭毛、无芽孢。

2. 培养特性　本菌为需氧菌，初次分离时需供给5%～10%CO_2，营养要求高，常用巧克力血琼脂平板培养，培养18～24小时，可形成灰白色、半透明、圆形、光滑、小而致密、直径0.5～1.0mm的光滑型菌落。氧化酶试验阳性，可分解葡萄糖，产酸不产气，但不分解乳糖、麦芽糖及其他糖类。

3. 抗原构造与分型　本菌表面主要有菌毛、脂多糖及外膜蛋白三种抗原。外膜蛋白含量较低，有Ⅰ、Ⅱ、Ⅲ三种类型。外膜蛋白Ⅰ型含量可占总量的60%。抗原分型方法较多，按外膜蛋白Ⅰ免疫原性不同，可将淋球菌分为A、B、C等至少18个血清型。

4. 抵抗力　对外界的抵抗力弱，对湿热、干燥、寒冷及常用消毒剂均敏感。对头孢曲松、大观霉素等多种抗生素敏感。

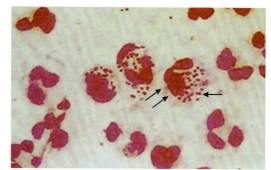

图9-8　淋病奈瑟菌（箭头所示。革兰氏染色，1000×）

（二）致病性与免疫性

1. 致病物质　本菌致病物质主要有荚膜、菌毛、内毒素和IgA1蛋白酶。当细菌通过性接触传入泌尿生殖道内时，首先借助菌毛吸附于上皮细胞，与荚膜一同对抗吞噬细胞吞噬；脂多糖可使上皮细胞坏死脱落，导致中性粒细胞聚集引起炎症反应；该菌产生的IgA1蛋白酶能破坏黏膜表面的SIgA。

2. 所致疾病　人类是淋球菌的唯一宿主。主要通过性接触直接传播，也可以通过患者分泌物污染的毛巾、浴巾、浴盆等间接传播。淋病患者或无症状携带者是本病的传染源。本病潜伏期为2～5天，引起泌尿生殖道感染，男性可发生尿道炎、前列腺炎及附睾炎，尿道外口有脓性分泌物自行溢出，并伴有尿痛症状。女性可发生阴道炎、子宫颈炎，可排出黏液性、脓性分泌物，治疗不及时可发展为盆腔炎，甚至引起女性不育。当母体患有淋病时，胎儿可通过产道感染而发生淋病性结膜炎，因眼角有大量脓性分泌物，故又称"脓漏眼"。

3. 免疫性　人类对淋球菌无自然抵抗力，病后免疫力不持久，再感染和慢性感染较为普遍。

（三）病原学检查

标本应尽量在用药前采集，采集后应注意保温、保湿，并尽快送检。可取患者患病部位的脓性分泌物涂片、革兰氏染色镜检，如观察到在中性粒细胞内有大量成双排列的革兰氏染色阴性双球菌时，具有诊断意义。另外，可将可疑标本接种于巧克力血琼脂培养基中培养、鉴定。也可用免疫荧光法和SPA协同凝集试验等快速诊断法检测淋病奈瑟菌。

（四）防治原则

淋病是一种性传播疾病，目前没有有效疫苗可以预防。大力开展性病知识宣传教育、杜绝不正当的两性关系是预防淋病的重要环节。对于确诊患者的性伴侣检查与治疗也是防治淋病的重要环节。婴幼儿出生时，给予氯霉素链霉素合剂滴眼，可以预防新生儿淋球菌性结膜炎的发生。对于患者要早发现、早诊断、早治疗，治疗首选头孢曲松、大观霉素。

第6节　动物源性病原菌

能同时引起动物和人发生感染性疾病的病原菌称为动物源性病原菌。这类病原菌引起的疾病绝大多数是以动物作为主要的传染源，因此又称人畜共患病原菌，引起的疾病称人畜共患病。常见的动物源性病原菌主要有布鲁氏菌、鼠疫耶尔森菌、炭疽芽孢杆菌等。人类主要通过直接接触患病动物、带菌动物及其分泌物或通过昆虫叮咬等不同途径而感染。

一、布鲁氏菌属

布鲁氏菌属（*Brucella*）是人畜共患病病原菌，是由美国医师Deid Bruce首次分离而得名，引起的疾病称布鲁菌病。布鲁氏菌病属于自然疫源性疾病，本菌属有6个生物种，其中能使人致病的主要是羊布鲁氏菌、牛布鲁氏菌、猪布鲁氏菌和犬布鲁氏菌。在我国流行最多的是羊布鲁氏菌，其次是牛布鲁氏菌。

（一）生物学性状

1. 形态与染色　革兰氏染色阴性，小球杆菌或短小杆菌，不规则排列，无芽孢，无鞭毛，光滑型菌株，有微荚膜。

2. 抵抗力　较强，在土壤、毛皮、患畜的脏器和分泌物、肉和乳制品中可生存数周至数月。在湿热60℃或日光直接照射下20分钟便死亡。对常用消毒剂和广谱抗生素均较敏感，如用3%甲酚皂液数分钟便可杀死布鲁氏菌。牛奶中的布鲁氏菌可用巴氏消毒法除去。

（二）致病性与免疫性

1. 致病物质 内毒素是布鲁氏菌的主要致病物质，其次还有荚膜、透明质酸酶、过氧化物酶等物质。

2. 所致疾病 人通过接触患畜、带菌动物的分泌物或被其污染的畜产品后，经皮肤、黏膜、结膜、消化道、呼吸道等多种途径感染，引起布鲁氏菌病。布鲁氏菌侵入人体后，即被吞噬细胞吞噬，成为胞内寄生菌。并经淋巴管到达局部淋巴结，在其中生长繁殖形成感染灶，此为潜伏期，一般为1～6周。细菌在淋巴结中繁殖到一定数量后，突破淋巴结屏障侵入血流，引起菌血症。由于内毒素的作用，患者出现发热、无力等中毒症状。布鲁氏菌随血流侵入脾、淋巴结及骨髓等处，形成新的感染灶。血液中的布鲁氏菌逐渐消失，体温也逐渐恢复正常。但是当细菌在新的感染灶内繁殖到一定数量时，会再次入血，反复出现菌血症，导致患者反复发热，临床上称为波浪热。该菌为胞内寄生菌，抗菌药物及抗体等均不易进入细胞，因此布鲁菌病比较难治，易转化为慢性，反复发作。

3. 免疫性 布鲁氏菌感染后，机体可形成以细胞免疫为主的带菌免疫，对再感染有较强的免疫力，且在不同菌种和生物型之间有交叉免疫。

（三）病原学和血清学检查

1. 分离培养 急性期采集血液，慢性期采取骨髓，接种于双相肝浸液培养基、37℃ 5%～10%CO$_2$环境中培养，每隔2～3天检查一次，如无细菌生长则摇荡培养基，使液体浸过斜面上，有细菌生长时，可根据菌落、涂片染色镜检、玻片凝集试验等确定型别。若经1个月培养无细菌生长，可报告阴性。

2. 血清学检查 血清学诊断是目前诊断布鲁氏菌病最常用的方法，通常作凝集试验，判定凝集效价1∶50为可疑，1∶100以上为阳性。在患病初期和恢复期取双份血清，测抗体效价，效价增高4倍以上，具有诊断意义。

（四）防治原则

预防布鲁氏菌病的根本措施在于控制和消灭畜间布鲁氏菌病的流行。对经常接触牲畜类或有关人群用冻干减毒活疫苗作皮上划痕接种。急性期患者治疗以抗生素为主，一般认为利福平与多西环素或四环素，四环素合用链霉素治疗效果较好，需彻底治疗，防止转为慢性。

二、鼠疫耶尔森菌

鼠疫耶尔森菌（*Y.pestis*）又称鼠疫杆菌，属于耶尔森菌属（*Yersinia*），是引起我国甲类传染病鼠疫的病原菌。鼠疫是一种自然疫源性的烈性传染病，人类与带菌的啮齿类动物接触或因鼠蚤的叮咬而感染。人类历史记载鼠疫曾发生过三次世界性大流行，该病病死率极高，仅欧洲的两次鼠疫大流行，就导致欧洲人口减少了1.6亿左右，占当时欧洲总人口的三分之一。

📺 链接 "鼠疫斗士"——伍连德

伍连德是中国防疫检疫事业的奠基者。1910年冬，东北三省发生了鼠疫大流行，持续6个月，导致6万人失去生命。伍连德作为这次防疫的全权总医官，用"封城、隔离"的方法打赢了这场超级鼠疫。他发明了用于预防肺鼠疫的"伍氏口罩"，并提出用隔离、消毒、阻断交通来阻止疫情扩散的主张。1935年伍连德获得诺贝尔生理学或医学奖提名。鉴于他在鼠疫防疫方面所做出的贡献，被世人称为"鼠疫斗士"。

（一）生物学性状

1. 形态与染色 为革兰氏染色阴性，两端钝圆，两极浓染的卵圆形短小杆菌，有荚膜，无鞭毛和芽孢（图9-9）。在不同的检材标本或培养标本中，表现出不同形态。如标本来自死于鼠疫的患者尸体或动物新鲜内脏制备的印片或涂片，形态比较典型，但在化脓或溃疡性病灶中及腐败材料中可见形态

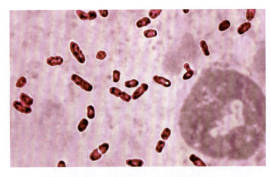

图9-9 鼠疫杆菌（革兰氏染色，1000×）

不典型，球体膨大呈球形。再如，在陈旧培养物或含3%高盐培养基中呈球形、棒状或哑铃状等多形性。

2. 培养特性 为兼性厌氧，最适温度为27～30℃，最适pH为6.9～7.2。营养要求不高，在普通培养基上能生长。在血琼脂平板上28℃培养48小时后可形成无色透明、不溶血、中央隆起、边缘扁平呈花边样的圆形细小粗糙型菌落。在肉汤培养基中培养开始为混浊，24小时后成絮状沉淀，48小时后在液体表面形成菌膜，稍加摇动则菌膜呈钟乳石状下沉。

3. 抵抗力 鼠疫杆菌对理化因素抵抗力不强。在湿热80℃ 10分钟或100℃ 1分钟中便可死亡。对化学消毒剂比较敏感，5%甲酚皂液或1%苯酚20分钟内可将痰液中的鼠疫杆菌杀死。但在寒冷、潮湿的条件下，该菌不易死亡，在自然环境的痰液中存活数周，在冻尸中能存活4～5个月，在蚤粪和土壤中能存活1年左右。对链霉素、卡那霉素及四环素敏感。

（二）致病性与免疫性

1. 致病物质 主要致病物质为F1抗原、V/W抗原、鼠毒素和内毒素。内毒素毒力较低，鼠毒素毒性强，可作用于心血管，抑制心肌细胞线粒体的呼吸作用，从而导致患者发生休克甚至死亡。

2. 所致疾病 鼠疫杆菌主要存在于鼠类和其他啮齿类动物体内，通过鼠蚤吸血传播。鼠疫通常先在鼠间发病和流行，当大批患鼠死亡后，失去宿主的鼠蚤转向人群，引起人类鼠疫。人患鼠疫后，又可通过人蚤或者呼吸道等途径在人群间传播，传染性强。临床上常见的有三种类型。

（1）腺鼠疫 主要表现为急性淋巴结炎，好发于腹股沟淋巴结或腋窝淋巴结，引起淋巴结肿胀、水疱，伴剧烈疼痛，若治疗不及时，局部很快会出现脓疱和坏死。

（2）肺鼠疫 多由呼吸道感染，也可由腺鼠疫或者败血症型鼠疫蔓延而致，患者表现为高热、寒战、咳嗽、胸痛、咳血痰。痰最初稀薄，很快转为大量泡沫样血痰，痰内含大量鼠疫杆菌。患者多于2～4天内因呼吸困难或心力衰竭而死亡，患者死后皮肤常呈黑紫色，故有"黑死病"之称。

（3）败血症型鼠疫 重症腺鼠疫或肺鼠疫患者的病原菌侵入血流，从而导致败血症型鼠疫，该型鼠疫病情凶险，起病迅速，患者表现为高热、昏迷、呼吸急促，发生休克和弥散性血管内凝血，皮肤黏膜出现出血点或瘀斑，呕血、咯血、血尿、血便等均可出现，病死率极高。

3. 免疫性 人体对鼠疫杆菌无天然免疫力，容易感染。患过鼠疫病者愈后可获得牢固免疫力，很少再次感染。

（三）病原学检查

鼠疫是我国甲类传染病，一旦怀疑为鼠疫耶尔森菌感染，应立即向当地疾病预防与控制中心报告，待检标本应送到有严格防护措施的生物安全实验室检测。对疑似鼠疫患者，可取淋巴结穿刺液、痰、血液、咽喉分泌物等涂片，用甲醇或乙醇乙醚混合液固定5～10分钟，然后进行革兰氏或亚甲蓝染色，镜检观察细菌的形态和染色特征。免疫荧光试验可用于快速诊断。也可将标本划线接种于血琼脂平板上，28℃孵育48小时后观察菌落特征，挑取可疑菌落，涂片、染色、镜检。还可以将其接种在液体培养基中48小时后观察是否出现"钟乳石"现象。

（四）防治原则

灭鼠灭蚤是切断鼠疫传播环节、消灭鼠疫传染源的根本措施。对疫区进行隔离封锁，加强疫区动物间和人间鼠疫检测工作，一旦发现患者或可疑患者，应尽快隔离，并第一时间上报上级防疫部门。对疫区及其周围的居民，以及进入疫区的工作人员，均应进行预防接种。我国目前使用EV无毒株活疫苗，采用皮下、皮内注射，免疫力可维持8～10个月。鼠疫患者应早诊断、早治疗，治疗多采用链霉素、磺胺类及四环素类等药物。与患者接触者也可口服磺胺嘧啶予以预防。

三、炭疽芽孢杆菌

炭疽芽孢杆菌（*B.anthracis*）又称炭疽杆菌，属于需氧芽孢杆菌属，是人类历史上第一个被发现和鉴定的病原菌，是引起动物和人类炭疽的病原体。炭疽是一种人畜共患病，主要以牛、羊等食草动物的发病率最高，人可通过摄食或接触患炭疽的动物及其畜产品而感染，多引起皮肤炭疽、肺炭疽和肠炭疽。

（一）生物学形状

1. 形态与染色　革兰氏染色阳性，是致病菌中最大的杆菌，长3～5μm，宽1～2μm，两端截平，无鞭毛。在人工培养基上形成长链，呈竹节状排列（图9-10）；取患者或患畜标本直接涂片时常呈单个或短链状排列；在氧气充足条件下易形成芽孢，芽孢呈椭圆形，位于菌体中央，直径小于菌体宽度；在机体内或含血清的培养基中可形成明显荚膜。

2. 培养特性　需氧或兼性厌氧，最适温度为30～35℃。营养要求不高，在普通培养基上生长良好，形成灰白色、扁平、干燥、边缘不整齐卷发样的粗糙型菌落，低倍镜下观察可见毛玻璃状。在血琼脂平板上15小时不溶血，在肉汤培

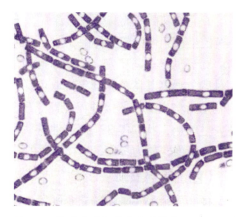

图9-10　炭疽芽孢杆菌（芽孢染色，1000×）

养基中呈絮状沉淀生长。有毒菌株在含$NaHCO_3$血琼脂平板上，于5%CO_2环境中培养24～48小时可产生荚膜，菌落由粗糙型变为黏液型。无毒菌株不形成荚膜。

3. 抵抗力　该菌繁殖体的抵抗力不强，但是芽孢的抵抗力非常强，芽孢在干燥的土壤或皮毛中可存活数年至数十年，牧场一旦被污染，传染性可持续数十年。动物制品被芽孢污染后，可采用高压蒸气灭菌法灭菌。芽孢对化学消毒剂的抵抗力也很强，但对碘及氧化剂较敏感，对青霉素、红霉素、链霉素等较敏感。

（二）致病性与免疫性

1. 致病因素　主要为荚膜和炭疽毒素。荚膜具有抗吞噬作用，有利于细菌在体内生存、繁殖和扩散。炭疽毒素为外毒素，毒性强，是由保护性抗原、致死因子和水肿因子三种蛋白形成的复合物，是造成患者发病和死亡的主要原因。水肿因子、致死因子均需与保护性抗原结合后才能致实验动物的水肿、坏死。三种成分混合，能损伤微血管内皮细胞，使血管壁通透性增强，致微循环障碍，最后引起弥散性血管内凝血、休克、死亡。但是当水肿因子、致死因子单独存在时则不会发挥生物学活性。

2. 所致疾病　炭疽杆菌引起食草类动物（牛、羊、马等）炭疽的病原体。人对炭疽杆菌也易感，根据感染途径不同，人类炭疽有三种临床类型。

（1）皮肤炭疽　最常见，占病例95%以上。人因接触患病动物或受污染毛皮而感染，病菌经皮肤小伤口侵入，通常在胳膊及手上多见，其次为脸部和颈部，一般感染1～7天局部形成小疖，继之变为水疱、脓疱，最后中心出现坏死、形成黑色焦痂，故名"炭疽"。患者常伴有高热、寒战，如不及时治疗，可发展成败血症，引起全身中毒症状而死亡。

（2）肺炭疽　是吸入含有大量炭疽杆菌芽孢所致。潜伏期为6周，患者可出现呼吸道症状，以胸骨下疼痛为主，早期症状为感冒，继之出现严重的支气管肺炎症状。部分患者2～3天后可出现全身中毒症状，甚至死于中毒性休克。

（3）肠炭疽 较少见，在非洲、亚洲和美洲等国家有报道，患者主要是由于食入未煮熟的患畜肉类、奶制品或被污染的食物而引起肠炭疽，患者出现呕吐、腹泻、腹痛等消化道症状。有的患者消化道症状不明显，主要以全身中毒症状为主，这类患者往往病情严重，多于2～3天内死于毒血症。

上述三型均可并发败血症，偶可引起炭疽性脑膜炎，病死率很高。炭疽恢复后可获持久免疫力，再次感染少见。一般认为与特异性抗体的产生和吞噬作用增强有关。

（三）病原学检查

1. 标本的采集 根据临床类型不同，而采取不同的标本，皮肤炭疽患者早期取水疱或脓疱内容物，晚期取血液；肺炭疽患者取痰液、病灶渗出液及血液等；肠炭疽取粪便、血液及畜肉。炭疽动物尸体严禁私自解剖，必要时在严格无菌条件下割取耳尖或舌尖组织送检。

2. 直接镜检 将标本直接涂片，干燥，固定，革兰氏染色镜检，若发现有荚膜的典型竹节状排列、革兰氏染色阳性的粗大杆菌，结合临床症状便可做出初步诊断。

3. 分离培养与鉴定 将标本接种于普通琼脂平板、血琼脂平板和碳酸氢钠琼脂平板，37℃培养24小时后，观察其菌落特征，挑取可疑菌落进一步做青霉素串珠试验及动物实验进行鉴定。青霉素串珠试验是指将炭疽杆菌接种在含青霉素（0.05～0.50U/ml）的培养基上，置37℃中培养24小时后，菌体肿大呈球形，状如串珠，而其他需氧芽孢杆菌无此现象。动物实验是将标本或培养物皮下注射于小鼠或豚鼠体内，如为炭疽，动物多在2～3天内发病，在其内脏和血液可查到炭疽芽孢杆菌。

（四）防治原则

预防炭疽的根本措施是加强患畜的管理。具体预防措施如下：①病畜应严格隔离或处死深埋，死畜严禁剥皮或煮食，一定要焚毁或深埋于2m以下。②被感染动物的产品需经高压蒸气灭菌法处理。③对疫区家畜应进行预防接种。④在流行地区受感染威胁的人员，如牧民、屠宰厂工人、皮毛加工厂工人等易感人群，均需进行炭疽杆菌减毒活疫苗的预防接种。治疗首选青霉素，可与庆大霉素或链霉素联合使用，青霉素过敏者可用环丙沙星或者红霉素等。

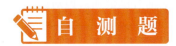

自 测 题

一、单项选择题

1. 80%以上的化脓性疾病是由下列哪种细菌引起的
 A. 乙型溶血性链球菌 B. 金黄色葡萄球菌
 C. 肺炎链球菌 D. 大肠埃希菌
 E. 淋病奈瑟球菌

2. 肺炎链球菌的致病因素主要是
 A. 外毒素 B. 内毒素
 C. 荚膜 D. 侵袭性酶类
 E. 蛋白质

3. 金黄色葡萄球菌引起的皮肤化脓性感染多为局限性，原因是该菌能产生
 A. 透明质酸酶 B. 溶纤维蛋白酶
 C. DNA酶 D. 血浆凝固酶
 E. 溶血毒素

4. 菌痢患者的粪便标本要及时送检，是因为此菌
 A. 不耐低温 B. 对消毒剂敏感
 C. 对酸敏感 D. 对碱敏感

 E. 对温度敏感

5. 下列细菌中动力试验阴性的是
 A. 大肠埃希菌 B. 伤寒杆菌
 C. 痢疾杆菌 D. 变形杆菌
 E. 致病性大肠埃希菌

6. 霍乱患者大便或呕吐物的特性之一是
 A. 水样 B. 蛋花汤样
 C. 脓血黏液便 D. 米泔水样便
 E. 血便

7. 典型的破伤风梭菌呈
 A. 网球拍状 B. 鼓槌状
 C. 竹节状 D. 棒状
 E. 梭状

8. 结核分枝杆菌不耐
 A. 煌绿 B. 干燥
 C. 酸 D. 湿热
 E. 碱

9. 淋病奈瑟菌主要的致病物质是
  A. 内毒素　　　　　　　B. 外毒素
  C. 荚膜　　　　　　　　D. 菌毛
  E. 侵袭性酶

10. 关于淋病奈瑟菌描述不正确的是
  A. 引起人类淋病的病原体
  B. 人是淋病奈瑟菌的唯一宿主和传染源
  C. 主要通过不洁性交传染
  D. 为革兰氏阳性双球菌，呈肾形
  E. 采集标本后注意保温、保湿，并尽快送检

11. 初期梅毒的重要特征是
  A. 软下疳　　　　　　　B. 硬下疳
  C. 梅毒疹　　　　　　　D. 肉芽肿样病变
  E. 中枢神经系统损伤

12. 鼠疫杆菌的传播媒介是
  A. 鼠虱　　　　　　　　B. 鼠蚤
  C. 恙螨　　　　　　　　D. 蚊
  E. 蜂

13. 布鲁氏菌感染时，细菌可反复入血形成
  A. 脓毒血症　　　　　　B. 败血症

C. 毒血症　　　　　　　D. 菌血症
  E. 内毒素血症

14. 关于炭疽杆菌，下列哪项是错误的
  A. 革兰氏染色阴性杆菌，可形成芽孢
  B. 有荚膜，其与该菌致病力有关
  C. 是人畜共患病原体
  D. 临床可致皮肤炭疽、肺炭疽和肠炭疽
  E. 炭疽毒素由保护性抗原、致死因子和水肿因子三种
     成分构成

15. 关于鼠疫杆菌下列哪项是错误的
  A. 鼠咬人传播
  B. 陈旧培养物中菌体可呈多态性
  C. 可通过鼠蚤传染给人
  D. 临床类型有肺鼠疫、腺鼠疫和败血症鼠疫
  E. 患者为循环障碍，有"黑死病"之称

二、简答题

1. 简述结核菌素试验结果及其意义。
2. 简述破伤风梭菌的致病条件及防治原则。
3. 获得性梅毒临床分为三期，每期各有何临床症状？

（唐正宇　苗英慧）

第10章
病毒的基本特性

链接　病毒学之父

19世纪，D. E. Iwanowski（1864～1920）在研究烟草花叶病的病因时，推想这种病是由细菌引起的。他将患花叶病的烟草榨出汁液，用能将细菌滤去的过滤器进行过滤，再用滤过的汁液去感染正常的烟叶，结果发现正常的烟叶仍能染病，这显示烟草花叶病是由比细菌更微小的病原体引起的，他把这种病原体称为"滤过性病毒"。后来，科学家Loeffler（1852～1915）和Frosh在研究动物的口蹄疫时，证明了口蹄疫也是由"滤过性病毒"引起的。因此，Iwanowski被公认是世界上第一位发现病毒的人，被誉为"病毒学之父"。

病毒（virus）是一类个体微小、无完整细胞结构、含单一核酸（DNA或RNA）、必须在活细胞内寄生并复制的非细胞型微生物。在活的宿主细胞中，病毒利用细胞来复制其核酸并合成由其核酸所编码的蛋白质，最后装配成完整的、有感染性的病毒颗粒。

病毒在自然界分布广泛，与人类的关系极其密切，人类传染病中有75%以上是由病毒引起的。近年来不断发现一些新病毒引起的新疾病，如新型冠状病毒（SARS-CoV-2）导致的新型冠状病毒感染。病毒引起的疾病具有传染性强、流行性广、病死率高的特点，目前接种疫苗仍是控制病毒性疾病的最有效措施。

第1节　病毒的一般性状

一、病毒的形态与结构

（一）病毒的大小与形态

病毒大小的测量单位是纳米（nm）。各种病毒的大小悬殊，大的可达300nm，如痘病毒的大小约300nm×200nm×100nm；小的病毒直径仅为20～30nm，如一级口蹄疫病毒颗粒，最小的直径为7～8nm，大部分病毒大小在10～100nm，必须使用电子显微镜放大几万至几十万倍才能观察到（图10-1）。

病毒的形态各种各样，常见的有球形、杆形、砖形、丝形、子弹形及蝌蚪状等（图10-2）。感染人和动物的病毒多为球形。

（二）病毒的结构和化学组成

病毒结构简单，无完整的细胞结构，基本结构由核心和衣壳组成，称为核衣壳（nucleocapsid），即裸露病毒。有的病毒在核衣壳外面还有一层包膜（envelope），此类病毒又称包膜病毒（图10-3）。裸露病毒和包膜病毒都是结构完整的具有传染性的病毒颗粒。

　　1. 核心（core）　位于病毒体中心，主要化学成分是核酸。根据核酸不同，病毒分为DNA病毒和RNA病毒，一种病毒只含有一种类型核酸。核酸是病毒的基因组，控制病毒的遗传、变异、复制、感染等所有生物学功能。核酸决定病毒的感染性，故称为感染性核酸。

　　2. 衣壳（capsid）　是包围在病毒核心外面的一层蛋白质，由一定数量的蛋白质亚单位——壳粒组成，每个壳粒由一个或多个多肽分子组成。根据壳粒数量和排列不同，病毒衣壳有3种排列形式。

　　（1）螺旋对称型　是壳粒沿着盘旋的病毒核酸呈螺旋形对称排列，见于正黏病毒、副黏病毒和弹状病毒。

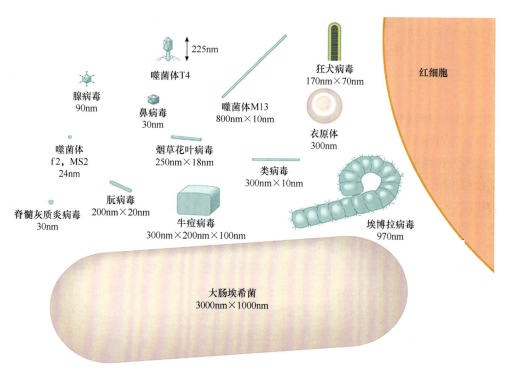

图10-1　病毒与其他微生物大小的比较

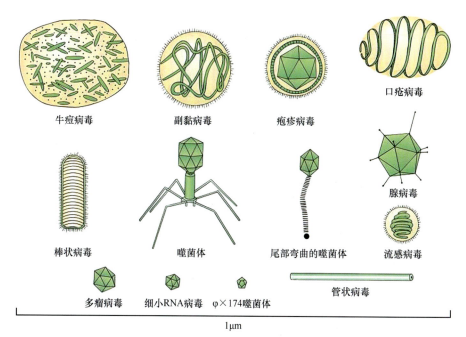

图10-2　病毒的形态

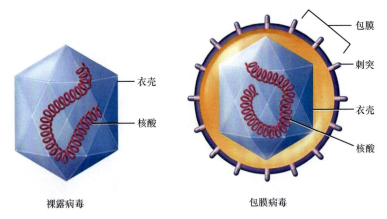

图 10-3　病毒的结构

（2）二十面体立体对称型　病毒核酸聚集在一起呈球形或近似球形结构，衣壳围绕在外，壳粒排列成二十面体立体对称形式，构成12个顶、20个面、30个棱的立体结构。二十面体的每个面都成等边三角形，由许多壳粒镶嵌组成。大多数球形病毒呈此种对称结构。

（3）复合对称型　指既有立体对称又有螺旋对称型式的病毒体，如噬菌体。

衣壳的功能：①保护核酸免受核酸酶及其他理化因素的破坏；②衣壳与易感细胞表面的受体结合，决定病毒感染细胞的种类；③衣壳蛋白具有免疫原性，可诱发机体产生特异性免疫。

3. 包膜　是病毒在成熟过程中穿过宿主细胞的核膜或细胞膜，以出芽方式向宿主细胞外释放时获得的含有细胞膜或核膜的化学成分，主要化学成分是蛋白质、多糖和脂类。有些包膜表面镶嵌有蛋白质性质的顶型突起，称为刺突（spike）或包膜子粒（peplomere）。包膜的功能：①保护核衣壳，维护病毒体结构的完整性；②参与感染过程，与病毒吸附、感染机体细胞有关；③具有抗原性，包膜蛋白刺突是病毒很重要的抗原物质，可激发机体产生免疫应答。

二、病毒的增殖

（一）病毒的复制周期

病毒只能在活的细胞内生长繁殖。当病毒进入宿主细胞后，借助宿主细胞提供的酶系统、原料、能量及场所等，以病毒核酸为模板，进行病毒核酸的复制和蛋白质的合成，并装配成完整的子代病毒体，病毒这种增殖方式称为复制（replication）。从病毒体侵入宿主细胞到子代病毒生成释放，称为一个复制周期，其过程可分为吸附、穿入、脱壳、生物合成、组装与成熟、释放六个阶段（图10-4）。病毒完成一个复制周期长短与病毒种类有关。

1. 吸附　病毒体表面的蛋白与宿主细胞膜上特定的病毒受体结合的过程称为吸附。吸附具有特异性，这种特异性决定了病毒嗜组织的特征，如脊髓灰质炎病毒的衣壳蛋白可与灵长类动物细胞表面脂蛋白受体结合，但不吸附家兔和小鼠的细胞。

2. 穿入　吸附在宿主细胞上的病毒穿过细胞膜进入细胞内的过程称为穿入。穿入方式与病毒的特征有关。大多数裸露病毒以吞饮方式进入宿主细胞，少数裸露病毒的衣壳蛋白与宿主细胞的病毒受体相互作用，直接进入宿主细胞。包膜病毒通过包膜与宿主细胞膜融合的方式进入宿主细胞。

3. 脱壳　穿入细胞质中的核衣壳脱去蛋白质衣壳，使基因组核酸裸露的过程称为脱壳。脱壳是病毒复制的关键环节。不同病毒的脱壳方式不同，多数病毒在被吞饮到吞饮体后，在细胞溶酶体的作用下将衣壳裂解释放出病毒基因组核酸，如流感病毒；少数病毒进入宿主细胞后先被溶酶体酶脱去外层衣壳，再通过脱壳酶脱去内层衣壳，最后释放出核酸病毒组基因，如痘类病毒。

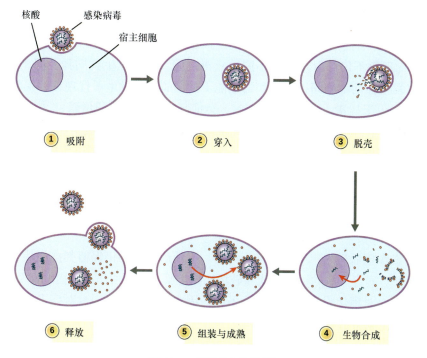

图 10-4 病毒的复制周期

4. 生物合成 以病毒核酸为模板，利用宿主细胞提供的原料复制子代核酸、子代蛋白质的过程，称为生物合成。病毒生物合成方式因核酸类型不同而异，一般包括三个阶段：①合成病毒早期蛋白质。②进行病毒 mRNA 的转录，复制子代核酸病毒。③特异性 mRNA 翻译子代病毒结构蛋白。生物合成阶段在宿主细胞内用电镜和血清学方法检查均找不到病毒颗粒，又称隐蔽期。

5. 组装与成熟 新合成的子代病毒核酸和病毒蛋白在宿主细胞内合成病毒体的过程称为组装。组装部位与病毒种类有关，大多数 DNA 病毒在细胞核内组装，RNA 病毒则在细胞质内组装。病毒核衣壳组装完成后发育成为具有感染性病毒体的过程称为成熟，如包膜病毒核衣壳必须获得包膜时才能成熟变为完整的病毒体。

6. 释放 成熟病毒从宿主细胞游离出来的过程称为释放。释放方式与病毒种类有关，裸露病毒通过破坏宿主细胞膜一次性将子代病毒全部释放到细胞外，如脊髓灰质炎病毒；包膜病毒以出芽方式不断从宿主核膜及细胞膜上获得包膜而释放；有些病毒通过细胞间桥或细胞融合在细胞间传播，如巨细胞病毒；有些致癌病毒的基因组可与宿主细胞染色体整合，随宿主细胞分类而传代。

（二）病毒的异常增殖

病毒的异常增殖是指因宿主细胞不能提供病毒增殖所需的条件和物质，或病毒本身基因不完整，使病毒不能完全复制全过程和复制出有感染性的病毒体。

1. 顿挫感染 病毒进入宿主细胞后，如细胞不能为病毒增殖提供所需要的酶、能量及必要的成分，则病毒在其中不能合成本身的成分；即使能合成部分或全部病毒成分，也不能组装和释放，这种感染过程被称为顿挫感染。

2. 缺陷病毒 因病毒基因组不完整或基因位点发生改变而不能进行正常增殖的病毒称为缺陷病毒。当缺陷病毒与另外一种病毒共同培养时，若后者能为之提供所缺乏的物质，缺陷病毒则能完成正常增殖，具有这种辅助作用的病毒称为辅助病毒。如丁型肝炎病毒必须依赖乙型肝炎病毒才能复制，丁型肝炎病毒是缺陷病毒，乙型肝炎病毒是辅助病毒。

（三）病毒的干扰现象

当两种病毒感染同一细胞时，可发生一种病毒抑制另一种病毒增殖的现象，称为病毒的干扰现象（interference）。干扰现象不仅可以发生在不同种病毒之间，也可发生在同种、同型或同株病毒之间。干扰现象不仅可以发生在活细胞间，灭活病毒也能干扰活病毒。发生干扰现象的主要机制是：①一种病毒诱导宿主细胞产生干扰素（interferon，IFN）会抑制另一种病毒的增殖；②病毒吸附时与宿主细胞表面受体结合，改变了宿主细胞代谢途径，从而阻止了另一种病毒的吸附和穿入等复制过程。

干扰现象是机体固有免疫的重要部分，能够阻止、中断发病，也可以使感染终止，使机体康复。用干扰现象可指导疫苗的合理使用，如减毒活疫苗诱导产干扰素能阻止毒力较强的病毒感染，但在使用疫苗预防病毒性疾病时也需要注意，避免由于干扰现象而影响疫苗的免疫效果。

三、理化因素对病毒的影响

病毒受理化因素作用后失去感染性，称为灭活。灭活后的病毒仍保留其抗原性、红细胞吸附、血凝及细胞融合等特性。病毒灭活的机制可能与破坏病毒包膜，从而使病毒蛋白变性及核酸损伤等有关。由于病毒的种类不同，对理化因素的敏感性也不同。因此，了解理化因素对病毒的影响，对控制病毒感染、分离病毒及疫苗制备都有重要的意义。

（一）物理因素

1. 温度 大多数病毒耐冷不耐热，在0℃以下，特别是在干冰温度（-70℃）或液氮温度（-196℃）条件下，其感染性可保持数月至数年。室温存活时间不长，加热56℃ 30分钟或100℃几秒即可被灭活。有些包膜病毒耐热性更差，35℃以上可迅速被灭活。也有些病毒需要加热更长的时间才能被灭活，如乙型肝炎病毒需加热100℃ 10分钟以上才被灭活。

2. 射线和紫外线 电离辐射（α、β、γ和X射线等）与紫外线均可使病毒灭活，机制是破坏或改变病毒核酸的分子结构，使之丧失生物活性，但病毒仍保留免疫原性。

3. 干燥 病毒在常温干燥条件下易被灭活，冷冻后真空干燥可使病毒长期存活，常用于保存病毒毒株或制备冻干活疫苗。

4. 酸碱度 多数病毒在pH 5～9中比较稳定，pH 5.0或pH 9.0以上可被灭活。不同病毒对酸碱度的耐受情况不一样，如在pH 3.0～5.0时肠道病毒稳定，鼻病毒却迅速被灭活。

（二）化学因素

1. 脂溶剂 乙醚、氯仿、去氧胆酸盐等脂溶剂通过溶解包膜病毒的脂质而灭活病毒。可用于鉴别裸露病毒与包膜病毒。

2. 醛类 甲醛对病毒蛋白和核酸具有破坏作用，可灭活病毒且保持其免疫原性，常用于灭活疫苗的制备。

3. 酚类 酚类及其衍生物为蛋白变性剂，可作为病毒的消毒剂。

4. 氧化剂、卤素及其化合物 病毒对过氧化氢、漂白粉、高锰酸钾、碘和碘化物及其他卤素类化学物质都很敏感，为有效的病毒灭活剂。如肝炎病毒对过氧乙酸、次氯酸盐较敏感。

5. 其他 大多数病毒对甘油有耐受力，故常用含50%甘油缓冲盐水保存和运送病毒标本。抗生素对病毒无抑制作用。在待检标本中加抗生素的目的是抑制细菌或真菌，以便分离病毒。中草药如板蓝根、大黄、大青叶等对某些病毒有一定的抑制作用。

四、病毒的变异

与其他生物一样，病毒具有遗传性和变异性。病毒的遗传是指病毒在复制过程中，子代保持与亲代性状的相对稳定。病毒的变异是指其在复制的过程中出现了某些性状的改变。由于病毒结构简单，基因组单一，基因数只有3～10个，复制速度极快，在自然或人工条件下容易发生变异，通常病毒变异的机制为基因突变和基因重组两个方面，病毒在医学上的重要变异有以下几方面。

1. 抗原性变异　自然界中某些病毒抗原不稳定，容易发生变异。如甲型流感病毒的抗原性变异是造成流感流行的原因。

2. 毒力变异　是指病毒对宿主致病性的变异，毒力的变异可表现为毒力减弱或毒力增强。如甲型肝炎减毒活疫苗是经人工培养的方法获得的毒力减弱的变异株。

3. 耐药性变异　在治疗病毒感染的过程中应用某些药物也可能使病毒发生耐药性变异，从而产生对抗病毒药物和干扰素的耐药性。如乙型肝炎病毒常常发生基因变异，从而导致乙型肝炎病毒耐药性的产生，使得乙型肝炎的治疗变得更加复杂和困难。

第2节　病毒的感染与免疫

案例10-1

近日，某县多名儿童在游泳馆游泳后，出现连日高热、红眼、烧灼、畏光，自觉眼睛磨痛，像进入沙子般疼痛难忍等情况，甚至有的儿童鼻腔出现血丝，通过筛查病原体，检测出部分儿童腺病毒阳性。

问题：这些儿童患何病，感染途径是什么？

一、病毒感染的方式与途径

病毒接触宿主并侵入宿主的途径称为病毒感染的传播途径。它是由病毒固有的生物学特性决定的。病毒侵入机体的途径与病毒的种类有关，感染途径相对固定，主要取决于病毒的生物学特性和侵入的部位。某些病毒可以通过多种途径感染机体，在靶器官和组织中寄居、定植、生长和繁殖而引起局部或全身感染。

（一）水平传播

病毒在人群不同个体之间，或受染动物与人群个体之间的传播方式，称为水平传播。

1. 呼吸道传播　病毒不进入血液，只是侵入呼吸道后在纤毛柱状上皮细胞内增殖，并沿着细胞扩散，如流感病毒。

2. 消化道传播　通过粪-口途径传播的病毒先进入肠黏膜和肠壁淋巴滤泡内增殖，然后进入血流，引起病毒血症，最后到达靶细胞，在其中大量增殖并引起典型症状，如甲型肝炎病毒。

3. 接触传播　通过直接或间接接触，病毒进入生殖道黏膜或眼结膜等引起感染，如HIV病毒、HPV病毒。

4. 血液传播　通过输血、器官移植、血液或血清制品的使用等，经血液感染机体。如乙型肝炎病毒、丙型肝炎病毒、HIV病毒。

5. 昆虫动物咬伤传播　病毒从皮肤侵入机体而致病，如狂犬病毒、流行性乙型脑炎病毒、登革病毒等。

（二）垂直传播

垂直传播是指病原体经母体卵巢、子宫或胎盘、初乳、卵黄等传给子代的过程，又称母婴传播。病毒通过胎盘或产道由亲代传播给子代，可引起流产、早产、死胎或先天畸形等。已知有数十种病毒可引起垂直感染，如风疹病毒、巨细胞病毒、HIV病毒及乙型肝炎病毒等。垂直传播难以控制，应在妊娠期及围产期加以预防，特别是妊娠前3个月。

二、病毒感染的类型

（一）隐性感染

隐性感染是最常见的感染，是指病毒侵入机体后不出现临床症状或亚临床症状。有些个体感染后能够清除病毒并获得适应性免疫力，而有些个体不出现临床症状但体内仍留有病毒，此类病毒携带者是重要的传染源，在流行病学研究中具有重要意义。

（二）显性感染

病毒侵入机体后出现明显临床症状者称为显性感染。按症状出现早晚和持续时间长短又可分为急性感染和持续性感染。

1. 急性感染　潜伏期短、发病急，病程在数日或数周，恢复后机体内不再有病毒，并获得特异性免疫，如流感病毒。

2. 持续性感染　是病毒感染中的一种重要类型。病毒在机体内可持续存在数月、数年甚至数十年。临床症状可出现亦可不出现，但病毒在体内存在时间长，成为长期携带者，不仅是重要的传染源，而且会引起慢性进行性疾病。持续性病毒感染的致病机制不同，临床表现各异，可大致分为慢性感染、潜伏性感染和慢病毒感染三种情况。

（1）慢性感染　经显性或隐性感染后，病毒未完全清除，可持续存在血液或组织中并不断排出体外，病程长达数月或数十年，患者临床症状轻微或成为无症状病毒携带者。如乙型肝炎病毒、巨细胞病毒和EB病毒等常形成慢性感染。

（2）潜伏性感染　经显性或隐性感染后，病毒与机体处于平衡状态，病毒基因组潜伏在特定组织或细胞内，但并不能产生有感染性的病毒体。在某些条件下若平衡被破坏，病毒被激活增殖，会出现临床症状，如单纯疱疹病毒、水痘-带状疱疹病毒。

（3）慢病毒感染　病毒有很长潜伏期，此时机体无症状，也分离不出病毒，但以后出现慢性、进行性疾病，常导致死亡，此类感染又称迟发病毒感染。如HIV引起的艾滋病、麻疹病毒引起的亚急性硬化性全脑炎（SSPE）。

三、病毒的致病机制

病毒侵入人体后，致病机制主要是病毒对宿主细胞的直接损害和病毒感染引起的免疫病理损伤。不同类型的病毒与宿主细胞相互作用，可表现出不同的结果。

（一）直接损伤作用

1. 溶细胞型感染　病毒在宿主细胞内增殖成熟后短时间内大量释放子病毒，造成细胞溶解死亡，多见于裸露病毒，如脊髓灰质炎病毒、腺病毒。

2. 稳定状态感染　病毒在宿主细胞内增殖过程中，以出芽方式释放病毒，不引起细胞溶解死亡，多为包膜病毒。病毒的稳定状态感染常造成细胞膜成分改变和细胞膜受体的破坏。

（1）细胞融合　某些病毒感染可导致感染细胞与相邻细胞的融合，形成多核巨细胞，借此促成病毒扩散。

（2）细胞膜出现新抗原　病毒在细胞内复制的过程中，由病毒基因编码的抗原可表达在机体细胞膜上构成新的抗原。如流感病毒抗原出现在细胞膜上后，除引起抗原决定簇改变外，还因有病毒的血凝素存在，使细胞具有吸附红细胞的功能。

3. 形成包涵体　有些病毒感染宿主细胞后可在细胞质和细胞核内形成，普通显微镜下可观察到嗜酸性或嗜碱性、圆形或椭圆形或不规则的团块结构，称为包涵体（inclusion body）。病毒包涵体可破坏细胞的正常结构和功能，有时引起细胞死亡。不同病毒所形成的包涵体特征各异，故检查包涵体可辅助诊断病毒感染。

4. 基因整合与细胞转化　有些病毒的核酸可整合到机体细胞的染色体上，导致机体细胞遗传特性发生变化，即细胞转化。这种转化作用与病毒的致肿瘤作用有密切关系。如EB病毒可能与恶性淋巴瘤及鼻咽癌的发生有关，单纯疱疹病毒Ⅱ型可能与宫颈癌有关。但转化并不一定能导致肿瘤。

5. 细胞凋亡（apoptosis）　是生物体内细胞在特定的内源和外源信号诱导下，其死亡途径被激活，并在有关基因的调控下发生的程序性死亡过程。如HIV感染CD4$^+$T细胞后，通过信号转导作用，激活细胞凋亡基因，使细胞发生凋亡，导致CD4$^+$T细胞数量减少。

（二）免疫病理损伤

某些病毒感染可影响机体的免疫功能，包括病毒直接侵入靶细胞或使其抗原发生改变，导致异常免疫应答，均可导致宿主免疫病理损伤。

1. 细胞免疫作用　某些病毒感染细胞后，致敏的T细胞再次与宿主细胞表面的病毒抗原结合，可直接杀伤宿主细胞或通过释放大量的细胞因子造成组织器官的病理损伤。

2. 体液免疫作用　某些病毒感染宿主细胞后，能诱导宿主细胞表面出现新的抗原。这些抗原与相应的特异性抗体结合，在补体参与下使宿主细胞溶解；也可通过依赖抗体的细胞毒性（ADCC）使感染细胞被溶解；还可通过免疫复合物的形成并沉积在血管基底膜，激活补体，造成一定的组织损伤。

3. 直接破坏与免疫抑制作用　有些病毒感染后可直接破坏宿主细胞，如HIV可直接杀伤CD4$^+$T细胞。也有些病毒能抑制宿主的免疫功能，如麻疹病毒、风疹病毒、巨细胞病毒等都可在淋巴细胞内增殖，引起暂时性的免疫抑制。

四、抗病毒免疫

机体抗病毒免疫和细菌免疫基本相同，可分为固有免疫和适应性免疫，由于病毒是胞内寄生，还具有一些特殊性。

（一）固有免疫

固有免疫中屏障结构、吞噬细胞和补体等均有抗病毒作用，最主要的是干扰素和NK细胞。干扰素是由病毒或干扰素诱生剂诱导人或动物细胞产生的一类糖蛋白，具有抗病毒（图10-5）、抗肿瘤和免疫调节等多种生物学活性。

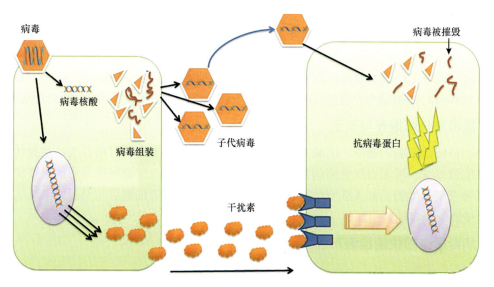

图10-5　干扰素抗病毒作用机制示意图

（1）种类　根据人类细胞诱生的干扰素不同的抗原性可分为α、β、γ三种。Ⅰ型干扰素包括IFN-α和IFN-β，IFN-γ属于Ⅱ型干扰素。IFN-α主要由白细胞产生，IFN-β主要由成纤维细胞产生。IFN-γ干扰素由T细胞产生，也称免疫干扰素。Ⅱ型干扰素的免疫调节、抗肿瘤作用比Ⅰ型干扰素强，而Ⅰ型干扰素的抗病毒作用比Ⅱ型干扰素强。

（2）作用　①广谱干扰素对所有病毒均有一定的抑制作用，无特异性；②相对种属特异性，干扰素具有种属特异性，如人类细胞产生的干扰素只能对人体细胞发挥抗病毒作用，而对动物细胞无作用；③间接性，干扰素不直接作用于病毒，而是促使机体细胞合成抗病毒蛋白间接发挥抗病毒作用。

（二）适应性免疫

病毒抗原一般具有较强的免疫原性，可诱导机体产生有效的体液免疫和细胞免疫。体液免疫主要作用于细胞外游离的病毒，细胞免疫主要作用于细胞内病毒。病毒为严格的细胞内寄生，因此机体特异性抗病毒免疫以细胞免疫为主。其中具有保护作用的主要是中和抗体IgM、IgG和IgA。它们能与细胞外的游离病毒结合，具有抗同型呼吸道及消化道病毒再感染作用。对细胞内的病毒，机体主要通过CD8$^+$Tc细胞和CD4$^+$Th1细胞发挥抗病毒作用。

第3节　病毒感染的检查与防治原则

一、病毒感染的检查方法

感染早期做出病原学诊断对控制疾病的传播和及时采取有效的防治措施是至关重要的。目前病毒的分离和鉴定是病原学诊断的金标准。由于培养病毒困难，临床以诊断病毒为主，具有快速、简便、特异、敏感的特点。

（一）标本采集与送检

病毒感染检查结果的关键是标本的正确采集与运送。

1. 标本采集　根据感染部位采集相应的标本。呼吸道感染一般采集鼻咽洗漱液或痰液；肠道感染采集粪便；颅内感染采集脑脊液；病毒血症期采集血液。做病毒分离或抗原检查的标本，应在发病初期或急性期采集，因为此时病毒大量增殖，检出率高。血清学检查的标本应采取双份血清送检，发病初期和病后2～3周各采集一份。抗体效价升高4倍以上才有诊断意义。

2. 标本处理　标本采集必须严格无菌操作。本身带有杂菌的标本，如粪便、痰液等，应加入高浓度的抗生素等处理，以抑制标本中细菌或真菌等生长繁殖。

3. 标本送检与保存　病毒在室温下很快灭活，标本采集后应立即送检。如距离实验室较远，应将标本放入冰盒内，最好在1～2小时内送检。送检组织、粪便标本等可置于含抗生素的50%甘油缓冲盐水或二甲基亚砜（DMSO）冻存液中，低温保存送检。暂时无法送检的应将标本存放于–70℃低温冰箱中保存。

（二）病毒的分离培养与鉴定

病毒是严格的活细胞内寄居，实验室分离培养病毒的方法主要有器官培养法、动物接种法、鸡胚培养法和细胞培养法，可根据所分离病毒种类不同选择不同方法。实验室最常用的是细胞培养法，将被检标本接种于靶细胞内，如人胚肾细胞、肿瘤细胞等，病毒感染细胞后会引起感染细胞的病变，通过光学显微镜能够观察到其包涵体。

（三）病毒感染的快速检测方法

1. 病毒的形态学检查

（1）光学显微镜检查　用光学显微镜可直接观察痘类病毒等大型单个病毒体，也可直接检查被某些病毒感染的组织细胞中的包涵体。如巨细胞病毒感染后在上皮细胞核内出现嗜酸性的包涵体，呈猫头鹰眼样，可辅助诊断巨细胞病毒感染。

（2）电子显微镜检查　　直接观察病毒的形态结构，有助于早期诊断，简便易行，分辨率高；也可将病毒标本与特异性抗体混合后使病毒凝集成团，再用电子显微镜检查即免疫电镜法，以提高检出率。

2. 病毒蛋白抗原检查　　用荧光素、放射性核素、过氧化物酶等标记抗体，采用免疫学和分子生物学技术，检测标本中的病毒蛋白抗原，具有敏感、特异、快速等优点。

3. 血清学检测　　根据抗原抗体结合的特异性检测血清中抗体或病毒抗原。一般用于病毒感染辅助检测或流行病学调查。如孕妇常检查风疹病毒特异性IgM抗体和特异性IgG抗体，特异性IgM抗体阳性表示正在感染风疹病毒，特异性IgG抗体阳性为曾经感染过风疹病毒。但应注意IgM型类风湿因子的干扰。

4. 病毒核酸的检查　　目前检测方法有核酸杂交技术、聚合酶链式反应（PCR）、基因芯片技术等，均已广泛用于病毒性疾病的诊断。

二、病毒感染的防治原则

（一）病毒感染的预防

目前对病毒性疾病缺乏特效药物治疗，因此开发和研制新疫苗进行预防接种是控制和消灭病毒性疾病最有效的措施。

1. 人工自动免疫　　常用的疫苗：①灭活疫苗，如流行性乙型脑炎疫苗、狂犬疫苗、流感全病毒疫苗等；②减毒活疫苗，如脊髓灰质炎减毒活疫苗糖丸、麻疹病毒减毒活疫苗、腮腺炎减毒活疫苗等；③亚单位疫苗，如流感病毒疫苗、腺病毒疫苗、乙肝病毒疫苗等；④基因工程疫苗，如乙型肝炎病毒疫苗等。

2. 人工被动免疫　　常用的制剂有抗病毒免疫血清、胎盘球蛋白、血清丙种球蛋白、转移因子等，常用于甲型肝炎、脊髓灰质炎、麻疹、狂犬病、疱疹等病毒感染的紧急预防。

（二）病毒感染的治疗

1. 药物治疗　　病毒性疾病目前尚缺少特效治疗药物，原因是病毒在细胞内增殖，凡能杀死病毒的药物，多数对机体细胞也有损害，使用范围有一定局限性。目前已成功研制出对一些病毒有较明显抑制作用的药物，如阿昔洛韦、拉米夫定、阿糖腺苷等。具有抗病毒作用的中草药种类较多，如板蓝根、穿心莲、大青叶、金银花、黄芪、紫草、贯众、大黄等，还有待深入研究与开发。

2. 免疫治疗　　免疫治疗病毒感染可应用特异性抗体、非特异性调节剂等。早期应用抗病毒的中和抗体可阻断病毒进入易感细胞，我国用针对流行性乙型脑炎病毒包膜抗原的单克隆抗体治疗流行性乙型脑炎患者，有较好疗效。干扰素或干扰素诱生剂，细胞因子IL-12和TNF等具有抑制病毒复制作用，亦可用于抗病毒治疗。

3. 基因治疗　　针对病毒基因组中的靶基因而设计的抗病毒基因治疗正在研究开发之中。

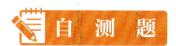

自 测 题

一、单项选择题

1. 病毒严格胞内寄生是因为
  A. 在细胞外抵抗力弱
  B. 体积小，结构简单
  C. 只含单一核酸
  D. 缺乏完整的酶系统及细胞器，不能独立地进行代谢

E. 病毒以二分裂法增殖

2. 干扰素抗病毒的机制是
  A. 阻止病毒进入易感细胞
  B. 直接杀伤细胞内的病毒
  C. 诱导细胞产生抗病毒蛋白，抑制病毒复制
  D. 杀伤细胞外的病毒

E. 灭活病毒

3. 病毒的垂直感染是指通过哪种途径感染

    A. 皮肤黏膜   B. 呼吸道

    C. 消化道   D. 接触

    E. 经胎盘感染或分娩时经产道感染

4. 病毒抵抗力的特点是

    A. 耐冷又耐热

    B. 运送病毒标本注意保温

    C. 耐热不耐冷

    D. 耐冷不耐热

    E. 对抗生素敏感

5. 病毒的形态以哪种多见

    A. 球形   B. 杆形

    C. 丝形   D. 蝌蚪状

    E. 子弹形

6. 测量病毒大小的单位是

    A. mm   B. cm

    C. μm   D. nm

    E. dm

7. 病毒的增殖方式是

    A. 二分裂法   B. 多分裂法

C. 芽生   D. 复制

E. 以上均不是

8. 下述哪一种结构就是病毒颗粒

    A. 核酸   B. 核衣壳

    C. 衣壳   D. 包膜

    E. 微粒

9. 病毒感染与水平传播无关的是

    A. 经皮肤传播

    B. 产妇经产道感染新生儿

    C. 医源性传播

    D. 经结膜传播

    E. 经黏膜传播

10. 决定病毒感染性的关键物质是

    A. 核酸   B. 蛋白质

    C. 酶   D. 糖蛋白

    E. 脂类

二、简答题

1. 简述病毒的结构与化学组成。

2. 简述病毒复制周期。

3. 如何防治病毒的感染?

（张　苗）

第11章
常见的致病性病毒

第1节　呼吸道感染的病毒

呼吸道感染的病毒是指一大类能侵犯呼吸道引起呼吸道感染或仅以呼吸道为入侵门户，引起呼吸道外器官组织病变的病毒。呼吸道病毒主要有流行性感冒病毒、麻疹病毒、冠状病毒、腮腺炎病毒、风疹病毒和呼吸道合胞病毒等。

案例11-1

小兰和小莫一起春游，她们淋雨回到家后，出现畏寒、流鼻涕、打喷嚏、头痛、头晕、浑身酸痛、乏力等症状，体温39.5℃。

问题： 1. 她们患什么疾病，诱因是什么，由哪种病原体引起？
2. 该病典型临床表现和防治原则有哪些？

一、流行性感冒病毒

流行性感冒病毒（influenza virus）简称流感病毒，属于正黏病毒科，是流行性感冒（简称流感）的病原体，分为甲、乙、丙三型，其中甲型流感病毒容易发生变异，常引起世界性大流行；乙型流感病毒仅感染人且致病性较低，可引起地区性流行；丙型流感病毒主要侵犯婴幼儿，引起普通感冒。

（一）生物学性状

1. 形态与结构　电镜下流感病毒呈球形或近似球形，新分离的病毒常呈丝状。球形直径为80～120nm，流感病毒核酸为单负链RNA，核衣壳呈螺旋对称状，外有包膜，表面有刺突（图11-1）。病毒体的结构可分为核衣壳和包膜。

（1）核衣壳　为病毒结构的最内层，由核酸、RNA聚合酶及核蛋白（即衣壳）构成。核酸为单负链RNA，甲型、乙型流感病毒分8个节段，丙型流感病毒分7个节段。病毒进入细胞后分节段的核酸分别复制，装配时易发生不同节段间基因重排而导致变异，出现新病毒株，这是流感病毒易变异并引起流行的重要原因。每个RNA节段外包绕核蛋白（NP），RNA和NP合称为核糖核蛋白（RNP），即核衣壳。病毒NP为可溶性抗原，免疫原性稳定，具有型特异性，是流感病毒分型的依据。

（2）包膜　流感病毒包膜有两层。内层为病毒基因编码的基质蛋白（MP），免疫原性稳定，亦具有型特异性。外层为来自宿主细胞的脂质双层膜，其上镶嵌有病毒基因编码的两种刺突，即

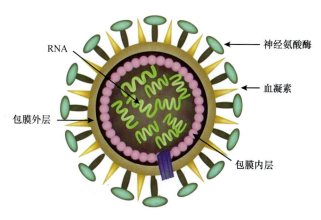

图11-1　流行性感冒病毒结构模式图

血凝素（hemagglutinin，HA）和神经氨酸酶（neuraminidase，NA）。二者是划分流感病毒亚型的依据，免疫原性极易变异。

1）血凝素（HA）：为包膜上呈柱状突起的糖蛋白刺突。HA主要功能有以下几种。①凝集红细胞：通过与红细胞表面的糖蛋白受体结合，引起多种动物或人类红细胞凝集。②吸附宿主细胞：HA通过与细胞表面特异性受体结合而促进流感病毒与宿主细胞的吸附，与病毒的组织嗜性和病毒进入细胞的过程有关。③具有免疫原性：HA刺激机体产生的特异性抗体，具有中和病毒的作用，为保护性抗体。

2）神经氨酸酶（NA）：是流感病毒包膜上呈蘑菇状突起的糖蛋白刺突，具有亚型特异性。NA的主要功能有以下几种。①参与病毒的释放，通过水解细胞膜表面糖蛋白末端神经氨酸，促使成熟病毒体的出芽释放。②促进病毒扩散，通过破坏与细胞膜上病毒特异性受体的结合，液化细胞表面黏液，促进病毒从细胞上解离，有利于病毒的扩散。③具有免疫原性，NA刺激机体产生的抗体可阻止病毒的释放与扩散，但不能中和病毒的感染性。

2. 分型与变异　根据NP和MP的不同，可将流感病毒分为甲、乙、丙三型。其中甲型流感病毒最易发生变异，根据HA和NA免疫原性不同，可再将甲型流感病毒分为若干亚型。目前已发现HA有16种（H1～H16），NA有9种（N1～N9）。至今人类间流行的亚型主要是由H1、H2、H3和N1、N2几种抗原构成的，但也有H5N1、H7N9禽流感病毒感染人的病例。流感病毒抗原变异有两种形式：

（1）抗原性漂移　变异幅度小，属于量变，是由点突变造成免疫原性的微小变化，形成的新的病毒变异株只在小范围内引起中、小型流行，这是人群免疫力、病毒自然选择、基因点突变的结果。

（2）抗原性转变　变异幅度大，属于质变，导致新亚型出现。由于人群普遍缺少对变异株的免疫力，故新亚型出现时易引起大范围流行，甚至世界性大流行，其主要原因可能是流感病毒不同亚型之间基因重排，或动物与人类之间流感病毒基因重排。甲型流感病毒的抗原性变异与流感大流行见表11-1。

表11-1　甲型流感病毒的抗原性变异与流行年代

病毒亚型名称	抗原结构	流行年代
原甲型（Hsw1N1）	H1N1	1918～1946年（西班牙流感）
亚甲型（A1）	H1N1	1946～1957年
亚洲甲型（A2）	H2N2	1957～1968年（亚洲流感）
中国香港甲型	H3N2	1968～1977年（中国香港流感）
中国香港甲型与新甲型	H3N2，H1N1	1977年～（俄罗斯流感）
新甲型	HSN1，H1N1	1997～（高致病性禽流感、猪流感）

3. 培养特性　流感病毒可在鸡胚和细胞中增殖。细胞培养一般可用原代猴肾细胞或传代狗肾细胞。病毒在鸡胚和细胞中均不引起明显的病变，需用红细胞凝集试验或红细胞吸附试验以及免疫学方法证实有无病毒的增殖。易感动物为雪貂。病毒在小鼠体内连续传代可提高毒力。

4. 抵抗力　流感病毒抵抗力弱，56℃30分钟可灭活，室温下传染性很快消失，酸性条件下更易灭活，0～4℃能存活数周，−70℃可以长期保存，对干燥、紫外线、乙醇、甲醛、乳酸、脂溶剂等敏感。

（二）致病性和免疫性

1. 致病性　传染源主要为患者和病毒携带者，在急性期症状出现一两天，鼻咽分泌物排出的病毒量较多，传染性最强。传染途径主要是经飞沫在人与人之间直接传播，也可通过与患者握手、共用毛巾等密切接触而感染。流感病毒经呼吸道侵入呼吸道上皮细胞并增殖，引起上皮细胞产生空泡、变性、坏死与脱落并迅速扩散至邻近细胞，造成呼吸道黏膜上皮细胞受损。病毒在呼吸道局部增殖，一般不入血，年老体弱者可继发细菌性肺炎，是流感患者死亡的主要原因。

流感发病突然，潜伏期长短取决于侵入的病毒量和机体的免疫状态，一般在1～7天，大多为2～

4天。临床主要以发热、头痛、肌痛和全身不适起病，体温可达39～40℃，可有畏寒、寒战，多伴有全身肌肉、关节酸痛、乏力、食欲减退等全身症状，常伴有咽喉痛、干咳，可有鼻塞、流涕、胸骨后不适、眼面潮红、结膜充血等。部分患者症状轻微或无症状。

儿童的发热程度通常高于成人，患乙型流感时恶心、呕吐、腹泻等消化道症状也较成人多见。新生儿可仅表现为嗜睡、拒奶、呼吸暂停等。

2. 免疫性　人体在感染流感病毒后可产生特异性细胞免疫和体液免疫。抗HA为中和抗体，具有阻止病毒吸附、防止侵入细胞的作用。呼吸道局部SIgA抗体在清除呼吸道病毒、抵抗再感染中起重要作用。抗NA对病毒无中和作用，但与减轻病情和阻止病毒传播有关。抗HA中和抗体可维持数十年，对同型病毒有牢固免疫，对型内变异株的交叉免疫可维持4～7年。但不同型流感病毒间无交叉保护作用，对新亚型也无交叉免疫。

（三）病原学和血清学检查

1. 病毒培养分离和鉴定　取急性期患者咽洗液或咽拭子，用抗生素处理后接种鸡胚羊膜腔，35℃孵育2～4天后取羊水做血凝试验判断有无病毒。也可将标本接种于易感细胞如原代猴肾细胞，进行分离培养和鉴定。

2. 病毒抗原检测　取鼻咽拭子在玻片上涂抹，干燥固定后，应用免疫荧光法检测病毒的抗原，此法简便、实用、快速。

3. 病毒核酸检测　可用实时荧光定量PCR和快速多重PCR等方法检测呼吸道标本（鼻咽拭子、咽拭子、气管抽取物、痰）中的流感病毒核酸。

4. 血清学诊断　取流感患者急性期（发病5天内）和恢复期（发病2～4周）血清同时进行血凝抑制试验检测抗体，恢复期抗体量高于急性期4倍或以上者，有诊断价值。

（四）防治原则

加强锻炼，流行期间应尽量避免人群聚集，公共场所可用乳酸蒸气进行空气消毒。接种疫苗可明显降低发病率和减轻症状，目前应用的流感疫苗有灭活疫苗、减毒活疫苗、亚单位疫苗。流感流行高峰前1～2个月接种流感疫苗可有效发挥保护作用。

流感治疗主要是对症治疗和预防继发性细菌感染。常用药物有盐酸金刚烷胺、利巴韦林、奥司他韦，以及中草药板蓝根、大青叶等。继发细菌感染时应使用抗生素。

 链接　禽流感

人感染禽流感，是由禽流感病毒引起的人类疾病。禽流感病毒，属于甲型流感病毒，一般感染禽类。当病毒在复制过程中发生基因重配，致使结构发生改变，获得感染人的能力时，才造成人感染禽流感疾病。至今发现能直接感染人的禽流感病毒亚型有：H5N1、H7N1、H7N2、H7N3、H7N7、H9N2和H7N9亚型。其中，高致病性H5N1亚型和H7N9亚型尤为引人关注，不仅造成了人类的大量感染，同时重创了家禽养殖业。

二、麻疹病毒

 案例11-2

患儿，男，3岁，春季，因发热、咳嗽、流涕、结膜充血、流泪、皮肤出现红色斑丘疹2天而就诊。查体：患儿面部、颈部皮肤有红色斑丘疹；口腔两侧颊部可见中心灰白，周围有红晕的黏膜斑。

问题：1. 该患儿患什么病？由哪种病原体引起？

2. 该病在什么季节流行？如何预防？

麻疹病毒（measles virus）是麻疹的病原体，属于副黏病毒科。麻疹是儿童常见的一种急性传染病，也可感染其他年龄段的人群，其传染性很强，以皮肤丘疹、发热及呼吸道症状为特征。近年由于麻疹病毒减毒活疫苗的广泛应用，发病率明显下降。另外，发现亚急性硬化性全脑炎发生与麻疹病毒感染有关。

（一）生物学性状

1. 形态与结构　麻疹病毒为球形或丝形，直径为120～250nm，核心为单负链RNA，不分节段，基因组全长约16kb。核衣壳呈螺旋对称状，有包膜。包膜表面有两种刺突，即血凝素（HA）和融合因子（F），成分都是糖蛋白，但性质各异。

2. 培养特性　病毒可在许多原代或传代细胞（如人胚肾、人羊膜、Vero、HeLa等细胞）中增殖，产生融合、多核巨细胞病变。在经细胞质及胞核内均可见嗜酸性包涵体。

3. 抗原性　麻疹病毒抗原性较稳定，只有一个血清型，但近年研究证明，麻疹病毒抗原也有小的变异。根据核苷酸序列不同，世界上流行株可分为8个不同的基因群，包括23个基因型。

4. 抵抗力　病毒抵抗力较弱，加热56℃ 30分钟和一般消毒剂都能使其灭活，对日光及紫外线敏感。

（二）致病性与免疫性

1. 致病性　人是麻疹病毒的唯一自然储存宿主。麻疹患者是传染源，患者在出疹前6天至出疹后3天有传染性。通过飞沫传播，也可经用具、玩具或密切接触传播。麻疹传染性很强，易感者接触后大多数发病。潜伏期为9～12天，经呼吸道进入的病毒首先与呼吸道上皮细胞受体结合并在其中增殖，继之侵入淋巴结增殖，然后入血，形成第一次病毒血症。病毒到达全身淋巴组织大量增殖后再次入血，形成第二次病毒血症。临床表现为高热、咳嗽、畏光、流泪、结膜充血等前驱症状，患儿此时在颊黏膜处可出现微小的灰白色外绕红晕的黏膜斑，称为科氏斑（Koplik斑）（图11-2），有助于早期诊断。前驱期后1～2天，患者自头颈、躯干至四肢的全身皮肤相继出现红色斑丘疹，此时病情最为严重。待疹出全后，体温下降，皮疹渐消退，脱屑。麻疹一般可以自然康复，但少数机体免疫功能低下者易继发细菌感染，导致肺炎、中耳炎、脑炎等并发症，甚至死亡。约百万分之一麻疹患者在其恢复后若干年，多在学龄期前出现亚急性硬化性全脑炎，表现为渐进性大脑衰退，1～2年内死亡。

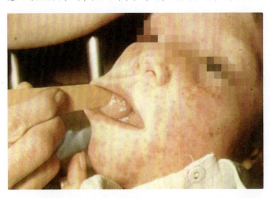

图11-2　科氏斑

2. 免疫性　麻疹病后人体可获得终身免疫力，主要包括体液免疫和细胞免疫，细胞免疫起主要作用。感染后产生的抗血凝素抗体（抗HA）和抗融合因子抗体（抗F）均有中和病毒作用，清除体内病毒则主要依靠细胞免疫。麻疹病毒免疫原性强，且只有一个血清型，病后可获牢固免疫力。来自母体的抗体可保护婴儿6个月内免于感染。

（三）病原学和血清学检查

典型麻疹病例无需实验室检查，根据临床症状即可诊断。对轻症和不典型病例需进行微生物学检查。实验室诊断可采用病毒分离与鉴定、血清学检查和快速诊断。

1. 病毒分离与鉴定　在麻疹病例出诊前5天至疹后5天内取咽拭子和尿液标本，经抗生素处理后，接种于人胚肾、猴肾或人羊膜细胞中培养。一般经7～10天可出现典型病变，形成多核巨细胞，细胞内和核内有嗜酸性包涵体，再以荧光抗体法检测培养物中的麻疹病毒抗原进行鉴定。

2. 血清学检查　检测血清中的特异性抗体。取患者急性期和恢复期双份血清，如果恢复期血清

IgG抗体效价比急性期增高4倍及以上即有诊断意义。

3. 快速诊断 用荧光标记法检查患者咽洗液中黏膜细胞有无麻疹病毒抗原。亦可用核酸分子杂交或PCR技术检测细胞内的病毒核酸。

（四）防治原则

预防麻疹的主要措施是隔离患者；对儿童进行人工主动免疫，提高机体的免疫力。目前国内外普遍实行麻疹病毒减毒活疫苗接种。接种后抗体阳转率达90%以上，但免疫力仅维持10～15年。目前我国儿童计划免疫，在8月龄接种1剂麻风疫苗（麻疹-风疹联合减毒活疫苗），在18～24月龄接种1剂麻腮风疫苗（麻疹-腮腺炎-风疹三联疫苗）。对未注射过疫苗又与麻疹患儿接触的易感儿童，在接触后的5天内紧急肌内注射胎盘球蛋白或丙种球蛋白可有较好的预防效果。

三、冠状病毒

冠状病毒（coronavirus）是一个大型病毒家族，在分类上属于冠状病毒科冠状病毒属。常见的冠状病毒是普通感冒的主要病原体，引起轻型感染。SARS冠状病毒（severe acute respiratory syndrome coronavirus，SARS-CoV）和MERS冠状病毒（middle east respiratory syndrome coronavirus，MERS-CoV）可引起严重呼吸道症状。新型冠状病毒（SARS-CoV-2）是以前从未在人体中发现的冠状病毒新毒株，可引起新型冠状病毒感染。

（一）生物学性状

冠状病毒呈多形性，是一类有包膜的单正链RNA病毒，不分节段，核衣壳呈螺旋对称状，有包膜，其表面有向四周伸出的突起，形如花冠而得名。病毒直径为80～160nm，包膜表面上有刺突蛋白（S）、跨膜蛋白（M）和膜蛋白（E）。刺突蛋白与细胞受体结合，介导细胞融合，为病毒侵入宿主易感细胞的关键蛋白。冠状病毒对乙醚等脂溶剂和紫外线敏感，不耐酸或碱，56℃30分钟可被灭活。

（二）致病性与免疫性

冠状病毒在世界各地普遍存在，可感染各年龄组人群，主要侵犯成年人或大龄儿童，引起普通感冒和咽喉炎。经飞沫传播，冬春季流行。多为自限性疾病，潜伏期平均为3天，病程一般为6～7天，病后免疫力不强，可发生再感染。

SARS冠状病毒可引起严重急性呼吸综合征（SARS），传染源主要是患者，以近距离空气飞沫传播为主，同时可通过接触患者呼吸道分泌物经口、鼻、眼等途径传播。潜伏期为2～10天，一般为4～5天。临床表现以发热、头痛、全身酸痛、乏力、干咳少痰、气促或呼吸困难等为主要症状，部分可发展为呼吸窘迫综合征。

MERS冠状病毒可引起中东呼吸综合征（MERS），患者临床表现最常见的症状是发热、咽痛、咳嗽、寒战、胸痛、头痛、肌肉痛、呼吸急促。迅速发展为急性肺损伤和急性呼吸窘迫综合征、多器官衰竭甚至死亡，常伴有较显著的急性肾损伤和胃肠道症状。

（三）病原学和血清学检查

一般用逆转录聚合酶链式反应（RT-PCR）方法检测病毒核酸（RNA）、检测急性期和恢复期血清特异性抗体水平和用ELISA检测血清或血浆样本中病毒核衣壳蛋白抗原来进行诊断。

（四）防治原则

戴口罩、勤洗手、勤通风，流行期间避免人群聚集，必要的空气消毒等可以有效预防冠状病毒的传播。尚无有效的疫苗和特异性治疗药物。

四、其他呼吸道感染的病毒

其他常见呼吸道感染的病毒见表11-2。

表11-2　其他常见呼吸道感染的病毒

病毒名称	病毒科	形态与结构	致病性与免疫性	防治原则
腮腺炎病毒	副黏病毒科	球形，直径100～200nm，单负链RNA，衣壳螺旋对称，有包膜	流行性腮腺炎，多见于儿童。飞沫传播，潜伏期为7～25天，腮腺肿大、疼痛，伴低热。病后获持久免疫力	麻-腮-风三联疫苗
呼吸道合胞病毒	副黏病毒科	球形，直径120～200nm，单负链RNA，有包膜	引起6个月以下婴儿患细支气管炎和肺炎等下呼吸道感染，飞沫传播，以及较大儿童和成年人的鼻炎、感冒等上呼吸道感染。	尚无特异性预防疫苗和治疗药物
风疹病毒	披膜病毒科	球形，直径约60nm，单正链RNA，衣壳二十面体立体对称，有包膜	风疹，呼吸道传播，儿童多见，发热、麻疹样出疹，伴耳后和枕下淋巴结肿大等；垂直传播，流产或死胎，可引起先天性风疹综合征。感染后获持久免疫力	麻-腮-风三联疫苗
腺病毒	腺病毒科	球形，直径60～90nm，DNA，衣壳二十面体立体对称，无包膜	婴幼儿肺炎和上呼吸道感染，呼吸道传播	尚无特异性预防疫苗和治疗药物
鼻病毒	小RNA病毒科	球形，直径24～30nm，单正链RNA，衣壳二十面体立体对称，无包膜	成人普通感冒，儿童上呼吸道感染和支气管炎等，多为自限性疾病	尚无特异性预防疫苗和治疗药物

第 2 节　肠道感染的病毒

　　凡通过消化道感染的病毒称肠道病毒（enterovirus），它们在人类消化道细胞中繁殖，然后通过血流侵犯其他器官，引起临床疾病。人类肠道病毒主要包括脊髓灰质炎病毒、轮状病毒、柯萨奇病毒、埃可病毒和新型肠道病毒等。肠道病毒是一类生物学性状相似的病毒，共同特征有：①病毒体呈球形，无包膜，直径为24～30nm，基因组为单正链RNA，衣壳呈二十面体立体对称。②对理化因素抵抗力较强，耐乙醚、耐酸，对高温、干燥、紫外线等敏感，在粪便和污水中可存活数月。③粪—口途径是主要的传播方式，隐性感染多见，流行季节主要在夏、秋季。④病毒在肠道中增殖，却引起多种肠外感染性疾病，如脊髓灰质炎、无菌性脑炎、心肌炎、手足口病等。

一、脊髓灰质炎病毒

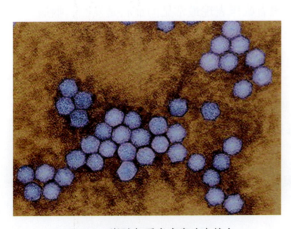

图11-3　脊髓灰质炎病毒（电镜）

　　脊髓灰质炎病毒（poliovirus）是引起脊髓灰质炎的病原体。病毒常侵犯中枢神经系统，损害脊髓前角运动神经细胞，导致肢体弛缓性瘫痪，多见于儿童，故亦称小儿麻痹症。

（一）生物学性状

　　脊髓灰质炎病毒具有典型的肠道病毒形态。病毒体呈球形，病毒颗粒直径为22～30nm，核心含有单正链RNA，无包膜。衣壳为二十面体立体对称，由VP1～VP4四种蛋白组成，其中VP1～VP3是与宿主细胞表面受体和中和抗体Fab段结合的部位；VP4位于衣壳内部，具有稳定病毒结构的作用（图11-3）。

脊髓灰质炎病毒对外界环境抵抗力较强，在污水及粪便中可存活数月；在酸性环境中较稳定，对胃酸、蛋白酶和胆汁抵抗力较强；对热、干燥、紫外线等敏感，加热56℃30分钟即可灭活；高锰酸钾溶液、过氧化氢溶液、漂白粉等可灭活病毒。

（二）致病性与免疫性

1. 致病性 脊髓灰质炎传染源是患者或无症状病毒携带者，主要通过粪—口途径传播，主要在夏秋季节流行，儿童为主要易感者。

病毒由上呼吸道、口咽和肠道黏膜侵入机体，先在局部黏膜和咽、扁桃体等淋巴组织及肠道集合淋巴结内增殖，至少90%的感染者由于机体免疫力较强，病毒仅局限于肠道局部，不进入血液，表现为轻症感染或隐性感染，不出现临床症状或仅出现轻微的发热、咽痛、腹部不适和腹泻等。少数感染者由于机体免疫力较弱，在局部淋巴结内增殖的病毒，经淋巴系统侵入血液，形成第一次病毒血症，临床上出现发热、头痛、咽痛、恶心等全身症状。随后病毒扩散至单核巨噬细胞系统增殖，大量病毒再次进入血液形成第二次病毒血症，患者全身症状加重。1%～2%的患者，病毒经血流扩散至脊髓前角神经细胞、脑膜、心脏等引起细胞病变坏死。若细胞病变轻微则仅引起暂时性肢体麻痹；重者可造成肢体弛缓性瘫痪后遗症；极少数患者发展为延髓麻痹，导致呼吸、心脏功能衰竭而死亡。

2. 免疫性 病后可获得对同型病毒的牢固免疫力，主要是体液免疫发挥作用。SIgA能清除咽喉部和肠道内病毒，防止其侵入血流；血清中的IgG、IgM可阻止病毒侵入中枢神经系统。婴幼儿可通过胎盘从母体内获得抗体。

（三）病原学和血清学检查

1. 病毒分离与鉴定 取发病1周内患者粪便、咽部、脑脊液、脑或脊髓组织标本，用抗生素处理后，接种于原代猴肾细胞或人胚肾细胞，37℃培养7～10天，观察细胞病变作出诊断，再用中和抗体进一步鉴定其是否为脊髓灰质炎病毒。

2. 血清学诊断 发病前6周内未接种脊髓灰质炎疫苗，发病后未再接种疫苗，麻痹后1个月内从脑脊液或血液中查到抗脊髓灰质炎病毒IgM抗体，或恢复期血清中特异性抗IgG抗体浓度比急性期有4倍或以上增长，有诊断意义。

（四）防治原则

2001年，WHO宣布我国为无脊髓灰质炎状态，目前我国主要是对婴幼儿进行人工主动免疫。目前国内口服脊髓灰质炎疫苗（OPV）和接种灭活脊髓灰质炎疫苗（IPV）联合免疫。

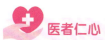

医者仁心

"糖丸爷爷"顾方舟

顾方舟（1926年6月16日至2019年1月2日），上海人，是我国脊髓灰质炎疫苗研发生产的拓荒者。1957年，他临危受命研制脊髓灰质炎疫苗。疫苗问世后他以身试药，冒着麻痹、死亡的危险，试服了疫苗。1960年底，正式投产的首批500万人份疫苗推广至全国11座城市，脊髓灰质炎疫情得到有效控制。顾方舟借鉴中医制作丸剂的方法，创造性地改良配方，把液体疫苗融入糖丸。糖丸疫苗是人类脊髓灰质炎疫苗史上的点睛之笔，随着糖丸的推广和使用，我国儿童的发病人数逐年递减，无数孩子免于残疾。2001年，WHO宣布中国为无脊髓灰质炎状态。2019年9月，顾方舟被授予"人民科学家"国家荣誉称号。

二、轮状病毒

案例11-3

　　患儿，男，10月龄，秋季，因腹泻2天就诊，大便为黄色蛋花汤样，无黏液及脓血，一日10次左右。查体：患儿轻度脱水貌，心、肺检查正常，稍有腹胀，肠鸣音活跃。

　　问题： 1. 该患儿患什么疾病？由哪种病原体引起？

　　　　　　2. 该病什么季节流行？如何防治？

　　人轮状病毒（human rotavirus，HRV）属于呼肠病毒科中的轮状病毒属。该病毒在肠道细胞内增殖，从粪便排出，是引起婴幼儿急性胃肠炎和腹泻的主要病原体。

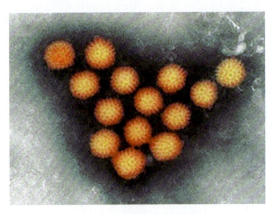

图11-4　轮状病毒（电镜）

（一）生物学性状

　　病毒体为球形，直径为60～80nm，病毒基因组为双链RNA。衣壳为二十面体立体对称，双层衣壳，无包膜。从内向外呈放射状排列，如车轮状，故命名为轮状病毒（图11-4）。病毒对理化因素及外界环境有较强的抵抗力。耐乙醚、耐酸碱、耐氯仿，在pH 3.5～10的环境中均可保持其传染性，在粪便中可存活数天到数周。

（二）致病性与免疫性

　　轮状病毒呈世界性分布，可分为7个组（A～G），A～C组轮状病毒可引起人类和动物腹泻，D～G组只引起动物腹泻。A组轮状病毒感染最常见，是引起6个月至2岁婴幼儿腹泻的重要病原体，60%以上的婴幼儿急性腹泻是由轮状病毒所引起，是导致婴幼儿死亡的重要原因之一。年长儿童和成人常呈无症状感染。

　　传染源为患者和无症状病毒携带者，主要经粪—口途径传播。病毒侵入人体后在小肠黏膜绒毛细胞内增殖，造成微绒毛萎缩、变短及脱落细胞溶解死亡。受损细胞脱落至肠腔并释放大量病毒随粪便排出。由于绒毛的损伤和破坏，使细胞渗透压发生改变，细胞分泌功能增强，水和电解质分泌增加、重吸收减少，大量水分进入肠腔，导致严重腹泻。临床上潜伏期为24～48小时，出现发热、呕吐、水样腹泻等症状。一般为自限性，3～5天可完全康复。腹泻严重者可出现脱水和酸中毒，若不及时治疗，易导致婴幼儿死亡。

　　轮状病毒感染后，机体可产生特异性抗体IgM、IgG、SIgA，对同型病毒感染有保护作用，其中肠道局部SIgA起主要作用。由于抗体只对同型病毒感染有保护性作用，而且婴幼儿免疫系统发育尚不完善，SIgA含量较低，故病愈后还可重复感染。

（三）病原学和血清学检查

　　轮状病毒感染的主要诊断是应用电镜或免疫电镜直接检查粪便中的病毒颗粒，特异性诊断率可达到90%～95%及以上。也可用ELISA、免疫荧光法直接或间接检查粪便中的病毒抗原或血清中的抗体。

（四）防治原则

　　预防主要是控制传染源，切断传播途径，严格消毒可能污染的物品。轮状病毒口服疫苗可以有效预防感染。治疗主要选择及时补液、补充血容量、纠正电解质失调等支持疗法，防止严重脱水及代谢性酸中毒的发生，以减少婴幼儿的病死率。

三、柯萨奇病毒与埃可病毒

（一）柯萨奇病毒

柯萨奇病毒（*Coxsackie virus*）是1948年从美国纽约州Coxsackie镇的两名疑似脊髓灰质炎患儿粪便中分离出来的病毒。

柯萨奇病毒的生物学性状、传播途径、致病机制与脊髓灰质炎病毒相似。以隐性感染为多见，表现为轻微感冒或腹泻等症状。偶尔侵犯中枢神经系统，损害脊髓前角运动神经元，引起肢体弛缓性瘫痪，但较脊髓灰质炎轻，不留后遗症。除引起弛缓性瘫痪外，临床表现多样化是柯萨奇病毒的致病特点之一。人感染后，血清中很快出现中和抗体，对同型病毒有持久免疫力。

由于柯萨奇病毒所致临床症状呈多样化的特点，不能根据临床症状作出准确诊断，确诊必须有赖于病毒分离或血清学检查。还可应用PCR进行核酸检测。目前尚无特异性防治方法。

（二）埃可病毒

埃可病毒是1951年在脊髓灰质炎流行期间，偶尔从健康儿童的粪便中分离出来的，当时不知它与人类何种疾病有关，故称其为人类肠道致细胞病变孤儿病毒（enterocytopathogenic human orphan virus, ECHO virus），简称埃可病毒。

埃可病毒的生物学性状与脊髓灰质炎病毒、柯萨奇病毒类似（表11-3）。病毒感染常引起无菌性脑膜炎，可伴有皮疹和其他临床表现。感染后机体出现特异性抗体，对同型病毒感染有持久免疫力。

表11-3　柯萨奇病毒与埃可病毒的不同血清型所致的疾病

柯萨奇病毒A组	柯萨奇病毒B组	埃可病毒	所致疾病
2, 4, 7, 9, 10	1～6	1～11, 13～23, 25, 27, 28, 30, 31	无菌性脑膜炎
7, 9	2～5	2, 4, 6, 9, 11	麻痹症
2～6, 8, 10	—		疱疹性咽峡炎
21, 24	4, 5	4, 9, 11, 20, 25	感冒
9	1～5	1, 6, 9	流行性胸痛
5, 10, 16	—		手足口病
4, 16	1～5	1, 6, 9, 19	心肌炎
—	1～5	3, 4, 6, 9, 17, 19	新生儿全身感染
—	1～6		发热
4～6, 9, 16	5	2, 4, 6, 9, 11, 16, 18	皮疹
18, 20, 21, 22, 24	—	18, 20	腹泻

四、其他肠道感染的病毒

其他肠道感染的病毒主要有新型肠道病毒、肠道腺病毒、杯状病毒、星状病毒，其生物学性状、致病性与免疫性、防治原则见表11-4。

表11-4　其他肠道感染的病毒

病毒名称	形态与结构	致病性与免疫性	防治原则
新型肠道病毒	球形，单正链RNA，衣壳二十面体立体对称，无包膜	肠道病毒70型，接触传播，引起急性出血性结膜炎；肠道病毒71型（EV71），粪—口途径、飞沫传播或直接接触传播，引起手足口病，表现为发热，手、足、唇或口腔黏膜、臀部等出现皮疹或疱疹	肠道病毒71型疫苗预防EV71所致手足口病，尚无特效治疗药物

续表

病毒名称	形态与结构	致病性与免疫性	防治原则
肠道腺病毒	球形，双链DNA，衣壳二十面体立体对称，无包膜	经粪—口途径传播，以夏季多见，可引起暴发。主要感染5岁以下儿童，引起水样腹泻，发热及呕吐症状较轻	目前尚无有效疫苗和抗病毒治疗方法，主要采取对症治疗
杯状病毒	球形，单正链RNA，衣壳二十面体立体对称，无包膜	诺如病毒经粪—口途径传播，秋冬季高发，任何年龄均可发病，是世界上引起急性病毒性胃肠炎暴发流行最主要的病原体之一。诺如病毒引起的暴发流行成为突发公共问题	目前尚无有效疫苗预防，主要采取对症治疗
星状病毒	球形，单正链RNA，无包膜，电镜下表面结构呈星形	经粪—口途径传播，引起婴幼儿腹泻，发病时症状与轮状病毒感染相似，但较轻。感染后可产生牢固免疫力	目前尚无有效疫苗预防，主要采取对症治疗

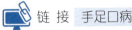 链接　手足口病

手足口病是一种由柯萨奇病毒或新型肠道病毒感染引起的传染病，以传染性强、传播速度快为特点，5岁以下儿童多见，常呈区域性流行。临床表现以发热和手足疱疹、疱疹性咽峡炎为主。但是3岁以下的患儿如果治疗不及时容易出现并发症，如脑炎、脑膜炎、心肌炎和肺水肿等，甚至会导致患儿死亡。患者、隐性感染者和无症状带毒者为手足口病流行的主要传染源。预防原则主要是注意个人卫生、加强监测，提高监测敏感性是控制本病流行的关键。治疗主要为对症处理。

第3节　肝炎病毒

肝炎病毒是一类以肝脏为主要靶器官、引起病毒性肝炎的病原体。人类肝炎病毒主要包括甲型肝炎病毒（HAV）、乙型肝炎病毒（HBV）、丙型肝炎病毒（HCV）、丁型肝炎病毒（HDV）及戊型肝炎病毒（HEV）。这些肝炎病毒分属不同的病毒科和属，其生物学性状和致病性也不相同。其中甲型和戊型肝炎病毒经消化道传播，引起急性肝炎，不发展为慢性肝炎或慢性携带者；乙型和丙型肝炎病毒主要由血源性传播，除引起急性肝炎外，可转为慢性肝炎，此外，还与肝硬化及肝癌的发生相关。

一、甲型肝炎病毒

甲型肝炎病毒（hepatitis A virus，HAV）是引起甲型肝炎的病原体。甲型肝炎呈世界性分布，可造成散发或暴发流行，主要感染儿童和青少年。1993年HAV被列为小RNA病毒科的嗜肝病毒属（*Hepatovirus*）。

（一）生物学性状

1. 形态与结构　HAV颗粒呈球形，直径为27～32nm，无包膜，衣壳呈二十面体立体对称（图11-5）。HAV的核酸为单正链RNA，约由7500个核苷酸构成。HAV抗原性稳定，仅有一个血清型。

2. 培养特性　黑猩猩、狨猴等灵长类动物对HAV易感，经口或静脉注射可使动物发生肝炎，感染后粪便内可检出HAV颗粒，血清中可检出HAV相应抗体。HAV可用非洲绿猴肾细胞、人胚肾细胞、传代恒河猴肾细胞等多种细胞分离培养，一般增殖缓慢，不引起细胞病变。

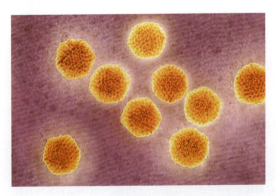

图11-5　甲型肝炎病毒模式图

3. 抵抗力 HAV抵抗力较强，对热、酸、碱、乙醚稳定，60℃ 12小时不能完全灭活HAV，储存于–20℃数年仍保持感染性，100℃ 5分钟、70%乙醇可使其灭活，对甲醛、氯及紫外线等敏感。

（二）致病性与免疫性

1. 传染源与传播途径 HAV的传染源主要为患者和隐性感染者。甲型肝炎的潜伏期一般为15～50天，平均30天。患者潜伏末期及急性期的粪便有传染性。发病2周以后，随着血清和肠道中出现抗-HAV，患者粪便中的HAV逐渐消失。HAV主要经粪—口途径传播，随患者粪便排出体外，通过污染食物、水源、海产品（如毛蚶等）及食具等传播，造成暴发或散发流行。

 链 接　甲型肝炎病毒流行事件

　　1988年1～3月，上海发生了一次历史上极为罕见的甲型肝炎暴发流行事件。此次甲型肝炎暴发来势凶猛，发病急，患者症状明显，患者多达30余万，90%以上的患者出现黄疸。发病人群以青壮年为主，80%以上的患者有食用未煮熟毛蚶史。在卫生防疫部门的追踪调查下，确认这是由食用被污染的带有HAV的毛蚶所致。

2. 致病机制 HAV经口侵入人体，先在口咽部或唾液腺中增殖，随后在肠黏膜和局部淋巴结内大量增殖，继而入血引起病毒血症，最终侵入肝脏并在肝细胞内增殖。HAV引起肝细胞损伤机制尚不十分清楚，除病毒的直接作用外，还与机体的免疫病理损伤有关。患者出现恶心、呕吐、食欲减退、乏力、黄疸、肝脾大等临床表现，甲型肝炎预后良好。

3. 免疫性 HAV感染无论是显性与隐性感染后，机体均可产生抗HAV抗体，感染早期血清中出现抗-HAV IgM，恢复期出现抗-HAV IgG，并可持续多年。

（三）病原学和血清学检查

　　HAV实验室诊断一般不进行病毒分离培养，而以血清学检查和病原学检查为主。检测抗-HAV常用ELISA法，血清中抗-HAV IgM出现早、消失快，是甲型肝炎早期诊断的重要指标；检测抗-HAV IgG有助于了解既往感染史或进行流行病学调查。也可用免疫电镜检测粪便中的HAV颗粒或用PCR和核酸杂交法检测HAV的RNA。

（四）防治原则

　　积极开展卫生宣传教育，严格进行粪便管理，改善饮食和饮水卫生。对患者的排泄物、食具、床单等用物进行严格消毒处理。

　　目前，预防甲型肝炎可用减毒活疫苗或灭活疫苗进行人工主动免疫。HAV基因工程疫苗正在研制中。注射丙种球蛋白可用于甲型肝炎紧急预防。

二、乙型肝炎病毒

　　乙型肝炎病毒（hepatitis B virus，HBV）是乙型肝炎的病原体，HBV在分类上属嗜肝DNA病毒科。HBV感染已成为全球性公共卫生问题，估计全世界乙型肝炎患者及HBV携带者多达3.7亿，我国是乙型肝炎的高流行区，整体人群HBV携带率约7.18%。HBV感染后临床表现多样化，表现为无症状HBV携带者、急性乙型肝炎、慢性乙型肝炎、重症肝炎，其中部分慢性肝炎可转为肝硬化或肝癌。

 链 接　乙型肝炎病毒的发现

　　20世纪60年代，肝炎的研究一度陷入困境。1965年，一位从事内科学和生物化学的医生Blumberg使这项研究走出了困境。经过几年的不懈努力，他和同伴们终于发现在澳大利亚土著人的血清中找到的第一个肝炎病毒的抗原成分，即乙型肝炎病毒的表面抗原（HBsAg）。自此，对乙型肝炎的研究进展迅速。1970年，伦敦Middlesex医院的Dane用电子显微镜观察到了完整的乙型肝炎病毒颗粒，1971年病毒被分离。1976年，Blumberg获得了诺贝尔生理学或医学奖。

（一）生物学性状

1. 形态与结构　电镜下观察到HBV患者血清中有三种不同形态的颗粒，包括大球形颗粒、小球形颗粒、管形颗粒（图11-6）。

（1）大球形颗粒　是Dane于1970年首先在乙型肝炎患者的血清中发现的，故又称为Dane颗粒。大球形颗粒是具有感染性的完整的HBV颗粒，呈球形，直径约为42nm，具有双层衣壳（图11-7）。外衣壳相当于一般病毒的包膜，由脂质双层和包膜蛋白组成，HBV的表面抗原（HBsAg）、前S1抗原（Pre S1）及前S2抗原（Pre S2）镶嵌于此脂质双层中。内衣壳相当于一般病毒的衣壳，呈二十面体立体对称的内衣壳，即HBV的核心抗原（HBcAg）。HBV核心内含有病毒的双链DNA和DNA多聚酶。

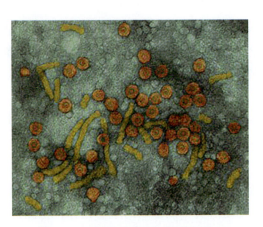

图11-6　乙型肝炎病毒颗粒形态图

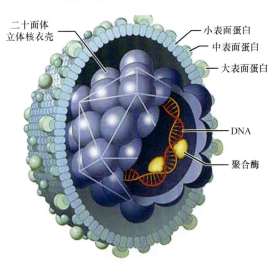

图11-7　乙型肝炎病毒大球形颗粒结构模式图

（2）小球形颗粒　是HBV在肝细胞内复制时产生的过剩的外衣壳蛋白HBsAg，直径22nm，不含病毒核酸DNA及DNA多聚酶，故不具有感染性。小球形颗粒在HBV感染者血液中大量存在。

（3）管形颗粒　直径22nm，长100～500nm，由小球形颗粒串联而成，成分与小球形颗粒相同，亦存在于血液中，故具有与HBsAg相同的抗原性。

2. 基因结构与编码蛋白　HBV的DNA为特殊的双链未闭合的环状DNA，两条链长度不同，长链为负链，短链为正链，两条链DNA的5′端有长约250个互补的碱基，通过碱基互补配对形成环状DNA结构。HBV负链DNA有4个开放读框（ORF），包括S、C、P和X区。S区由*S*基因、前*S1*和前*S2*基因构成，分别编码HBsAg、Pre S1与Pre S2抗原。C区由*C*基因和前*C*基因构成，分别编码HBcAg和HBeAg。P区最长，编码DNA多聚酶等。X区编码的蛋白为HBxAg，可反式激活细胞内的某些癌基因和病毒基因，与肝癌的发生发展有关（图11-8）。正、负链的黏性末端两侧分别有11个核苷酸组成的重复序列*DR1*和*DR2*，DR区是病毒DNA成环复制的关键序列。

3. 抗原组成

（1）表面抗原（HBsAg）　化学成分为糖基化蛋白，HBsAg大量存在于感染者血液中，是HBV感染的重要标志。HBsAg具有抗原性，刺激机体产生保护性抗体（抗-HBs）。HBsAg也是制备乙肝疫苗的主要成分。

（2）Pre S1及Pre S2抗原　具有与肝细胞表面受体结合的表位，可促进HBV吸附于肝细胞表面。Pre S1及Pre S2存在于急性期患者血清中，其抗原性强，可刺激机体产生具有中和作用的抗体，即抗-Pre S1及抗-Pre S2。这类抗体能阻断HBV与肝细胞结合，从而起到抗病毒作用。

（3）核心抗原（HBcAg）　存在于HBV的内衣壳表面，其外有HBsAg所覆盖，故不易在感染者的血液中检出。HBcAg的抗原性强，可刺激机体产生无中和作用的抗体，即抗-HBc。

（4）e抗原（HBeAg）　为可溶性蛋白质，游离于血清中，HBeAg的消长与HBV和DNA多聚酶的消长动态基本一致，因此HBeAg可作为测定HBV在肝细胞内复制及具有强传染性的指标之一。HBeAg刺激机体产生的抗-HBe对HBV感染有一定保护作用，是预后良好的征象。

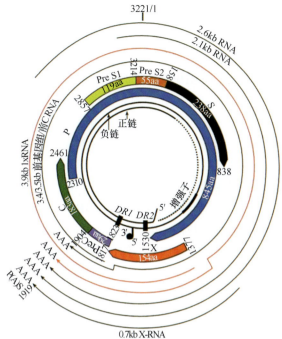

图11-8　乙肝病毒基因结构模式图

4. 动物模型与细胞培养　对HBV最敏感的动物是黑猩猩，因此进行HBV的致病机制研究、检测疫苗效价及安全性评价时常用黑猩猩作为实验动物。目前采用的细胞培养系统是病毒DNA转染系统培养HBV。

5. 抵抗力　HBV对理化因素的抵抗力较强，对低温、干燥、紫外线和一般化学消毒剂均有耐受性。–20℃可保存20年，37℃可维持其活性达7天。100℃加热10分钟、高压蒸汽灭菌和环氧乙烷等均可使HBV灭活，0.5%过氧乙酸、5%次氯酸钠、3%漂白粉液等均可用于消毒。但这些消毒手段仅能使HBV失去传染性，仍可保留HBsAg的抗原性。

（二）致病性与免疫性

1. 传染源　乙型肝炎的传染源主要是患者及无症状HBV携带者。乙型肝炎患者无论是潜伏期、急性期，还是慢性活动期，其血清均具有传染性。因为无症状HBV携带者不易被察觉，所以其危害性更大。

2. 传播途径　HBV的传播途径主要有三种：血源性传播、垂直传播和性传播。凡含有HBV的血液或体液直接或间接进入机体内均可造成乙型肝炎的传播。

（1）血源性传播　HBV在感染者血液循环中大量存在，而人又对HBV极易感，故极微量的污染血经微小伤口进入机体即可导致感染。如输入含HBV的血浆或血制品、注射、输液、外科或牙科手术、针刺（如针灸及纹身等）、共用剃须刀或牙刷、皮肤黏膜的微小伤口等均可传播HBV。污染的医疗器械（如内镜、妇产科器械等）也可导致HBV在医院内的传播。

（2）垂直传播　常发生于胎儿期和围产期。若母亲是乙型肝炎患者或无症状HBV携带者，HBV在孕期可经胎盘由母体传播给胎儿，分娩时婴儿经产道接触含HBV的母血、羊水或分泌物或通过微小伤口亦可致HBV感染。此外，HBV也可通过哺乳传播。

（3）性传播　HBV可随感染者的精液和阴道分泌物排出体外，西方国家将乙型肝炎列为性传播疾病。

3. 致病机制与免疫　HBV感染的临床表现多样化，可表现为急性肝炎、慢性肝炎、重症肝炎及无症状HBsAg携带者等。HBV的致病机制迄今尚未完全明确，目前认为主要是通过病毒诱发宿主产生免疫应答及病毒对肝细胞直接损害所致的病理损伤。

（1）细胞免疫介导的免疫病理损伤　HBV侵入机体后，诱导机体发生以杀伤性T细胞（CTL细胞）为主的细胞免疫应答。被HBV感染的肝细胞表面出现HBsAg、HBcAg和HBeAg。被病毒抗原致敏的CTL细胞可杀伤表面带有病毒抗原的肝细胞，从而清除病毒。这种作用既能清除病毒，又造成肝细胞损伤。细胞免疫应答的强弱与临床症状的轻重及转归密切相关。

（2）体液免疫介导的免疫病理损伤　当机体感染HBV后，患者体内可产生抗-HBs及抗-HBe等抗体。这些抗体可清除体内游离病毒，阻断病毒对肝细胞的黏附作用。与此同时，HBV与相应抗体发生特异性结合形成免疫复合物，这些免疫复合物在肝内大量沉积，可导致急性肝坏死，临床表现为重症肝炎。若免疫复合物沉积于周围组织的小血管壁，则可引发Ⅲ型超敏反应，临床上表现为相关的肝外症状，其中肾小球肾炎最为常见。

（3）自身免疫所致的损伤　HBV感染肝细胞后，可引起肝细胞表面自身抗原发生改变，暴露出肝特异性脂蛋白抗原（liver specific protein，LSP），LSP可诱导机体产生对肝细胞的自身免疫应答，即通过ADCC、CTL细胞的杀伤作用或释放细胞因子等直接或间接作用造成肝细胞损害。

4. HBV与原发性肝癌　近年来大量研究表明，HBV感染与原发性肝癌的发生有密切关系，主要依据是：①乙型肝炎病毒携带率高的地区，原发性肝癌发生率亦高；②乙型肝炎患者及HBsAg携带者的原发性肝癌发生率明显高于未感染人群；③原发性肝癌组织有HBV DNA及特异性抗原存在；④动物实验可诱发动物产生原发性肝癌。

（三）病原学和血清学检查

HBV感染常用的微生物学检查是检测患者血清中HBsAg、抗-HBs、HBeAg、抗-HBe及抗-HBc（也称"乙肝两对半"或"乙肝五项"），必要时也可检测Pre S1及Pre S2的抗原及抗体。常用的方法有RIA、ELISA法。HBV的抗原及其抗体在感染者机体内消长情况与临床表现相关，因此，综合分析上述血清学标志有助于临床诊断（表11-5）。

表11-5　HBV抗原、抗体检测结果临床分析

HBsAg	HBsAb	HBeAg	HBeAb	HBcAb IgM	HBcAb IgG	结果分析
+	−	−	−	−	−	HBV感染潜伏期或HBV无症状携带者
+	−	+	−	+	+	急性或慢性乙型肝炎或无症状携带者
+	−	+	−	+	+	急性或慢性乙型肝炎，俗称"大三阳"
+	−	−	+	−	+	急性感染趋向恢复，俗称"小三阳"
−	+	−	+	−	+	既往感染
−	−	−	−	−	+	既往感染
−	+	−	−	−	−	既往感染，接种过疫苗，产生免疫力

1. HBsAg和抗-HBs　HBsAg是机体感染了HBV的主要标志之一。HBsAg阳性见于急、慢性乙型肝炎或无症状携带者。HBsAg在急性肝炎恢复后1～4个月内消失，若持续6个月以上则认为转化为慢性肝炎。长期HBsAg阳性而肝功能正常且无临床症状者即为HBV携带者。抗-HBs阳性表示机体已获得对HBV的免疫力，常见于乙型肝炎恢复期、HBV既往感染或接种乙肝疫苗。

2. HBeAg和抗-HBe　HBeAg阳性表示是HBV在体内复制并具有强传染性的标志。若转为阴性则提示病毒复制停止，如长期阳性则提示预后不良。抗-HBe阳性提示HBV复制减弱，传染性降低且机体已获得一定免疫力。

3. 抗-HBc　包括抗-HBc IgM和抗-HBc IgG，为非保护性抗体。抗-HBc IgM阳性提示病毒处于复

制状态，具有强传染性。抗 -HBc IgG 出现晚，在血液中存在时间较长，是感染过 HBV 的标志，若该抗体滴度较高提示急性感染，滴度较低则提示既往感染。

此外，血清 HBV DNA 检测由于方法敏感、特异，能测出极微量的病毒核酸，故已被广泛用于乙型肝炎的临床诊断及流行病学调查。

案例 11-4

李某，女，患慢性乙型肝炎 10 年，实验室检查：HBsAg（+）、HBeAg（+）、抗 -HBc IgG（+）。其 3 岁女儿体检时血清抗 -HBs（+），追问病史，无任何临床症状，未注射过乙肝疫苗。

问题：1. 李某的乙肝两对半检测报告单有何提示意义？
　　　2. 李某的女儿可能经哪种途径获得了乙肝抗体？

（四）防治原则

1. 一般预防　预防乙型肝炎应以切断传播途径为主，加强对献血员的筛选，防止血液传播；提倡使用一次性输液器及注射器；对患者的血液、排泄物、分泌物和医疗器械等要进行严格消毒；对高危人群应采取预防接种等措施。

2. 主动免疫　预防乙型肝炎最有效的措施是接种乙肝疫苗。目前广泛使用的是 HBV 基因工程疫苗，共接种 3 次，0、1、6 月各接种 1 次，可获得良好的免疫保护作用。

3. 被动免疫　含高效价抗 -HBs 的人免疫血清球蛋白（HBIG）可用于易感者的紧急预防。

4. 治疗　乙型肝炎治疗尚无特效药物和方法。目前使用抗病毒药物、免疫调节药物、中草药等并用治疗乙型肝炎。

三、丙型肝炎病毒

丙型肝炎病毒（hepatitis C virus，HCV）感染呈全球性分布，主要经血或血制品传播，易于慢性化，部分可进一步发展为肝硬化或肝癌。

（一）生物学性状

HCV 属黄病毒科。呈球形，直径为 50～60nm，有包膜，为单正链 RNA 病毒。HCV 的易感动物是黑猩猩，其体外培养尚未成功。HCV 对热敏感，加热 100℃ 5 分钟或 60℃ 30 分钟均可使其丧失感染性。紫外线及甲醛处理均可灭活病毒。

（二）致病性与免疫性

HCV 的传染源为患者和隐性感染者，传播途径与 HBV 类似，主要经输血或血制品传播，也可经注射、性交和母婴传播。丙型肝炎潜伏期为 2～26 周，感染后可表现为急、慢性丙型肝炎或无症状携带者。HCV 感染呈世界性分布，占输血后肝炎的 90% 左右。丙型肝炎患者有 40%～50% 可转化为慢性肝炎，约 20% 的患者可发展为肝硬化，甚至引发肝癌。HCV 的致病机制尚未完全明确，目前认为既有病毒的直接致病作用，又与免疫病理损伤有关。

HCV 感染后，早期产生抗 -HCV IgM，可作为早期诊断的依据。抗 -HCV IgG 产生较晚，持续时间长，是慢性丙型肝炎的标志。抗 -HCV 无中和作用，不能有效清除病毒。HCV 感染后也可诱导细胞免疫反应的发生，但其主要作用可能是引起肝细胞免疫损伤，并无有效的免疫保护作用。

（三）病原学和血清学检查

采用 ELISA 法、放射免疫法等检测患者血清中的抗 -HCV 可用于丙型肝炎的诊断、献血人员的筛选及药物效果评价。也可采用 RT-PCR 或荧光 PCR 等方法检测肝组织内的 HCV RNA。

（四）防治原则

预防丙型肝炎主要是切断传播途径，严格检测抗-HCV筛选献血员可有效避免丙型肝炎的发生。目前，HCV疫苗的研制面临许多困难。在丙型肝炎治疗方面缺乏有效的药物，目前标准方案是采用聚乙二醇干扰素与利巴韦林二联疗法。

四、其他肝炎病毒

（一）丁型肝炎病毒

1. 生物学性状　丁型肝炎病毒（hepatitis D virus，HDV）为丁型肝炎的病原体，是一种缺陷病毒。HDV的复制必须在HBV或其他嗜肝DNA病毒辅助下才能完成。

2. 致病性和免疫性　HDV感染呈全球性分布，传播方式与HBV基本相同，主要是血源性传播。HDV与HBV联合感染或重叠感染，可表现为急性肝炎、慢性肝炎或无症状携带者。目前认为，HDV致病机制主要是病毒对肝细胞的直接损伤。

HBV感染后可刺激机体产生特异性抗体，即抗-HDV IgM和抗-HDV IgG，但这些抗体为非保护性抗体，不能有效清除病毒。

3. 病原学和血清学检查　常用ELISA或RIA等方法检测患者血清中抗-HDV。也可采用斑点杂交法或RT-PCR检测血清中的HDV RNA。

4. 防治原则　丁型肝炎预防原则与乙型肝炎相同，目前在治疗方面尚无特效药。

（二）戊型肝炎病毒

戊型肝炎病毒（hepatitis E virus，HEV）是戊型肝炎的病原体，主要经粪—口途径传播，可引起大规模的流行。

1. 生物学性状　HEV为单正链RNA病毒。灵长类动物如食蟹猴、猕猴等对HEV均易感。HEV的细胞培养有待进一步完善。HEV对高盐、氯化铯、氯仿等敏感。病毒于–70℃～8℃下容易裂解，但在液氮或碱性溶液中可稳定保存。

2. 致病性与免疫性　HEV主要经粪-口途径传播，病毒随粪便排出体外，污染水源、食品及环境等。戊型肝炎患者在潜伏末期和急性期早期排病毒量最大，是最主要的传染源。HEV感染后，潜伏期为10～60天，平均40天。HEV经消化道进入血液，在肝内复制，由于病毒对肝细胞的直接损伤和免疫病理作用导致肝细胞炎症或坏死。临床上表现为急性戊型肝炎（包括黄疸型和无黄疸型）、胆汁淤滞型肝炎及重症肝炎。多数患者于发病后6周即好转并痊愈，不发展为慢性肝炎。孕妇感染HEV后，病死率高达10%～20%。

机体感染HEV后可产生一定免疫力，但持续时间较短。

3. 病原学和血清学检查　目前常用ELISA法检测患者血清中抗-HEV IgM或IgG抗体，也可用电镜或免疫电镜检测患者粪便中的HEV颗粒，还可用RT-PCR法检测患者血清、粪便及胆汁中的HEV RNA。

4. 防治原则　戊型肝炎的预防原则与甲型肝炎相同，以切断粪—口传播途径为主，保护水源、加强食品卫生管理，注意个人卫生及环境卫生。2012年，我国研制成功世界首支戊型肝炎疫苗。

第4节　逆转录病毒

一、人类免疫缺陷病毒

人类免疫缺陷病毒（human immunodeficiency virus，HIV）是获得性免疫缺陷综合征（acquired immune deficiency syndrome，AIDS）即艾滋病的病原体。AIDS首例患者于1981年在美国洛杉矶被发现，此后病例逐年剧增，截至2020年，全球现存活HIV/AIDS患者3770万人，具有传播迅速，发病缓慢、病死率高的特点。我国自1985年发现首例AIDS以来，感染人数逐年增长。

（一）生物学性状

1. 形态与结构　病毒呈球形，直径100～120nm，有包膜。核心为两条单正链RNA，与衣壳蛋白（CA，p24）、逆转录酶共同形成圆柱形核衣壳。包膜嵌有外膜糖蛋白gp120和跨膜糖蛋白gp41两种黏附性糖蛋白，与病毒的吸附、穿入有关。

2. 培养特性　HIV仅感染具有表面分子CD4的T细胞、单核巨噬细胞等，因此实验室常用新鲜正常人或患者自身T细胞培养病毒。恒河猴和黑猩猩可作为HIV感染的动物模型，但其感染过程与人还是有很大区别的。

3. HIV的变异　HIV具有高度变异性，不同毒株间基因的变异率各不相同。包膜糖蛋白gp120抗原变异与HIV流行和逃避宿主免疫应答密切相关，给抗感染疫苗的研究与制备带来了巨大困难。

4. 抵抗力　HIV抵抗力弱，对热、化学消毒剂敏感。56℃ 30分钟可使HIV在体外对人的T淋巴细胞失去感染性，但不能完全灭活血清中HIV。0.5%次氯酸钠、70%乙醇、5%甲醛、2%戊二醛、0.5%H_2O_2等室温处理10～30分钟即可灭活病毒。HIV对紫外线、γ射线有较强抵抗力。

（二）致病性与免疫性

1. 传染源与传播途径　传染源为HIV感染者。感染者的血液、阴道分泌液、精液、乳汁、脑脊髓、唾液等体液中均可分离到HIV。其传播途径为：①性传播，男性同性恋之间及异性间的性接触是HIV的主要传播途径；②血液传播，包括输入带有HIV的血液、血液制品或使用未消毒彻底的注射器等医疗器械传播，静脉吸毒者为高危人群；③垂直传播，包括经胎盘、产道和哺乳等途径传播。

2. 致病机制　HIV侵入机体后，主要选择性地侵犯CD4$^+$T细胞，病毒包膜与细胞膜融合使病毒进入胞内，通过细胞融合和免疫病理损伤等机制破坏CD4$^+$T细胞。感染早期，HIV在宿主细胞内慢性或持续性感染，外周血中一般不易检测到HIV病毒，随着感染时间的延长，病毒大量复制增殖，出芽释放并重新感染其他靶细胞，导致大量CD4$^+$T细胞被感染而裂解死亡，T细胞大量减少，从而引起细胞免疫功能低下，抗感染能力降低，以及与T细胞相关的体液免疫功能和免疫调节功能紊乱，导致免疫缺陷，最终诱发机会感染、恶性肿瘤等AIDS相关综合征，病死率高。

3. 所致疾病　HIV感染后临床表现可分为3期。①急性期：通常发生感染HIV的6个月内。部分感染者在急性期出现HIV病毒血症和免疫系统急性损伤相关的临床表现。临床表现以发热最为常见，可伴有咽痛、盗汗、恶心、呕吐、腹泻、皮疹、关节疼痛、淋巴结肿大及神经系统症状。大多数患者临床症状轻微，持续1～3周后自行缓解。此期在血液中可检测到HIV RNA和p24抗原，CD4$^+$淋巴细胞计数一过性减少，CD4$^+$/CD8$^+$T淋巴细胞比值倒置。部分患者可有轻度白细胞和血小板减少或肝生化指标异常。②无症状期：可从急性期进入此期，或无明显的急性期症状而直接进入此期。持续时间一般为4～8年。其时间长短与感染病毒的数量和型别、感染途径、机体免疫状况的个体差异、营养条件及生活习惯等因素有关。在无症状期，由于HIV在感染者体内不断复制，免疫系统受损，CD4$^+$T淋巴细胞计数逐渐下降。可出现淋巴结肿大等症状或体征。③艾滋病期：为感染HIV后的终末阶段。患者CD4T淋巴细胞计数多数＜200个/μl。此期主要临床表现为HIV相关症状、体征及各种机会性感染和肿瘤。

4. 免疫性　HIV感染后可刺激机体产生包膜蛋白抗体和核心蛋白抗体，因HIV包膜蛋白易发生抗原性变异，使抗体不能发挥应有的作用。在潜伏性感染阶段，HIV前病毒可整合入宿主细胞基因组中，不被免疫系统识别，逃避免疫清除。这些都与HIV引起持续感染有关。

（三）病原学和血清学检查

1. 病原学检查　是直接检测HIV的方法，包括分离病毒、检测病毒核酸，主要用于HIV感染窗口期时的早期诊断和18个月以内婴幼儿的诊断。

2. 血清学检查　是检测机体对HIV产生的抗体的检测方法，适用于HIV感染窗口期后至艾滋病患者死亡的整个病程中的抗体检测，是最常用的艾滋病实验室诊断方法。血清学检测方法分为筛查试验和确诊试验两大类。常采用ELISA法作为HIV筛选方法。

（四）防治原则

预防艾滋病应采取综合措施切断传播途径：加强卫生宣教工作，普及AIDS预防知识，增强自我保护意识；建立监测机构，加强国境卫生检疫；严格筛选供血人员，加强血液、血制品、捐献器官等的HIV检测及管理；杜绝吸毒、性滥交，阻断垂直传播；推广使用一次性注射器，严格医疗器械的消毒灭菌，防止医源性传播。

目前治疗HIV感染的药物主要有核苷类反转录酶抑制剂（NRTIs，如齐多夫定）、非核苷类反转录酶抑制剂（NNRTIs，如奈韦拉平）、蛋白酶抑制剂（PIs，如利托那韦）、整合酶抑制剂（INSTIs，如拉替拉韦）、融合抑制剂（FIs，如艾博韦泰）等。为了防止耐药性的产生，常使用多种药物联合治疗。

 链 接　HIV 感染的窗口期

人体感染了 HIV 后，一般需要 2 周时间才能逐渐产生病毒抗体。"窗口期"是指从人体感染 HIV 后到外周血中能够检测出病毒抗体的这段时间，一般为 2 周到 3 个月。在这段时间里，虽然血液中检测不到病毒抗体，但是人体是具有传染性的。

二、人类嗜T淋巴细胞病毒

人类嗜T淋巴细胞病毒（human T-cell lymphotropic virus，HTLV）属于逆转录病毒科的δ逆转录病毒属，是引起人类恶性肿瘤的RNA病毒。HTLV分为HTLV-1和HTLV-2两型。

HTLV-1主要感染CD4$^+$T细胞，是成人T细胞白血病（ATLL）的病原体。传染源是患者和HTLV感染者，主要通过输血、性接触传播，也可能为母婴传播。HTLV感染后多无临床症状，经过较长的潜伏期，部分感染者发展为ATLL。ATLL的临床表现多样，有急性型、淋巴瘤型、慢性型、隐匿型，主要临床表现为淋巴结肿大、肝脾大、皮肤损害、外周血白细胞增多，并出现异型淋巴细胞等。

目前HTLV感染尚无特异的疫苗，一般性预防主要为切断传播途径。

第5节　疱疹病毒

疱疹病毒（herpes virus）是一群中等大小、结构相似、有包膜的双链DNA病毒。现已发现100多种，可以感染人类和多种动物，其中与人类感染相关的疱疹病毒称为人类疱疹病毒，主要包括单纯疱疹病毒、EB病毒、水痘-带状疱疹病毒、巨细胞病毒。

人类疱疹病毒的共同特征如下：①病毒呈球形，直径为150～200nm。基因组为线性双链DNA，核衣壳为二十面体立体对称，核衣壳周围有一层被膜，最外层是包膜，包膜表面有糖蛋白组成的刺突（图11-9）。②除EB病毒外，人类疱疹病毒均能在人二倍体细胞核内复制增殖，产生明显的细胞病变及核内嗜酸性包涵体。病毒可通过细胞间桥直接扩散，感染细胞能与邻近未感染细胞融合，形成多核巨细胞。③病毒感染类型多样化，可引起增殖性感染、潜伏性感染、整合感染、先天性感染等。

一、单纯疱疹病毒

（一）生物学性状

单纯疱疹病毒（herpes simplex virus，HSV）有两种血清型，即HSV-1和HSV-2，二者DNA具有50%同源性。HSV感染动物范围较宽，常用的实验动物有家兔、小鼠、豚鼠等。HSV在多种细胞中均可增殖，常用原代兔肾、人胚肺、人胚肾、地鼠肾等细胞进行培养。病毒复制迅速，导致感染细胞很快出现明显细胞病变，表现为细胞肿胀、变圆，出现嗜酸性核内包涵体。

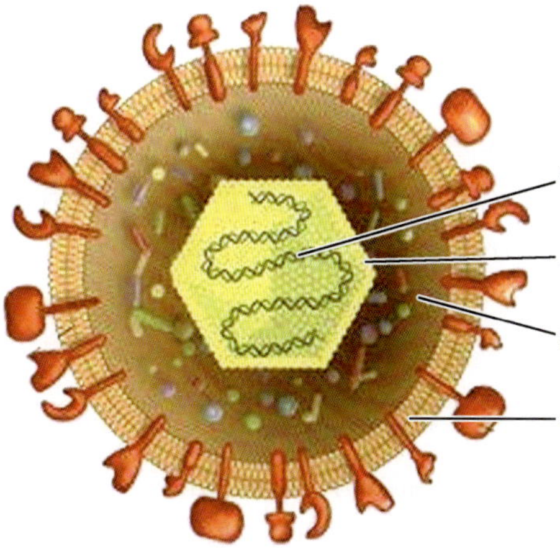

线状双链DNA
二十面体核衣壳
被膜
包膜

图11-9 疱疹病毒结构模式图

（二）致病性与免疫性

人群中HSV的感染十分普遍，感染率高达80%～90%。患者和健康带毒者是传染源，主要通过直接密切接触和性接触传播，也可经空气飞沫传播。病毒经口腔、呼吸道、生殖道黏膜和破损皮肤或结膜侵入机体。人感染HSV后大多症状不明显，最常见的临床症状是黏膜或皮肤局部疱疹，偶尔可产生严重甚至致死性的全身感染。HSV感染通常分为原发感染、潜伏与复发感染、先天性感染及新生儿感染三种类型。

1. 原发感染 HSV-1的原发感染多见于6个月至2岁的婴幼儿，多数为隐性感染，少数表现为疱疹性龈口炎，在牙龈、咽颊部黏膜局部产生成群疱疹，伴有发热和咽喉痛，疱疹破裂后形成溃疡，病灶内含有大量病毒。此外，还可引起疱疹性角膜炎、皮肤疱疹性湿疹、疱疹性甲沟炎或疱疹性脑炎等。HSV-2的原发感染主要引起生殖器疱疹，表现为男、女生殖道的水疱性溃疡损伤。原发性生殖器疱疹约80%由HSV-2引起，少数由HSV-1所致。

2. 潜伏与复发感染 HSV原发感染后，若机体不能彻底清除病毒，则HSV由感觉神经纤维逆轴索传递到感觉神经节，以非复制的状态长期潜伏于神经细胞中。HSV-1潜伏于三叉神经节和颈上神经节，HSV-2潜伏于骶神经节。在潜伏期，原发感染灶附近检测不到病毒。当机体受到某些非特异性因素（如发热、日晒、创伤、月经、情绪紧张、某些病原体感染）刺激时，潜伏的病毒可被激活，沿感觉神经纤维轴索下行至神经末梢，在其支配的上皮细胞内增殖，引起复发性局部疱疹。复发的表位常在原发感染灶的同一部位或附近。

3. 先天性感染及新生儿感染 妊娠期妇女原发感染或潜伏病毒被激活，HSV-1可经胎盘感染胎儿，引起流产、早产、死胎或先天畸形。若孕妇患有生殖器疱疹，HSV-2病毒可在分娩时通过产道感染新生儿，引起新生儿皮肤、眼和口局部疱疹，重症患儿表现为疱疹性脑膜炎或全身播散性感染。

人体感染HSV后，血中出现中和抗体，并可持续多年。该中和抗体可以中和游离的病毒，阻止病毒扩散，但不能清除潜伏性感染的病毒和阻止HSV的复发感染。细胞免疫可以破坏病毒感染的宿主细胞并清除病毒，但不能清除神经细胞内的潜伏病毒。

（三）病原学和血清学检查

1. 病毒分离培养 病毒的分离培养是确诊HSV感染的可靠方法。采集患者唾液、脑脊液、水疱液、角膜刮取物、阴道拭子等标本，接种于兔肾、人胚肾等易感细胞内，培养48～72小时，根据细胞出现的肿胀、变圆、细胞融合等病变特征，进行初步诊断。

2. 快速诊断 快速诊断技术对疱疹性脑炎和疱疹性角膜炎的治疗具有重要意义。常用免疫荧光技术、免疫酶技术等检测细胞内的特异性抗原和血清中的特异性抗体，或用PCR技术、核酸杂交技术检测病毒的DNA。

（四）防治原则

目前对HSV的感染尚无特异性预防措施。避免同患者接触可以减少感染的机会。

临床上常用阿昔洛韦、更昔洛韦等进行治疗，可抑制病毒在体内的复制，减轻临床症状，但不能清除体内的潜伏病毒或防止潜伏性感染复发。

二、EB病毒

（一）生物学性状

EB病毒（Epstein-Barr virus，EBV）的形态结构与其他疱疹病毒相似，但抗原性不同。EBV抗原可以分为两类：潜伏性感染期表达的抗原和增殖性感染期表达的抗原。前者包括EBV核抗原（EBNA）和潜伏膜蛋白（LMP）；后者包括EBV早期抗原（EA）、EBV衣壳抗原（VCA）、EBV膜抗原（MA）。

（二）致病性与免疫性

EBV在人群中感染非常普遍，我国3～5岁儿童EBV抗体阳性率高达90%以上，多为隐性感染。患者和隐性感染者是EBV的传染源，主要经唾液传播，偶见经输血传播。与EBV感染有关的疾病主要有三种。

1. 传染性单核细胞增多症　是一种急性全身淋巴细胞增生性疾病，多见于青春期初次感染较大量EBV者。其临床特征为发热、咽炎、淋巴结炎、肝脾大及外周血中单核细胞和异型淋巴细胞显著增多。本病预后较好，致死率低。但严重免疫缺陷的儿童、AIDS患者及器官移植者病死率较高。

2. 伯基特淋巴瘤　是一种低分化的单克隆B淋巴细胞瘤，发生在中非、新几内亚、南美洲等某些温热带地区，呈地方性流行。多见于6～7岁的儿童，好发部位为颜面、腭部。血清流行病学调查显示，在伯基特淋巴瘤发生前，患儿EBV抗体均为阳性，80%患儿的抗体效价显著高于正常儿童，故认为EBV感染与此病关系密切。

3. 鼻咽癌　是我国广东、广西、福建、湖南、江西、浙江及台湾等地的一种常见的恶性肿瘤。多发生在40岁以上人群。鼻咽癌的发生与EBV感染密切相关。

EBV原发感染后，机体产生的特异性抗体和细胞免疫，可防止外源性EBV再感染，但不能彻底清除潜伏在细胞内的EBV。

（三）病原学和血清学检查

EBV分离培养比较困难，一般采用血清学方法作辅助诊断。常用方法有：

1. 特异性抗体的检测　常用酶联免疫吸附试验或免疫荧光法进行检测，是临床较常用的诊断方法之一。若待检血清中VCA-IgA或EA-IgA抗体效价≥1∶20或效价持续升高，应考虑鼻咽癌的可能。

2. 嗜异性抗体的检测　嗜异性抗体是EBV感染后非特异性活化B细胞产生的IgM型抗体，主要用于传染性单核细胞增多症的辅助诊断。

（四）防治原则

预防EBV感染的疫苗正在研制中。对EBV感染尚无疗效肯定的药物。

三、水痘-带状疱疹病毒

水痘-带状疱疹病毒（varicella-zoster virus，VZV）在儿童原发感染时引起水痘，恢复后病毒潜伏在机体内，少数人在成年后复发感染引起带状疱疹，故称为水痘-带状疱疹病毒。

案例 11-5

患儿，女，4岁半。2日前开始发热、厌食、哭闹，发热第2天出现红色斑丘疹，主要分布在躯干、头面部，呈向心性分布。家长回忆说患儿幼儿园所在班级最近有幼儿出水痘。

问题：1. 该患儿可能患有哪种疾病？
2. 指出该病的病原体及其传播途径。
3. 幼儿园该如何预防该种疾病的流行？

（一）生物学性状

VZV的生物学性状与HSV相似，但仅有一个血清型。VZV只能在人及猴成纤维细胞中增殖，缓慢引起局灶性细胞病变，形成嗜酸性核内包涵体和多核巨细胞。

（二）致病性与免疫性

人是VZV唯一的自然宿主，皮肤上皮细胞是其主要靶细胞。患者是传染源，主要经呼吸道或直接接触传播。VZV感染人有两种类型：原发感染水痘和复发感染带状疱疹。

1. 原发感染水痘 病毒通过上呼吸道侵入机体后，经2～3周的潜伏期，皮肤开始出现斑丘疹、水疱疹，并可发展成脓疱疹。皮疹分布呈向心性，以躯干较多。数天后结痂，无继发感染者痂脱落不留痕迹。儿童水痘病情一般较轻，预后良好。但新生儿及细胞免疫缺陷、白血病、长期使用免疫抑制剂的儿童可表现为重症水痘，甚至危及生命。成人首次感染VZV后常并发肺炎，病死率较高。孕妇妊娠早期患水痘后症状较重，可致胎儿畸形、流产或死胎。

2. 复发感染带状疱疹 原发感染后，VZV可长期潜伏在脊髓后根神经节或脑神经的感觉神经节中。成年以后，当机体免疫功能下降时，潜伏的VZV被激活，沿感觉神经纤维轴索下行到达其所支配的皮肤细胞内大量增殖，引发疱疹。疱疹常成簇，沿神经分布，串联成带状，故称带状疱疹。带状疱疹多见于躯干和面额部，呈单侧分布。

儿童患水痘后，机体产生持久的细胞免疫和体液免疫，极少再患水痘。但特异性免疫不能有效地清除潜伏在神经节中的病毒及阻止带状疱疹的发生。

（三）病原学和血清学检查

水痘和带状疱疹临床症状典型，一般不需要进行实验室诊断。必要时可从疱疹基底部取材做HE染色，检查细胞核内嗜酸性包涵体和多核巨细胞等，或用直接荧光抗体法检测VZV抗原，以助诊断。

（四）防治原则

对1岁以上健康的易感儿童接种VZV减毒活疫苗，可以有效预防水痘的感染和流行。在接触传染源72～96小时内，应用含特异性抗体的人免疫球蛋白预防VZV感染有一定效果。临床可使用阿昔洛韦、阿糖腺苷及大剂量干扰素进行治疗。

四、巨细胞病毒

（一）生物学性状

巨细胞病毒（cytomegalovirus，CMV）具有典型的疱疹病毒形态和基因结构。CMV体外培养仅能在人成纤维细胞中增殖，且增殖缓慢，初次分离常需2～6周才出现细胞病变，表现为细胞变圆、肿胀、核增大，形成巨大细胞，核内出现周围绕有一轮"晕"的大型嗜酸性包涵体，形似猫头鹰眼样。

（二）致病性与免疫性

CMV在人群中感染极为普遍，我国成人CMV抗体阳性率达60%～90%。初次感染多发生在2岁以下，常呈隐性感染，仅少数人有临床症状。多数人感染CMV后虽产生特异性抗体，但仍可长期携带病毒成为潜伏性感染。CMV常潜伏在唾液腺、乳腺或其他腺体内，或肾脏、白细胞内。患者和无症状带毒者是传染源，病毒可长期或间歇地从感染者尿液、唾液、泪液、乳汁、精液、子宫颈及阴道分泌物中排出，通过口腔、胎盘、产道、哺乳、输血及器官移植等多种途径传播，引起多种类型的感染。

1. 先天性感染 妊娠期前3个月内感染CMV，病毒可通过胎盘感染胎儿，引起宫内感染。先天性感染的婴儿中5%～10%的新生儿会出现临床症状，表现为黄疸、肝脾大、血小板减少性紫癜、溶血性贫血和不同程度的神经系统损伤，包括小脑畸形、智力低下、耳聋、视神经萎缩等，重者可引起流产、早产或死产。

2. 新生儿感染 新生儿可在出生时通过母亲产道或接受母乳喂养时发生CMV感染。多数无明显临床症状，少数表现为短暂的间质性肺炎、肝脾轻度肿大等。患儿一般预后良好。

3. 免疫功能低下者感染 在免疫功能低下者（器官移植、艾滋病、白血病和淋巴瘤等患者，或长期使用免疫抑制剂治疗的患者）中，CMV原发感染或潜伏病毒激活均可引起严重感染，如肺炎、视网膜炎、食管炎、肝炎及脑膜炎等。

4. 儿童和成人原发感染 通常呈隐性感染，感染后多数可长期携带病毒，表现为潜伏性感染。少数感染者可出现临床症状，表现为巨细胞病毒单核细胞增多症，出现发热、疲劳、肌痛、肝功能异常和单核细胞增多等症状。临床症状轻微，并发症少见。

5. 细胞转化与致癌潜能 CMV和其他疱疹病毒一样能使细胞转化。在宫颈癌、结肠癌、前列腺癌、卡波西肉瘤等组织中均可检出CMV的DNA序列，提示CMV具有致癌潜能。

CMV感染后，机体产生特异性IgG、IgM和IgA抗体，限制CMV复制，但不能有效防御CMV感染。细胞免疫和NK细胞可以限制病毒扩散和潜伏病毒激活，抑制感染的发生和发展。

（三）病原学和血清学检查

1. 细胞学检查 标本离心后取沉渣涂片，吉姆萨染色镜检，观察巨大细胞及典型包涵体。

2. 病毒分离培养 取患者中段晨尿、唾液、血液及阴道分泌物等标本接种于人成纤维细胞，培养4～6周，观察细胞病变。

3. 病毒核酸和抗原检测 用PCR技术及核酸杂交技术检测CMV的DNA。应用人CMV的特异性单克隆抗体，检测活检组织切片及外周血白细胞等标本中的人CMV抗原。

4. 血清学诊断 应用酶联免疫吸附试验检测患者血清中的特异性IgM抗体，帮助诊断CMV的近期感染。若从新生儿血清中查出CMV的IgM抗体，表示胎儿有宫内感染。

（四）防治原则

目前尚无安全有效的CMV疫苗。孕妇应避免接触CMV感染者，婴儿室发现有CMV感染患儿时应及时隔离。临床联合应用高滴度抗CMV免疫球蛋白及丙氧鸟苷治疗严重CMV感染。

第6节 其他病毒

一、虫媒病毒和出血热病毒

虫媒病毒是指通过蚊、蜱等吸血节肢动物叮咬易感脊椎动物而传播疾病的病毒，具有自然疫源性。对人致病的有130多种，在我国流行的主要有流行性乙型脑炎病毒、登革病毒等。出血热病毒是一类由节肢动物或啮齿类动物传播，引起以出血、发热为主要临床症状的病毒。我国目前已发现的出血热病毒有汉坦病毒、克里米亚-刚果出血热病毒和登革病毒等。

（一）流行性乙型脑炎病毒

流行性乙型脑炎病毒（epidemic type B encephalitis virus）简称乙脑病毒，引起流行性乙型脑炎（简称乙脑）。该病毒主要侵犯中枢神经系统，病死率高，幸存者常留下不同程度的神经系统后遗症。

1. 生物学性状　乙脑病毒抗原性稳定，迄今只发现一个血清型，因此疫苗预防效果良好。抵抗力弱，对热敏感，56℃ 30分钟或100℃ 2分钟即可被灭活。对脂溶剂和化学消毒剂亦敏感。

2. 致病性与免疫性　乙脑病毒的主要传染源是携带病毒的猪、牛、羊、鸭、鹅等家畜、家禽，其中幼猪是最重要的传染源和中间宿主。三带喙库蚊既是主要传播媒介，也是重要的储存宿主。潜伏期一般为10～14天，可短至4天，长至21天。

病毒经带毒蚊子叮咬侵入人体后，首先在皮下毛细血管内皮细胞及局部淋巴结等处增殖，随后少量病毒入血形成短暂的第一次病毒血症。病毒随血流播散到肝、脾等处的单核巨噬细胞内继续增殖，再次入血，引起第二次病毒血症，临床表现为急性起病，发热、头痛、喷射性呕吐，发热2～3天后出现不同程度的意识障碍，重症患者可出现全身抽搐、强直性痉挛或瘫痪等中枢神经症状，严重病例出现中枢性呼吸衰竭。人体感染乙脑病毒后，绝大多数表现为隐性感染和顿挫感染，只有少数病例发生脑炎。乙脑病愈后或隐性感染后机体均可获得持久免疫力，以体液免疫为主。

3. 病原学和血清学检查　临床常用酶联免疫吸附试验检测患者血清中的特异性IgM抗体做早期快速诊断；恢复期血清中抗乙脑病毒IgG抗体浓度比急性期有4倍或以上升高，有助于诊断。

近年采用RT-PCR技术检测乙脑病毒特异性核酸片段的方法也广泛应用于乙脑的早期快速诊断。

4. 防治原则　防蚊灭蚊、疫苗接种和动物宿主管理是预防乙脑的关键措施。在流行前1～2个月对易感人群（9个月～10岁儿童）接种乙脑灭活疫苗可有效预防感染，目前我国已研制成功的减毒活疫苗安全有效，正在逐渐取代灭活疫苗。幼猪是乙脑病毒的主要传染源和中间宿主，对幼猪接种疫苗也可降低人群发病率。目前乙脑尚无特效治疗方法。

（二）登革病毒

人和猴是登革病毒的自然宿主，伊蚊是传播媒介，患者和隐性感染者是主要传染源。病毒通过伊蚊叮咬进入人体后，先在毛细血管内皮细胞和单核细胞内增殖，后经血流播散引起登革热、登革出血热、登革休克综合征。普通登革热的主要临床表现为高热、剧烈头痛、皮疹、全身肌肉和关节酸痛、淋巴结肿大等。登革出血热、登革休克综合征病情较严重，以高热、出血、休克和高病死率为主要特征。

预防的主要措施是防蚊灭蚊。目前尚无特异性的防治方法。

（三）汉坦病毒

汉坦病毒泛指汉坦病毒科的多种病毒。汉坦病毒颗粒具有多形性，多数呈圆形或卵圆形，直径为75～210nm。核酸为单负链RNA，有包膜。汉坦病毒抵抗力不强，对脂溶剂、酸、热、紫外线敏感，60℃ 1小时可被灭活，一般消毒剂如酒精、碘酒、新洁尔灭等可灭活病毒。

在我国，汉坦病毒的传染源主要是黑线姬鼠、褐家鼠，携带病毒的动物通过唾液、尿液、粪便等排出体外而污染环境，人或动物经呼吸道、消化道或直接接触等方式被传染。汉坦病毒在临床上主要引起肾综合征出血热（hemorrhagic fever with renal syndrome，HFRS）和汉坦病毒肺综合征。在我国，汉坦病毒主要引起肾综合征出血热，又称流行性出血热，流行范围广、发病人数多、病死率高。临床表现以发热、出血和肾损害为主，常伴有"三痛"（头痛、眼眶痛、腰痛）和"三红"（面、颈、上胸部潮红）。病程分为发热期、低血压期、少尿期、多尿期及恢复期五个阶段。

HFRS病后可获得对同型病毒的稳定而持久的免疫力。

防鼠灭鼠是预防的关键，同时做好食品卫生和个人防护等一般性预防，接种疫苗是预防HFRS的有效措施。HFRS主要通过单克隆抗体和综合对症治疗。

埃博拉病毒（Ebola virus）是一种十分罕见的烈性传染病病毒，于1976年在埃博拉河流域发现。主要是通过患者的血液、唾液、汗水和分泌物等途径传播，其引起的埃博拉出血热（EHF）是当今世界上最致命的病毒性出血热，感染者表现为高热、全身疼痛、广泛性出血、多器官功能障碍和休克等。病死率在50%～90%，生物安全等级为4级。

二、狂犬病毒

狂犬病毒（rabies virus）属于弹状病毒科狂犬病毒属，主要侵犯中枢神经系统，引起人和动物的狂犬病。狂犬病是一种人畜共患的自然疫源性疾病，目前尚无有效治疗方法，一旦发病，病死率达100%。因此，预防狂犬病的发生尤为重要。

（一）生物学性状

狂犬病毒呈子弹状，单负链RNA，有包膜。狂犬病毒有嗜神经细胞性，在易感动物或人的中枢神经细胞内增殖时，可在胞质内形成圆形或椭圆形的嗜酸性包涵体，称为内氏小体（Negri body），具有诊断价值。狂犬病毒对热、紫外线、日光、干燥的抵抗力弱。加热100℃ 2分钟病毒即被灭活。肥皂水、脂溶剂、去垢剂、酸、碱等亦可灭活狂犬病毒。

（二）致病性与免疫性

患犬是人狂犬病的主要传染源，其次是猫、猪、狼等。人的感染多由患犬或其他带毒动物咬伤所致。在动物发病前5天，其唾液中出现狂犬病毒，人被该动物咬伤后，唾液中的病毒通过伤口侵入人体。病毒首先在入侵部位周围的肌纤维细胞中缓慢增殖，然后侵入周围神经，沿着传入神经轴索迅速上行至中枢神经系统，在神经细胞内大量增殖并引起急性弥漫性脑脊髓炎，最后病毒沿传出神经播散至全身，侵入唾液腺及其他组织。

人感染狂犬病毒后，潜伏期通常为3～8周，但也有短至1周或长达数月数年者。潜伏期的长短取决于咬伤部位距头部距离、伤口深度、伤者年龄、入侵病毒的毒力和数量以及宿主免疫力等。发病早期有不安、低热、恶心、头痛、乏力、流泪、流涎等症状；2～4天后进入高度兴奋状态，表现为极度恐惧、烦躁、恐光、恐水、恐声，尤其是对水恐惧，患者吞咽、饮水、听到水声时，均可引起严重的咽喉肌痉挛，故又称"恐水症"；3～5天后，患者转入麻痹、昏迷状态，因呼吸衰竭、循环衰竭而死亡。

（三）病原学和血清学检查

根据动物咬伤史和典型的临床症状即可诊断狂犬病。通过直接荧光抗体法或以ELISA检测患者唾液、脑脊液标本中狂犬病毒抗原阳性；或用RT-PCR检测狂犬病毒核酸阳性，可以辅助诊断可疑患者。

（四）防治原则

捕杀野犬，加强家犬管理，普及接种犬用疫苗是预防狂犬病的主要措施。人被可疑患病动物咬伤或抓伤后，立即用20%肥皂水、0.1%新洁尔灭或清水反复冲洗伤口，再用75%乙醇及碘酒擦洗消毒。狂犬病的潜伏期长，人被咬伤后及时接种狂犬疫苗可以预防发病。在伤口严重等特殊情况下，应用高效价狂犬病毒免疫血清或狂犬病免疫球蛋白在伤口周围及底部进行浸润性注射。

三、人乳头瘤病毒

人乳头瘤病毒（human papilloma virus，HPV）具有宿主和组织特异性，只感染人的皮肤和黏膜上皮细胞。传播途径包括直接接触感染者的病损部位和间接接触被病毒污染的物品。生殖器感染主要由性接触传播，新生儿可在分娩通过产道时被感染。由于HPV型别及侵犯部位不同，所致疾病不尽相同。临床常见的有寻常疣、跖疣、扁平疣、生殖器疣、宫颈癌等，其中以生殖器疣和宫颈癌危害最大。宫颈癌等生殖道恶性肿瘤主要与多种型别高危型HPV感染有关，与宫颈癌的发生最相关的是HPV 16型和18型。

预防HPV感染最好的方法是避免接触感染组织。HPV二价（16、18型）疫苗、HPV四价疫苗、HPV九价疫苗，可预防宫颈癌以及生殖器疣。对疣主要采用局部药物治疗或冷冻、电灼、激光、手术等疗法除疣，但常可再发。

四、人类细小病毒B19

人类细小病毒B19主要经呼吸道和消化道黏膜以及血液和胎盘等途径感染与传播。该病毒对骨髓中的红系前体细胞具有高度亲和性，通过直接杀细胞作用和免疫病理损伤而致病，主要与传染性红斑病、镰状细胞贫血患者的一过性造血障碍以及先天感染导致的自发性流产有关。

目前尚无有效的疫苗用于预防，也无特效的药物用于治疗。

五、朊 粒

朊粒（prion）又称朊蛋白，是由宿主细胞基因编码的、构象异常的蛋白质，不含核酸，具有自我复制能力和传染性，目前认为是人和动物传染性海绵状脑病（transmissible spongiform encephalopathy，TSE）的病原体。

朊粒引起的TSE是一种累及人和动物中枢神经系统的致死性的慢性退行性疾病，以痴呆、共济失调、震颤和癫痫等症状为主要临床表现。目前已知的动物TSE主要有羊瘙痒病、牛海绵状脑病；人类TSE有库鲁病、克-雅病、新变异型克-雅病格斯特曼综合征、致死性家族失眠症、变异型克-雅病。这些疾病的共同临床特征是潜伏期长，病变部位仅发生在中枢神经系统，不累及其他器官，一旦发病呈亚急性进行性发展，最终死亡。

迄今无有效疫苗用于预防，也无有效药物进行治疗。

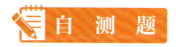

自 测 题

一、单项选择题

1. 下列能引起流行性感冒世界范围大流行的是
   - A. 甲型流感病毒
   - B. 乙型流感病毒
   - C. 丙型流感病毒
   - D. 呼吸道合胞病毒
   - E. 副流感病毒

2. 下列病毒属逆转录病毒的是
   - A. 风疹病毒
   - B. 人类免疫缺陷病毒
   - C. 腮腺炎病毒
   - D. 禽流感病毒
   - E. 流感病毒

3. 脊髓灰质炎病毒最常见的感染类型是
   - A. 隐性或轻症感染
   - B. 瘫痪型感染
   - C. 延髓麻痹型感染
   - D. 慢性感染
   - E. 迁延型感染

4. 秋季婴幼儿急性胃肠炎最常见的病原体是
   - A. 柯萨奇病毒
   - B. 轮状病毒
   - C. 埃可病毒
   - D. 杯状病毒
   - E. 星状病毒

5. 下列病毒及传播途径正确的是
   - A. HAV—输血
   - B. HBV—消化道传播
   - C. HCV—消化道传播
   - D. HDV—接触传播
   - E. HEV—消化道传播

6. 血清中不易查到的HBV抗原是
   - A. HBsAg
   - B. Pre S1
   - C. Pre S2
   - D. HBcAg
   - E. HBeAg

7. 目前最常引起输血后肝炎的是
   - A. HEV
   - B. HAV
   - C. HBV
   - D. HCV
   - E. HDV

8. 关于人类免疫缺陷病毒，描述正确的一项是

A. 简写为 AIDS

B. 只能侵犯 CD8$^+$T 细胞

C. 可通过性行为传播

D. 不能垂直传播

E. 病死率低

9. 关于乙型脑炎病毒，描述正确的是

A. 蚊子是传播媒介

B. 主要侵犯脑脊髓膜

C. 人直接传染人

D. 隐性感染少

E. 不引起病毒血症

10. 关于狂犬病毒，描述正确的是

A. 病毒只存在于患犬脑组织

B. 发病后病死率几乎达 100%

C. 狂犬病症状不典型

D. 狂犬咬伤后发病率几乎达 100%

E. 没有疫苗用于预防

二、简答题

1. 流感病毒包膜表面的刺突有哪些?

2. 乙肝两对半是指哪些指标?

3. HIV 的传播途径有哪些?

（刘娟娟）

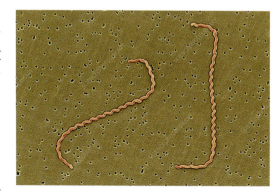（右上角第12章标题部分）

第12章

其他微生物

第1节 螺 旋 体

螺旋体（spirochete）是一类细长、柔软、弯曲，呈螺旋状、运动活泼的原核细胞型微生物。其基本结构与细菌类似，有细胞壁、核质，以二分裂方式繁殖，对抗生素敏感。

螺旋体在自然界和动物体内分布广泛，种类很多。根据其抗原性、螺旋数目、大小与规则程度及两螺旋间距离的不同，对人和动物致病的有三个属。

1. 钩端螺旋体属（Leptospira） 螺旋非常细密、规则，一端或两端弯曲呈钩状。对人类致病的主要有黄疸出血型钩端螺旋体和流感伤寒型钩端螺旋体。

2. 密螺旋体属（Treponema） 螺旋细密、规则，两端尖细。对人致病的有梅毒螺旋体、品他密螺旋体等。

3. 疏螺旋体属（Borrelia） 有3～10个螺旋，螺旋稀疏、不规则，呈波状。对人致病的有回归热螺旋体、伯氏疏螺旋体和奋森螺旋体等。

案例12-1

患者，男，45岁，农民，自述几天前在稻田中劳动未采取防护措施，忽然出现畏寒、高热、全身酸痛、软弱无力等症状。医生查体发现：该患者神志清醒，结膜充血，胸腹部可见粉红色斑丘疹，淋巴结肿大，腓肠肌压痛，双肺底偶闻及细小湿啰音。

问题：1. 该患者可能感染的疾病是什么？
2. 该病的病因是什么？

一、钩端螺旋体

钩端螺旋体种类繁多，主要分致病性与非致病性两大类。致病性钩端螺旋体能够引起人畜共患病，即钩端螺旋体病（简称钩体病），呈世界性分布，目前该病是我国重点防控的传染病之一。

（一）生物学性状

1. 形态与染色 钩端螺旋体为圆柱形，长6～12μm，直径0.1～0.2μm，可通过滤菌器。在暗视野显微镜下观察，形似细小珍珠排列的细链，一端或两端弯曲呈钩状，菌体呈问号状、C形、S形或"8"字形，故名钩端螺旋体，无鞭毛，但运动活泼。革兰氏染色阴性，但不易着色。镀银染色呈棕褐色（图12-1）。

2. 培养特性 可进行人工培养，但营养要求较高，在含有8%～10%兔血清的柯氏（Korthof）培养基中生长良好。需氧，最适pH 7.2～7.4，最适温度28～30℃。

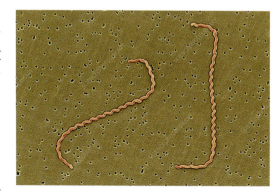

图12-1 钩端螺旋体（镀银染色法）

生长缓慢，接种后2周左右可见液体培养基呈半透明云雾状生长。在1%琼脂固体培养基上，可形成透明、不规则的扁平细小菌落。

3. 抵抗力　钩端螺旋体对干燥、日光、热、酸的抵抗力弱，加热至60℃1分钟即死亡；0.2%甲酚皂、1%苯酚条件下10～30分钟被杀灭。对青霉素、庆大霉素等敏感，在水和湿土中可存活数月，这对螺旋体的传播有重要意义。

4. 抗原构造与分类　致病性钩端螺旋体有表面抗原和菌体抗原，是钩端螺旋体分型和分群的依据。目前全世界发现25个血清群，273个血清型。我国已发现的至少有19个血清群、75个血清型。

（二）致病性与免疫性

1. 致病物质

（1）黏附素　致病性钩端螺旋体能以菌体端或两端黏附于细胞。

（2）溶血素　不耐热、耐氧化、可被硫酸铵沉淀，作用类似磷脂酶，破坏红细胞膜而溶血。将其注入小羊体内会出现贫血、肝大、坏死等。

（3）细胞毒因子（CTF）　将CTF注射小鼠脑内，1～2小时后，可使动物出现肌痉挛、呼吸困难，甚至死亡。

（4）内毒素样物质　类似革兰氏阴性菌的脂多糖物质，化学组成与细菌脂多糖有差异，活性较内毒素低，亦能使动物发热，引起组织炎症和坏死。

2. 所致疾病　钩端螺旋体病为人畜共患的传染病，在野生动物和家畜中广泛流行，其中以鼠类和猪为主要传染源和储存宿主。钩端螺旋体病多流行于夏、秋季，人与污染的水或土壤接触时，钩端螺旋体可迅速通过破损或完整的皮肤或黏膜侵入机体而感染，并经淋巴系统或直接进入血流引起钩体血症，出现中毒症状，如乏力、发热、头痛、肌痛（以腓肠肌疼痛最突出）、结膜充血、淋巴结肿大等。由于钩端螺旋体血清型别不同、毒力不同及宿主免疫水平的差异，重者也会出现在肝、肾、心、肺及中枢神经系统，引起肝、肾功能损害，严重时可出现休克、黄疸、出血、心肾功能不全、脑膜炎等。孕妇感染钩端螺旋体后可致流产。

3. 免疫性　发病1～2周后血中出现特异性抗体，但对肾脏中的钩端螺旋体作用较弱。隐性感染或病后的免疫以体液免疫为主，可获得对同型菌株的持久免疫力。

（三）病原学和血清学检查

1. 检查钩端螺旋体　发病第7～10天内取血液，2周后取尿液，有脑膜炎症状者取脑脊液进行下列检查。

（1）直接镜检　将标本快速离心集菌后作暗视野检查或用Fontana镀银法染色镜检。

（2）分离培养与鉴定　将标本接种于柯氏培养基于28～30℃培养2周，如有生长，培养基呈轻度混浊，然后用暗视野显微镜检查有无钩端螺旋体存在。

（3）动物实验　适用于检查有杂菌污染的标本。

（4）分子生物学方法　聚合酶链式反应（PCR）检查法和同位素或放射性核素、生物素标记脱氧核糖核酸（DNA）探针法检查患者或动物尿中钩端螺旋体DNA。与传统培养法相比快速、敏感，但不能获得菌株。

2. 血清学诊断　血清学检查时，可采取单份血清，但最好采集发病1周及3～4周双份血清。直接检查患者血清内的特异性抗体，以MAT最为经典和常用。单份血清标本的MAT凝集效价在300以上或双份血清效价增长4倍及以上则有诊断意义，也可做间接凝集试验。此方法快速简便，但特异性不强，适用于基层应用，也可作为钩体病的筛选试验。补体结合试验可协助早期诊断。

（四）防治原则

钩体病是人畜共患病，预防措施主要是消灭传染源、切断传播途径和增强机体抗钩端螺旋体免疫力。做好防鼠灭鼠工作，加强对带菌家畜的管理。保护好水源，避免或减少与污染的水和土壤接触，接触疫水人群可口服多西环素进行紧急预防。对易感人群进行多价死疫苗接种，所用疫苗必须是当地流行的血清型，虽然有保护作用，但是副作用很大。近年国内试用钩端螺旋体外膜亚单位疫苗，免疫效果好，不良反应小。

钩体病的治疗首选青霉素，对过敏者可改用庆大霉素或多西环素。部分患者注射青霉素后出现寒战、高热和低血压，有的甚至出现抽搐、休克、呼吸和心搏骤停，称之赫氏反应。赫氏反应可能与钩端螺旋体被青霉素杀灭后所释放的大量毒性物质及可溶性抗原有关。钩端螺旋体所致脑膜炎可首选甲硝唑，因为该药易通过血脑屏障，能破坏菌体DNA结构。

案例 12-2

患者，男，22岁，2周前有不洁性接触史，近几日发现包皮出现无痛性硬下疳，伴少量渗出液。

问题：1. 该患者有何种疾病？
2. 该病的传播途径是什么？

二、苍白密螺旋体

苍白密螺旋体（*T. pallicum*）又称梅毒螺旋体（*M. pallidum*），是人类梅毒的病原体。梅毒是一种系统性、慢性性传播疾病，可引起人体多系统多器官的损害，产生多种临床表现，导致组织破坏、功能失常，甚至危及生命。

（一）生物学性状

1. 形态与染色 梅毒螺旋体致密而规则，两端尖直，运动活泼。革兰氏染色阴性，但不易着色，镀银染色将菌体染成棕褐色（图12-2）。新鲜标本可直接在暗视野显微镜下观察其形态和运动方式。

2. 培养特性 梅毒螺旋体不易人工培养，不能在无生命的培养基中生长繁殖。在家兔上皮细胞培养中能有限生长繁殖，仅能维持数代。

3. 抵抗力 梅毒螺旋体抵抗力极弱。对温度和干燥特别敏感，离体后干燥1~2小时或加热50℃ 5分钟即死亡。血库4℃冷藏3天以上的血液无传染梅毒的危险。对常用化学消毒剂敏感，对青霉素、红霉素或四环素敏感。

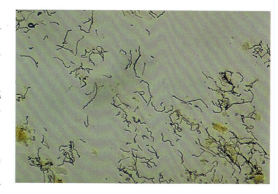
图12-2 梅毒螺旋体（镀银染色法）

（二）致病性与免疫性

1. 致病因素 梅毒螺旋体的致病因素尚不明确，但梅毒螺旋体具有很强的侵袭力，可能与其表面的黏多糖和唾液酸有关。黏多糖可干扰补体的激活，阻止补体的溶菌作用；唾液酸能刺激巨噬细胞的抑制活性，从而降低机体的抵抗力，有利于病原体在宿主内存活和扩散。梅毒螺旋体还能产生透明质酸酶，有利于病原体吸附宿主细胞外，分解组织、细胞基质和血管基底膜的透明质酸，有利于病原体扩散至血管周围组织，导致组织坏死、溃疡，形成梅毒特征性病理损害。

2. 所致疾病 梅毒螺旋体只感染人类，患者是唯一传染源，梅毒可分为先天性和获得性两种，先天性是母体通过胎盘垂直传给胎儿。获得性梅毒主要通过性接触传染，主要分为三期（图12-3），表现为反复、潜伏和再发作交替的特点。

（1）一期梅毒 约在感染后3周，局部出现无痛性硬下疳，多见于外生殖器，也可见于肛门、直肠和口腔，其溃疡渗出物中含有大量梅毒螺旋体，传染性极强。若不治疗，经3~6周，硬下疳常自然愈合。进入血液中的螺旋体则潜伏在体内，经2～3个月无症状的潜伏期后进入二期。一期梅毒的早期诊断对防治梅毒具有重要意义。

（2）二期梅毒　可有一期梅毒史（常在硬下疳发生后4～6周出现），病程在2年以内。可出现多形性皮损，包括斑疹、斑丘疹、丘疹、丘疹鳞屑疹及脓疱疹等，皮损一般无自觉症状，也可有瘙痒；口腔可发生黏膜斑，或可有生殖器部位黏膜斑；可发生虫蚀样脱发。二期复发梅毒，皮损局限，数目较少，形态奇异，常呈环状、弓形或弧形。全身浅表淋巴结可肿大。可出现梅毒性骨关节损害、眼损害、神经系统及其他内脏损害等。

（3）三期梅毒　亦称晚期梅毒，一般发生在初次感染2年后，也可见潜伏期长达10～15年的患者。此期波及全身组织和器官，呈现慢性炎症损伤，常见病变是慢性肉芽肿（梅毒瘤），特点为皮肤黏膜出现溃疡性坏死病灶，局部组织因动脉内膜炎引起缺血坏死，以神经梅毒和心血管梅毒最为常见，皮肤、肝、脾和骨骼可被累及，导致动脉瘤、脊髓结核或全身麻痹等。此期病灶梅毒螺旋体少，传染性小，但破坏性大，病程长。

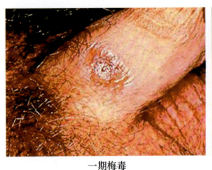
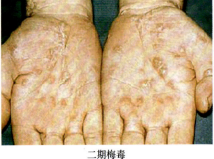
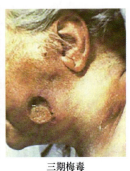

一期梅毒　　　　　　　　　　二期梅毒　　　　　　　　　　三期梅毒

图12-3　梅毒的临床症状

先天性梅毒，多发生于妊娠4个月，是孕妇感染后经胎盘传给胎儿，引起胎儿全身感染。可导致流产、早产或死胎，或出生后可表现为间质性角膜炎、锯齿形牙、马鞍形鼻、先天性耳聋等特殊体征。

3. 免疫性　梅毒的免疫属于带菌免疫，以细胞免疫为主，体液免疫只有一定的辅助防御作用，意义不大。当螺旋体从体内清除后仍可再感染梅毒，梅毒周期性潜伏与再发可能与机体免疫力有关，如机体免疫力强，螺旋体变成球形或颗粒性潜伏；如免疫力弱，则再次复发。

（三）病原学和血清学检查

1. 病原体检查　取一期梅毒硬下疳渗出液、二期梅毒疹渗出液或局部淋巴结抽出液，直接在暗视野显微镜或镀银染色法后检查，如见有运动活泼的密螺旋体则有助于诊断。适用于一、二期梅毒的检查。

2. 血清学试验　有非梅毒螺旋体抗原试验和梅毒螺旋体抗原试验两类。

（1）非梅毒螺旋体抗原血清试验　是用正常牛心肌的心脂质作为抗原，检测患者血清中的反应素。常用不加热血清反应素试验（TRUST）和快速血浆反应素环状卡片试验。反应素在一期梅毒病变出现后1～2周就可测出，二期阳性率几乎达100%，三期阳性率较低。本试验所用抗原是非特异性的，类风湿关节炎、红斑狼疮、孕妇等可出现假阳性，应结合病史、临床表现及多次的试验结果进行分析，排除假阳性。

（2）梅毒螺旋体抗原血清试验　抗原为梅毒螺旋体，以检测血清中的特异性抗体，该试验特异性高，可作为梅毒确证试验。常用荧光密螺旋体抗体吸收试验（FTA-ABS）和梅毒螺旋体抗体微量血凝试验（MHA-TP试验）。

3. 分子生物学检查法　荧光定量PCR法快速直接检测梅毒螺旋体特异基因片段，用于血清学阴性的早期梅毒、神经梅毒及胎传梅毒检查。

（四）防治原则

梅毒是一种性接触传播性疾病，应加强性卫生宣传教育和严格社会管理。对患者要早期确诊，彻底治疗，首选青霉素要剂量足、疗程够。在治疗3个月至1年后，用非梅毒螺旋体抗原试验检测患者血清中反应素，转阴者为治愈。目前尚无梅毒疫苗。

三、其他螺旋体

1. 奋森螺旋体（B.vincentii） 属于疏螺旋体，寄居在人类口腔中，一般不致病，当机体抵抗力降低时，常与寄居在口腔的梭杆菌协同引起奋森咽峡炎、牙龈炎等。

2. 伯氏疏螺旋体（B.burgdoferi） 是莱姆（Lyme）病的主要病原体。莱姆病是经蜱传播的自然疫源性传染病，人和多种动物均可感染。

伯氏疏螺旋体菌体细长，长11～39μm，宽0.18～0.25μm，有7～11根鞭毛，3～10个不规则而疏松的螺旋，常用吉姆萨或瑞氏染色，可见螺旋弯曲、运动活泼的菌体；营养要求高，能在含有葡萄糖、氨基酸、牛血清白蛋白及长链脂肪酸的1%软琼脂培养基中生长。经35℃ 2～3周培养，可形成细小、规则的菌落；抵抗力弱，畏热怕光。室温可存活1个月。低温下可存活较长时间。对青霉素、头孢菌素、红霉素敏感。

莱姆病的传染源为患病或带菌动物，储存宿主为啮类动物和蜱类。人因被携带螺旋体的硬蜱叮咬而感染。螺旋体进入人体后随血流播散至全身，并可在体内长期存在，从而诱发复杂的炎症反应。潜伏期3～32天，平均7天。患者临床症状可分为三期。叮咬部位出现缓慢扩展的异型性红斑，伴有全身不适、头痛、关节痛、肌肉痛、发热及局部淋巴结肿大。一般可持续3～8周。发病数周或数月后，患者出现明显的神经系统症状和心脏受累的症状。表现为脑膜炎脑炎、舞蹈病、小脑共济失调、脑神经炎、运动及感觉神经根炎以及脊髓炎等多种病变。但以脑炎、脑神经炎、神经根炎多见。感染后数周至2年内，患者出现不同程度的关节疼痛，关节炎或慢性侵蚀性滑膜炎。以膝、肘、髋等大关节多发。关节炎常反复发作或呈慢性持续数年。

3. 回归热疏螺旋体（B.recurrentis） 是引起人类回归热的病原体。临床特点为急起急退的高热，周期性反复发作。全身肌肉酸痛，肝脾大，重症可出现黄疸和出血倾向。回归热螺旋体长3～20μm，直径0.2～0.5μm，有3～10个不规则而疏松的螺旋，有内鞭毛，运动活泼。革兰氏染色阴性，常用吉姆萨或瑞氏染色。微需氧，最适生长温度为28～30℃。最大特点是抗原易发生变异，免疫逃逸可导致病情反复发作。

根据回归热传播媒介（昆虫）的不同，可分为两类。一为虱传回归热，引起流行性回归热；另一为蜱传回归热，又称地方性回归热，其病原体多至15种，如杜通疏螺旋体（B.duttonii）。我国流行的回归热主要是虱传型。

流行性回归热主要通过人体虱传播。人被虱叮咬后，螺旋体经皮肤创伤进入人体。螺旋体在人体中大量繁殖，数量可高达10万条/mm³。患者高热、头痛、肝脾大，持续3～4天后热退，隔1周左右，又高热。如此反复发作3～9次，亦有多达14次者。其机制是螺旋体外膜蛋白易发生变异。蜱传回归热主要通过软蜱传播，蜱叮咬人后，病原体可直接从皮肤创口注入体内。蜱传回归热的病程和临床表现与虱传型相似，只是病程较短、症状较轻。预防以灭虱为主。选择青霉素、红霉素、多西环素治疗有效。

第2节　支　原　体

一、概　　述

支原体（mycoplasma）是一类缺乏细胞壁、高度多形性、可通过滤菌器，并能在无生命培养基中生长繁殖的最小的原核细胞型微生物。共同特征：①以二分裂方式繁殖；②有DNA和RNA两类核酸；③对抗生素敏感，对干扰素不敏感。支原体广泛分布于自然界，大多数对人不致病。对人类致病的主要有肺炎支原体（*M.pneumoniae*）、解脲支原体（*U.urealyticum*）、人型支原体（*M. hominis*）、生殖支原体（*M. genitalium*）等。

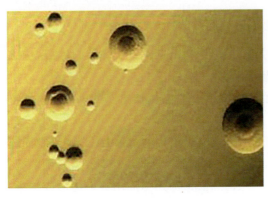

图12-4　支原体油煎蛋样菌落

支原体是最小的原核细胞型微生物，直径0.2～0.3μm，形成球状、杆状、丝状、分枝形状，故名支原体。革兰氏染色阴性，但不易着色，用吉姆萨染色法染色着色不明显，呈淡紫色。细胞膜中胆固醇含量较多，故对作用于胆固醇的抗菌物质如两性霉素B等敏感。有的支原体细胞膜外还有一层荚膜，与支原体致病有关。支原体在含有10%～20%血清、酵母浸膏及胆固醇的培养基中培养1周左右，形成油煎蛋样微小菌落（图12-4）。支原体因无细胞壁，不耐干燥不耐热，加热55℃ 5～15分钟即死亡。

二、常见的致病性支原体

支原体通过与宿主细胞相应受体结合黏附在呼吸道或泌尿生殖道的上皮细胞表面，一般不侵入血液。黏附于细胞表面的支原体从细胞膜获取脂质与胆固醇，导致细胞损伤。有的支原体可产生外毒素或过氧化氢等引起细胞损伤。

（一）肺炎支原体

肺炎支原体是人类支原体肺炎（原发性非典型肺炎）的病原体，约占非细菌性肺炎的50%，主要通过呼吸道传播，常发生于夏秋季，青少年多见。支原体肺炎临床症状一般较轻，以间质性肺炎为主，可出现咳嗽、发热、头痛等呼吸道症状，X线检查肺部有明显浸润。支原体肺炎主要依赖支原体的分离培养鉴定和血清学检查。病原体诊断常用方法包括分离培养、血清学试验、快速诊断。肺炎支原体减毒活疫苗和DNA疫苗在动物实验中有一定的预防效果，但在人群中应用未见报道。由于支原体肺炎有传染性，应早期发现和及时隔离。治疗可选用大环内酯类药物，如罗红霉素、克拉霉素、阿奇霉素或喹诺酮类药物，如氧氟沙星等。

（二）泌尿生殖道感染支原体

引起泌尿生殖道感染的支原体主要有解脲支原体、人型支原体和生殖支原体，现已被列为性传播性疾病的病原体。

1. 解脲支原体　是人类泌尿生殖道常见的病原体之一，主要通过性接触传播，潜伏期为1～3周，典型症状为尿道内痒、伴有尿急和排尿困难、轻微尿痛；还可引起不育症和慢性前列腺炎；女性可引起泌尿生殖道炎症不孕症、流产等。

2. 人型支原体　除引起人类非淋球菌性尿道炎外，还可引起慢性前列腺炎、宫颈炎、盆腔炎、卵巢囊肿和产褥热。

3. 生殖支原体　主要通过性接触传播，其感染可能与持续性、复发性非淋菌性尿道炎、急性盆腔炎、阴道炎和慢性前列腺炎等有关。

除上述支原体外，尚有唾液支原体和口腔支原体，是上呼吸道的正常菌群，偶尔可引起牙周炎；发酵支原体与类风湿关节炎有关；穿透支原体感染是艾滋病的辅助致病因素。

泌尿生殖道感染支原体的预防主要是注意性卫生。切断传播途径，治疗可选用阿奇霉素、多西环素、红霉素等。

第3节 衣 原 体

一、概 述

衣原体（*Chlamydia*）是一类有独特发育周期专性活细胞内寄生，且能通过细菌滤器的原核细胞型微生物。衣原体广泛寄生于动物体内，仅少数能致病，能引起人类疾病的衣原体主要有沙眼衣原体、肺炎衣原体、鹦鹉热衣原体等。

衣原体的共同特征是：①圆形或横圆形，革兰氏染色阴性。②含有DNA和RNA两类核酸。③具有细胞壁，其组成成分与革兰氏阴性菌相似。④有独特的发育周期，二分裂方式繁殖。⑤有核糖体和较复杂的酶系统，能进行一定的代谢活动，但缺乏代谢所需的能量来源，需严格细胞内寄生。⑥对多种抗生素敏感。

衣原体耐冷怕热，60℃存活5～10分钟，–70℃可保存数年。对消毒剂敏感，75%乙醇0.5分钟或2%甲酚皂5分钟可将其杀死，对红霉素、利福平、氨霉素等药物敏感，对磺胺耐药。

二、常见的致病性衣原体

衣原体侵入机体后，原体吸附于易感细胞并在其中生长繁殖，产生类似革兰氏阴性菌的内毒素样毒性物质，抑制宿主细胞代谢，直接破坏宿主细胞。衣原体的主要外膜蛋白能阻止吞噬体和溶酶体的融合，有利于衣原体在吞噬体内繁殖并破坏宿主细胞。此外，T细胞与感染细胞的相互作用也会导致免疫病理损伤，产生迟发型超敏反应。

（一）生物学性状、致病性、免疫性与实验室检查

1. 沙眼衣原体 沙眼衣原体（*C.trachomatis*）可引起多种疾病，除引起眼科感染性疾病外，还可引起泌尿生殖道、呼吸道感染等，其中以沙眼最为常见。

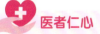
医者仁心

中国"衣原体之父"汤飞凡

汤飞凡，中国第一代医学病毒学家。1955年，他和助手经过几百次的实验，终于采用鸡胚卵黄囊接种和链霉素抑菌的方法，分离出世界上第一株沙眼病毒。他冒着双目失明的风险，将沙眼病毒滴在自己的眼里，40天后引起典型的沙眼症状与病变，并从通红的眼睛里成功分离出沙眼病原体。1956年，他发表分离沙眼病毒成功的报告，微生物学界才正式确定沙眼的病原体，是属于介乎细菌与病毒之间的微生物，从而在微生物分类学中又新增添一个衣原体目，沙眼病原体被命名为沙眼衣原体。

（1）沙眼 由沙眼生物型包括A、B、Ba、C血清型引起，主要以手、毛巾、脸盆等为媒介，通过眼—眼或眼—手—眼途径接触传播。沙眼衣原体感染结膜上皮细胞并在其中繁殖，在细胞质中形成包涵体引起局部炎症。早期症状是流泪，有黏液脓性分泌物、结膜充血及滤泡增生。后期出现结膜瘢痕、眼睑内翻、倒睫以及角膜血管翳引起的角膜损伤，影响视力或致盲，是目前世界上致盲的首要病因。

（2）包涵体结膜炎 成人可经性接触手、眼或间接接触感染，引起滤泡性结膜炎；新生儿可经产道感染，引起急性化脓性结膜炎（也称包涵体性脓漏眼），不侵犯角膜，可痊愈。

（3）泌尿生殖道感染 经性接触传播。男性多表现为尿道炎，未经治疗者多数转为慢性，呈周期性加重，或可合并附睾炎、前列腺炎等。女性感染可引起尿道炎、宫颈炎、输卵管炎等。

（4）性病淋巴肉芽肿 主要通过性接触传播，在男性主要侵犯腹股沟淋巴结，可引起化脓性淋巴结炎和慢性淋巴肉芽肿，常形成瘘管。女性多侵犯会阴、肛门和直肠，可形成肠-皮肤瘘管，也可引

起会阴—肛门—直肠狭窄或梗阻。

（5）婴幼儿肺炎　生殖生物型、D-K血清型均可引起婴幼儿肺炎。

2. 肺炎衣原体　肺炎衣原体在电镜下呈梨形，有时呈多形性。肺炎衣原体寄生于人类。通过飞沫或呼吸道分泌物传播引起急性呼吸道疾病，主要是肺炎，也可引起支气管炎、咽炎等，还可引起心包炎、心肌炎和心内膜炎。

3. 鹦鹉热衣原体　因首先从鹦鹉体内分离而得名，其自然宿主为鸟类（主要为鹦鹉）、家禽以及低等哺乳动物，人类多因接触这些动物经呼吸道感染而出现鹦鹉热，临床表现与病毒性肺炎或支原体肺炎相似，故称非典型肺炎。有时可侵犯心肌、心包、脑膜及肝脏等部位引起感染，严重者可发展成败血症，老年患者病死率高。

常见的三种衣原体特性比较见表12-1。

表12-1　常见三种衣原体特性的比较

类别	自然宿主	所致疾病	原体形态	敏感性（磺胺）
沙眼衣原体	人和小鼠	沙眼、性传播性疾病、幼儿肺炎	圆形、椭圆形	敏感
肺炎衣原体	人	肺炎（少儿）、呼吸道感染	梨形	不敏感
鹦鹉热衣原体	鸟类（主要为鹦鹉）、家禽和低等哺乳动物	肺炎（青少年）、呼吸道感染	圆形、椭圆形	不敏感

（二）防治原则

注意个人卫生，不使用公共毛巾、浴巾和脸盆，避免直接或间接接触传染源是预防沙眼的重要措施。鹦鹉热的预防主要是避免与患鸟和患禽的接触；泌尿生殖道感染的预防应广泛开展性病知识的宣传，提倡健康的性行为，积极治愈患者和带菌者。

第4节　立克次体

一、概　述

立克次体（*Rickettsia*）是一类严格细胞内寄生，大小介于细菌和病毒之间，具有细胞壁，有较复杂的酶系统，以二分裂方式繁殖，以节肢动物作为传播媒介的原核细胞型微生物。立克次体是引起斑疹伤寒、恙虫病、Q热等传染病的病原体。我国主要致病性立克次体有：普氏立克次体、莫氏立克次体及恙虫病立克次体等。

立克次体具有以下共同特点：①专性活细胞内寄生，二分裂方式繁殖。②大小介于病毒和细菌之间，呈多形态性，革兰氏染色阴性。③含有DNA和RNA两种核酸。④大多为人畜共患病原体，以节肢动物为传播媒介。⑤对多种抗生素敏感。

立克次体对理化因素抵抗力不强，56℃30分钟即死亡。常用消毒剂如次氯酸盐过氧化氢、苯酚、甲酚皂和75%乙醇等数分钟即可杀死。对低温和干燥抵抗力较强，在干燥的虱粪中立克次体可存活半年以上。对氯霉素、多西环素等抗生素敏感。

立克次体与变形杆菌的某些OX株的菌体抗原有共同的耐热多糖抗原。临床上常用这些变形杆菌代替相应的立克次体抗原进行定量的非特异性凝集反应，以检测相应的立克次体抗体，这种交叉凝集试验称为外斐反应，可作为某些立克次体病的辅助诊断。

二、常见的致病性立克次体

立克次体的致病物质主要是内毒素和磷脂酶A，立克次体寄生于人虱、鼠蚤、蜱、螨等节肢动物体内，通过节肢动物叮咬或其粪便污染伤口等途径进入人体的立克次体能直接破坏其所寄生的血管内皮细胞，使细胞肿胀破裂、血管阻塞，造成组织缺血坏死、凝血机制障碍、DIC等病变。

（一）生物学性状、致病性、免疫性与实验室检查方法

1. 普氏立克次体　普氏立克次体（R.prowazekii）是流行性斑疹伤寒的病原体，该病多流行于冬春季，患者是唯一的传染源，体虱是主要传播媒介。传播方式为虱—人—虱，虱叮咬患者后，立克次体在虱肠管上皮细胞内繁殖并随粪便排出。当虱再次叮咬人时，由于抓痒使虱粪中的立克次体从抓破的皮肤破损处侵入人体内。此外，因立克次体在干虱粪中能保持感染性达2个月左右，故亦可经呼吸道或结膜使人感染。该病主要表现为骤然发病，出现高热头痛、肌痛。4～5天出现皮疹等，有时伴有神经系统、心血管系统及其他器官损害。病后免疫力持久，与斑疹伤寒立克次体感染有交叉免疫。

2. 地方性斑疹伤寒立克次体　地方性斑疹伤寒立克次体（R.typhi）又称莫氏立克次体，是地方性斑疹伤寒的病原体。鼠是天然储存宿主，主要通过鼠虱或鼠蚤在鼠间传播。人由受染鼠蚤叮咬后感染而致病。人受感染后，其临床症状与流行性斑疹伤寒相似，但发病缓慢，病情较轻，很少累及中枢神经系统和心血管系统。

3. 恙虫病立克次体　恙虫病立克次体（R.tsutsugamushi）是恙虫病的病原体。恙虫病主要流行于啮齿动物，属于自然疫源性疾病。恙虫病立克次体借助恙螨的叮咬在鼠间传播。野鼠和家鼠为主要传染源。恙螨既是传播媒介，又是储存宿主，可经卵传代。人被感染恙螨幼虫叮咬后而感染。临床表现主要为高热、叮咬处出现溃疡。周围红晕，上盖中黑色焦痂，全身淋巴结肿大及各内脏器官病变。病后获得较持久的免疫力。

（二）实验室检查

用变形杆菌某些菌株的菌体抗原代替立克次体抗原以检测相应抗体的凝集试验，即外斐反应。抗体效价高于1：160有意义。如晚期血清效价高于早期效价4倍以上也有诊断价值。也可用补体结合试验、凝集试验、免疫荧光试验等作确切诊断。

（三）防治原则

主要预防措施是以灭虱灭蚤、灭螨灭鼠为主，同时做好个人防护及注意个人卫生，防止蚤、蜱及恙螨叮咬。特异性预防主要用灭活疫苗接种。常用氯霉素及多西环素等抗生素治疗。

第5节　放　线　菌

放线菌（actinomycete）是一类在生物学特性介于细菌和真菌之间的原核细胞型微生物。无核膜，细胞壁成分接近细菌，以二分裂方式繁殖。在体内外能形成有分枝的长丝，缠绕成团，菌丝细长无隔，直径0.5～0.8μm，有分枝，能形成孢子，菌丝和孢子比真菌的要小。革兰氏染色阳性。对青霉素、四环素、磺胺类等药物敏感。放线菌种类繁多，分布广泛，常见于土壤，是制造抗生素菌株的重要来源，如链霉素、庆大霉素、四环素等。此外，还可以产生各种氨基酸、维生素、核苷酸和酶制剂等。大多数不致病，少数引起动、植物疾病。对人致病的放线菌主要有衣氏放线菌等。

第6节　真　　菌

真菌（fungus）是一种真核细胞型微生物。有典型高度分化的细胞核和完整的细胞器，不含叶绿

素，无根、茎、叶的分化。大多数为多细胞，少数为单细胞。真菌在自然界分布广泛，种类繁多，有数十万种，其中绝大多数对人类有益无害，如可用于酿酒，生产抗生素、维生素、酶类制剂等。引起人类疾病的真菌有四百余种，常见的有50～100种，可引起人类感染性中毒性及超敏反应性疾病。近年真菌机会性感染明显上升，可能与滥用广谱抗生素引起的菌群失调、应用激素及免疫抑制药、抗癌药导致免疫功能低下等有关，应引起高度重视。

案例 12-3

患者，男，55岁。主诉双脚趾间奇痒、疼痛，伴水疱、流黄水半月余。查体：双脚趾间有水疱、糜烂、渗出液，浸渍皮肤呈白色，周围皮肤红肿，伴有异味。

问题： 1. 该患者初步诊断是什么？

2. 如何进一步诊断？

一、概　　述

真菌与细菌在大小、结构和化学组成方面有很大的差异。真菌比细菌大几倍至几十倍，结构比细菌复杂，细胞壁不含肽聚糖，主要由75%多糖与25%蛋白质组成。因真菌缺乏肽聚糖，故真菌不受青霉素或头孢菌素的作用。

真菌可分单细胞真菌和多细胞真菌两类。单细胞真菌呈圆形或卵圆形，如酵母菌或类酵母菌，酵母型真菌不产生菌丝，由母细胞以芽生方式繁殖，其菌落与细菌相似。类酵母型菌落母细胞以芽生方式繁殖，出芽产生的芽生孢子持续延长，但不断裂，不与母细胞脱离，可深入培养基内，称为假菌丝。对人致病的主要有新型隐球菌和白假丝酵母菌。多细胞真菌由菌丝和孢子组成，菌丝伸长分支交织成团，称丝状菌，又称霉菌。

1. 菌丝（hypha） 真菌的孢子以出芽方式繁殖。在环境适宜情况下由孢子长出芽管，逐渐延长呈丝状，称为菌丝。菌丝按功能可分为：①营养菌丝：菌丝向下伸入培养基中吸取营养，以供生长。②气生菌丝：部分菌丝向上生长，暴露于空气中。③生殖菌丝：能产生孢子的气中菌丝。

2. 孢子（spore） 是真菌的繁殖结构，是由生殖菌丝产生的圆形与卵圆形结构。孢子是真菌鉴定和分类的依据。真菌孢子分为有性孢子和无性孢子两种，有性孢子是由细胞间配合（质配和核配）后产生的孢子，有接合孢子、子囊孢子及担孢子。非致病性真菌多通过有性孢子繁殖。无性孢子是指不经过两性细胞的配合而产生的孢子。致病性真菌大多形成无性孢子。

真菌的营养要求不高，在一般的细菌培养基上能生长，培养时常用沙保弱培养基。培养真菌最适宜pH为4.0～6.0，并需要较高的湿度和氧气，最适温度为22～28℃，但部分深部真菌的最适温度是37℃。酵母型真菌生长较快，一般经24～48小时可形成肉眼可见的菌落。真菌的菌落有三类：酵母型菌落、类酵母型菌落、丝状菌落。真菌繁殖方式主要包括有性繁殖和无性繁殖两种。无性繁殖是真菌的主要繁殖方式。

真菌对干燥、日光、紫外线及一般消毒剂均有较强的抵抗力。真菌不耐热，60℃ 1小时菌丝和孢子均可被杀死。对2%苯酚、2%碘酊、0.1%升汞及10%甲醛溶液等均较敏感。对常用抗生素，如青霉素、链霉素等均不敏感，灰黄霉素、制霉菌素B、两性霉素、克霉唑、酮康唑、伊曲康唑等对多种真菌有抑制作用。

二、常见致病性真菌

真菌按其侵犯的部位和临床表现，可分为浅部感染真菌和深部感染真菌。

（一）浅部感染真菌

浅部感染真菌是指寄生或腐生于角质组织的真菌。不侵入皮下组织或内脏，不引起全身感染，人类多因接触患者、患畜或染菌物体被感染。浅部感染真菌主要包括皮肤癣菌和角质层癣菌。

1. 皮肤癣菌 有嗜角质蛋白的特性，其侵犯部位只限于角化的表皮、毛发和指（趾）甲，引起皮肤癣。皮肤癣，特别是手足癣是人类最常见的真菌病，也可引起头癣、体癣、股癣等。

2. 角质层癣菌 是寄生于皮肤角质层或毛干表面的浅部感染真菌，可引起角质层型和毛发型病变。主要有马拉色菌属、何德毛结节菌及白吉利毛孢子菌，可引起皮肤角质层慢性、无症状或症状轻微的浅表感染。表现为皮肤黄褐色花斑癣，形如汗渍斑点，又称汗斑。

（二）深部感染真菌

1. 新型隐球菌 属于隐球属，广泛分布于自然界，主要传染源是鸽子，在鸽粪中大量存在，也可存在人体体表，人因吸入鸽粪污染的空气面感染引起隐球菌病，特别是免疫力低下者。主要引起肺和脑的急性、亚急性和慢性感染。肺部感染可扩散至皮肤、黏膜、骨和内脏等，是条件致病性真菌。

新型隐球菌为圆球形的酵母菌，直径为4～20μm，菌体外周有层宽大肥厚的荚膜，荚膜比菌体大1～3倍，折光性强。一般难以着色，不易发现，故称隐球菌。用墨汁负染后镜检，可见黑色背景中有圆形或卵圆形的透亮菌体，内有一个较大与数个较小的反光颗粒（图12-5）。本菌以芽生方式繁殖，但不产生假菌丝。

新型隐球菌的荚膜多糖是重要的致病物质，肺是主要的入侵途径。大多数肺隐球菌感染症状不明显且能自愈。有的患者可引起支气管肺炎。近年来，抗生素、激素和免疫抑制剂的广泛使用，也是新型隐球菌病例增多的原因。

鸟类是动物和人类的主要传染源。减少鸽子数量，或用碱

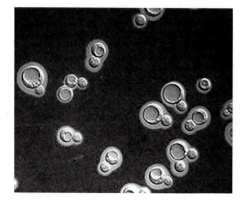

图12-5 新型隐球菌墨汁负染镜下形态

处理鸽粪，可控制此病的发生。治疗肺部或皮肤病变，用氟胞嘧啶、酮康唑等有效。中枢神经系统隐球菌病可选用两性霉素B静脉滴注或伊曲康唑口服。

2. 白假丝酵母菌 是假丝酵母菌属最常见的致病菌，可引起皮肤、黏膜和内脏的急、慢性感染，即假丝酵母菌病。白假丝酵母菌又称白念珠菌，为条件致病菌。菌体呈圆形或卵圆形，直径3～6μm，革兰氏染色阳性，以芽生方式繁殖。在组织内易形成芽生孢子及假菌丝。

白假丝酵母菌存在于人体体表及与外界相通的腔道中，当正常菌群失调或抵抗力降低时可引起疾病。侵入的主要原因是抵抗力减弱。近年来由于抗生素、激素和免疫抑制剂的大量使用，内分泌功能失调，白假丝酵母菌感染日益增多，血培养阳性仅次于大肠埃希菌和金黄色葡萄球菌。

（1）皮肤黏膜感染 白假丝酵母菌感染好发于皮肤皱褶处，如腋窝、腹股沟等部位。黏膜感染则可见有鹅口疮、口角糜烂、外阴炎与阴道炎等，最常见的是新生儿鹅口疮，多见于体质虚弱的初生婴儿，在口腔正常菌群建立后就很少见到。

（2）内脏感染 有肺炎、支气管炎、食管炎、肠炎、膀胱炎和肾盂肾炎等。

（3）中枢神经感染 有脑膜炎、脑膜脑炎、脑脓肿等，预后不良。对白假丝酵母菌过敏的人，在皮肤上可以发生变应性念珠菌疹，有的患者还表现有哮喘等症状。

目前对假丝酵母菌病的高危人群尚未建立有效预防措施。治疗白假丝酵母菌感染常用氟康唑。

3. 肺孢子菌（pneumocystis） 广泛分布在自然界及人和哺乳动物的肺内，当机体免疫力低下时可引起机会感染。既往称其为肺孢子并归属于原虫，根据其超微结构和分子生物学特征与真菌相似，目前已归属于真菌。肺孢子菌为单细胞型。常见的有卡氏肺孢子菌和伊氏肺孢子菌。肺孢子菌经呼吸道

进入肺内，多为隐性感染。当机体免疫力低下时，潜伏在肺内及新侵入的肺孢子菌得以大量繁殖，引起肺孢子菌肺炎。本病多见于营养不良、身体虚弱的儿童及先天免疫缺陷、应用免疫抑制剂及抗癌化疗的患者，近年来成为艾滋病患者常见并发症。发病初期为间质性肺炎，病情发展迅速，重症患者因窒息在 2～6 周内死亡，未经治疗的患者病死率几乎为 100%。肺孢子菌也可引起中耳炎、肝炎、结肠炎等。

自 测 题

一、单项选择题

1. 下述哪种病原体不通过性接触传播
   A. 沙眼衣原体
   B. 梅毒螺旋体
   C. 淋病奈瑟菌
   D. 钩端螺旋体
   E. 解脲衣原体

2. 检查钩端螺旋体常用的染色方法是
   A. 革兰氏染色法
   B. 抗酸染色法
   C. 亚甲蓝染色法
   D. 镀银染色法
   E. 墨汁负染法

3. 鹅口疮是以下哪种微生物引起的
   A. 皮肤癣菌
   B. 白假丝酵母菌
   C. 新型隐球菌
   D. 毛霉菌
   E. 马拉色菌

4. 患儿，女，10岁。近期视力下降，畏光、流泪。检查发现其结膜充血并有滤泡增生，结膜刮片镜检观察到包涵体，患者有可能感染
   A. 肺炎支原体
   B. 肺炎衣原体
   C. 沙眼衣原体
   D. 人型支原体
   E. 生殖支原体

5. 下述哪种疾病不是由沙眼衣原体引起的
   A. 沙眼
   B. 包涵体结膜炎
   C. 泌尿生殖器官感染
   D. 无菌性脑膜炎
   E. 性病肉芽肿

二、简答题

1. 简述梅毒螺旋体的传播途径及致病特点。
2. 简述主要衣原体的种类及所致疾病。

（张　苗）

第1节　寄生虫与宿主

一、寄生现象与寄生虫

（一）寄生现象

在自然界，生物在长期的进化过程中，两种生物生活在一起的现象称为共生。共生根据其利害关系可分为三类。

1. 共栖　两种不同的生物生活在一起，其中一方收益，另一方既不收益也不受害，此种现象称为共栖。如牙龈内阿米巴，以细菌为食物，但不损伤人体组织。

2. 互利共生　两种生物共同生活，双方互相依靠、彼此收益，此种现象称为互利共生。如白蚁以木屑为食，生活在白蚁肠道内的鞭毛虫能分解木屑中的纤维素，帮助白蚁消化木屑，双方互相依赖，共同受益。

3. 寄生　两种生物生活在一起，其中一方获益，另一方受害，受害一方提供营养物质和居住场所给获益的一方，这种现象称寄生。获益者称为寄生物，受害者称为宿主。如蛔虫寄生于人体小肠，获取营养并损害人体，蛔虫是获益者，而人是受害者。

（二）寄生虫

寄生虫（parasite）是指长期或暂时地依附于另外一种生物的体内或体表，获得营养物质，并给对方造成损害的低等无脊椎动物。寄生于人体的寄生虫称为人体寄生虫。寄生虫的种类繁多，人体寄生虫就有100余种，分类方法有以下几种。

1. 按寄生部位分类　可分为体内寄生虫和体外寄生虫。体内寄生虫主要指寄生于人体肠道、组织或细胞内的蠕虫和原虫，如寄生于人体小肠的蛔虫、钩虫；寄生于人体红细胞、肝细胞的疟原虫。体外寄生虫主要指吸血时与人体体表短暂接触，吸血后便离开的节肢动物，如蚊子、虱、蚤等。

2. 按寄生性质分类　可分为以下4种。①专性寄生虫：指生活史的各个时期或某个阶段必须营寄生生活，如血吸虫。②兼性寄生虫：可营寄生也可营自生生活，如粪类圆线虫。③机会致病寄生虫：通常处于隐性感染状态，当宿主免疫功能低下时，出现异常增殖并致病，如弓形虫和卡氏肺孢子虫。④偶然寄生虫：通常不寄生于人体，因偶然机会侵入宿主而营寄生生活，如蝇蛆。

3. 按寄生时间长短分类　可分为长期性寄生虫（如蛔虫、钩虫等）和暂时性寄生虫（如蚊、蚤等）。

4. 按生物学系统分类　人体寄生虫归属于动物界的5个门，即线形动物门，有线虫纲；扁形动物门，有吸虫纲、绦虫纲；棘头动物门，有棘头虫纲；原生动物门，有叶足纲、动鞭纲、孢子纲等；节肢动物门有昆虫纲、蛛形纲、甲壳纲、唇足纲等。

二、宿　　主

宿主（host）指的是被寄生虫寄生并遭受其损害的人或动物。寄生虫在发育过程中需要一种或一种以上的宿主，根据寄生虫不同发育阶段对宿主的要求不同，可将宿主分为以下几种类型。

（一）终宿主

寄生虫的成虫或有性生殖阶段所寄生的宿主称终宿主。如蛔虫的成虫寄生于人体小肠内，故人是蛔虫的终宿主。

（二）中间宿主

寄生虫的幼虫或无性生殖阶段所寄生的宿主称中间宿主。有些寄生虫在其发育过程中需两个中间宿主，按其寄生顺序依次称为第一中间宿主、第二中间宿主。如华支睾吸虫在发育的过程中就需要两种中间宿主，第一中间宿主为淡水螺，第二中间宿主为淡水鱼虾。

（三）保虫宿主或储存宿主

有些寄生虫的成虫除能寄生于人体外，还可寄生于某些脊椎动物体内，这些脊椎动物可成为人体寄生虫病传播的来源，它们称为保虫宿主或者储存宿主。如华支睾吸虫的成虫既可以寄生于人体，也可以寄生于猫、犬体内，猫和犬即为该寄生虫的保虫宿主。

（四）转续宿主

有些寄生虫的幼虫侵入非正常宿主，不再继续发育，但可长期生存，以后如有机会进入正常宿主体内，则可以继续发育，这种非正常宿主称为转续宿主。如感染曼氏迭宫绦虫幼虫裂头蚴的蛙被蛇、鸟类等非正常宿主食入，裂头蚴不能在它们体内发育为成虫，只有当猫、犬吃了非正常宿主后，裂头蚴才能发育为成虫。

三、寄生虫的生活史和感染阶段

（一）生活史

寄生虫完成一代生长、发育和繁殖的全过程称为寄生虫的生活史（life cycle）。根据寄生虫在完成生活史是否需要中间宿主，可将其分为两种类型。①直接发育型：该类寄生虫在完成生活史过程中不需要中间宿主，如蛔虫、钩虫只需经人体寄生。②间接发育型：有些寄生虫在完成生活史过程中需要中间宿主或吸血节肢动物体内发育至感染阶段才能感染人体。如血吸虫、丝虫等生活史均属于此种类型。

（二）感染阶段

寄生虫生活史过程中具有感染人体能力的发育阶段称为感染阶段（infective stage），如华支睾吸虫有虫卵、毛蚴、雷蚴、尾蚴、囊蚴和成虫等发育阶段，只有囊蚴经口进入人体才能使人感染，因此囊蚴是华支睾吸虫的感染阶段。有的寄生虫生活史中仅有无性生殖，有的则仅有有性生殖；有的寄生虫兼有无性和有性两种生殖方式才能完成一代发育，称为世代交替。

第2节　寄生虫与宿主的相互作用

寄生虫与宿主的相互作用，包括寄生虫对宿主的损害和宿主对寄生虫的抵抗作用。

一、寄生虫对宿主的损害

寄生虫对宿主的损伤主要表现在以下三个方面。

（一）夺取营养

寄生虫在宿主体内摄取营养物质，使宿主营养损耗，引起人体抵抗力下降。如大量蛔虫寄生于人体肠道掠取营养物质，导致患儿营养不良，甚至引起发育障碍。

（二）机械性损伤

寄生虫在宿主体内移行和定居，会对寄生部位及邻近组织和器官产生机械性刺激，造成损伤、压迫和阻塞。如蛔虫阻塞胆管、猪囊尾蚴压迫脑组织、钩虫的钩齿咬伤肠黏膜，均可引起组织机械性损伤。

（三）毒性与免疫损伤

寄生虫的代谢产物、分泌物及排泄物等可引起组织损伤和免疫病理反应。如溶组织内阿米巴分泌溶组织蛋白水解酶，可溶解肠黏膜及黏膜下层组织，形成肠壁溃疡；钩虫成虫口囊能分泌抗凝素，使损伤肠黏膜伤口不容易凝血，导致伤口流血时间延长。

二、宿主对寄生虫的抵抗作用

寄生虫侵入宿主，宿主机体会启动一系列的防御反应，宿主的防御功能可抑制、杀伤或消灭感染的寄生虫，包括非特异性免疫与特异性免疫两种。

（一）非特异性免疫

非特异性免疫又称先天性免疫，健康的机体可通过自身的非特异性免疫抵御某些寄生虫的入侵。主要表现为皮肤、黏膜的屏障作用；单核巨噬细胞的吞噬作用；消化液的化学作用；体液中补体和溶菌酶的溶细胞作用等。

（二）特异性免疫

特异性免疫又称获得性免疫，寄生虫抗原进入宿主后，刺激免疫系统所诱发的免疫应答，它包括体液免疫和细胞免疫，分别通过抗体和效应细胞发挥免疫效应。特异性免疫的类型有以下几种。

1. 消除性免疫 指宿主感染某种寄生虫后所产生的特异性免疫能消除体内寄生虫，并对再感染产生完全抵抗力。如热带利什曼原虫引起的皮肤利什曼病，患者痊愈后对其再感染具有牢固的免疫力。

2. 非消除性免疫 指寄生虫感染后虽可诱导宿主对再感染产生一定的免疫力，但对体内已有的寄生虫不能完全消除，维持在较低水平，大多数寄生虫感染免疫属于此类。①带虫免疫：人体感染寄生虫后，产生一定的免疫力，可杀伤体内原有的寄生虫，使其数量明显下降，维持在一个低水平，临床症状消失，成为带虫状态。虽然不能完全清除体内的寄生虫，但可以抵抗同种寄生虫再感染，可是当体内无该寄生虫时此种免疫力也随之消失，这种免疫状态叫带虫免疫。如疟疾患者在临床症状消失后，宿主血内仍保持较低密度的原虫，使机体产生一定的免疫力，能抵抗同种疟原虫的再感染，一旦根治，疟原虫完全消失，免疫力会尽快消失。②伴随免疫：人感染血吸虫后，可产生免疫力，这种免疫力不会损伤体内的成虫，但对再感染的尾蚴具有一定的免疫力，称为伴随免疫。

3. 免疫逃避 寄生虫与宿主在长期相互适应的过程中，有些寄生虫能逃避宿主的免疫效应作用，在宿主体内长时间存活、繁殖，不被消灭，其原因各异。①抗原性改变：如被恶性疟原虫寄生的红细胞表面抗原变异，免疫系统不能识别。有的是抗原伪装，如血吸虫通过虫体体表结合宿主抗原逃避宿主免疫系统识别。②解剖位置的隔离：寄生虫一般寄生部位较为固定，其寄生的细胞、组织和腔道所固有的生理屏障可使其与免疫系统隔离，从而逃避免疫系统的攻击。如寄居于肠道的寄生虫不易与血液中的抗体和免疫细胞接触；寄生于眼部和脑部的猪囊尾蚴和寄生于人体红细胞内的疟原虫等也可逃避免疫系统的攻击。③抑制宿主的免疫应答：如疟原虫、血吸虫抗原可直接诱导宿主产生免疫抑制作用，逃避宿主对其的免疫损伤。

4. 寄生虫性超敏反应 寄生虫抗原刺激宿主产生的免疫效应，一方面有不同程度的保护作用；另一方面也可以使机体出现超敏反应，导致宿主组织损伤和（或）生理功能紊乱。寄生虫引起的超敏反应可分为四型。①Ⅰ型超敏反应：多见于蠕虫感染，寄生虫虫体过敏原刺激宿主机体产生特异性IgE，并结合于肥大细胞和嗜碱性粒细胞表面，当相同过敏原再次进入机体，即与该细胞表面的IgE结合，导致细胞脱颗粒，这些颗粒释放出组胺、白三烯、前列腺素等生物活性介质，使平滑肌收缩，血管通透性增高，腺体分泌增加，患者机体迅速出现局部或全身的过敏反应。如蛔虫幼虫移行到肺部引起的哮喘；棘球蚴囊液所致的荨麻疹及过敏性休克；血吸虫尾蚴导致的尾蚴性皮炎。②Ⅱ型超敏反应：抗体作用于吸附在细胞膜上的相应寄生虫抗原，在补体、巨噬细胞、NK细胞介导下，引起靶细胞损伤，导致细胞溶解。例如，黑热病和疟疾患者中，虫体抗原吸附于红细胞表面引起Ⅱ型超敏反应，出现溶血，这是导致患者贫血的主要原因。③Ⅲ型超敏反应：抗原与抗体结合在血管内形成中等大小的免疫复合物，沉积于肾小球毛细血管基底膜上等，激活补体引起局部炎症反应。例如，血吸虫病患者合并肾小球肾炎，引起蛋白尿及肾功能减退就属此类。④Ⅳ型超敏反应：是由T细胞介导的细胞免疫反应，T细胞经抗原致敏后，当再次接触相同抗原时，出现分化、增殖并释放多种细胞因子，局部形成以单核细胞浸润为主的炎症反应，如日本血吸虫卵所致的肉芽肿就属此类。

第3节　寄生虫病的流行与防治

寄生虫病能在一个地区流行，必须具备寄生虫病流行过程所需的三个基本环节，即传染源、传播途径和易感染群，除此之外还受自然因素、生物因素和社会因素的影响。

一、寄生虫病流行的基本环节

（一）传染源

传染源是指感染了寄生虫的患者、带虫者及保虫宿主。作为传染源，其体内的寄生虫在生活史的某一发育阶段可以直接或间接进入另一宿主体内继续发育，如疟原虫的配子体。

（二）传播途径

传播途径是指寄生虫的感染阶段侵入人体的途径。人体寄生虫常见的传播途径如下：

1. 经口感染　寄生虫的感染阶段通过食物、饮水及污染手指进入人体。蛔虫、鞭虫、蛲虫、溶组织内阿米巴、华支睾吸虫、猪囊尾蚴等均可以经口感染，如食入感染期蛔虫卵后，可引起蛔虫病。

2. 经皮肤感染　有些寄生虫的感染阶段可经皮肤侵入宿主体内，如钩虫可通过其丝状蚴经皮肤侵入人体引起钩虫病；血吸虫可通过其尾蚴经皮肤侵入人体引起血吸虫病。

3. 经媒介昆虫感染　有些寄生虫必须在节肢动物体内发育至感染阶段，再通过叮咬吸血的方式侵入宿主体内。例如，在按蚊体内已发育成熟的人疟原虫子孢子经过蚊子叮咬时侵入人体内，使宿主感染疟疾。

4. 接触感染　某些寄生虫可通过直接或间接接触的方式感染宿主。例如，阴道毛滴虫可通过性接触传播；疥螨可通过人与人的皮肤接触直接感染。

5. 经胎盘感染　某些寄生虫感染孕妇后，可通过胎盘进入胎儿体内，引起胎儿先天感染，如孕妇在妊娠的前3个月感染弓形虫，可造成胎儿流产、早产、畸形或死胎。

6. 自体感染　寄生虫可通过体内或体外途径使宿主自身发生反复感染。如猪带绦虫虫卵的体内自身感染；患儿感染蛲虫后，会出现肛周奇痒，在用手抓痒时，感染期虫卵污染手指，经肛门—手—口方式引起自身感染。

寄生虫感染除了上述较常见的传播方式外，还有其他传播方式，如疟原虫除了经蚊子叮咬感染，还可通过输血感染；蛲虫虫卵除了经口感染，还可由空气吸入后经吞咽进入消化道感染。

（三）易感人群

易感者是指对某种寄生虫缺乏免疫力或免疫力低下，容易被感染的人。人体对寄生虫感染的免疫力多属带虫免疫，因此，人对人体寄生虫普遍易感，处于带虫免疫状态的人，当其体内的寄生虫因药物驱虫而被清除后，这种免疫力也会逐渐消失，使机体重新处于易感状态。人体对寄生虫的易感性还与其年龄、地域等有关，在流行区儿童及从非流行区进入流行区的人群均为易感人群。此外，人们的生活习惯与生产方式也会影响其对寄生虫的易感性，如喜欢食入生鱼片的人易感华支睾吸虫；易接触含尾蚴疫水的人容易感染血吸虫；农民容易与含丝状蚴的疫土接触而成为钩虫病的易感人群。

二、寄生虫病的流行因素与流行特点

（一）流行因素

寄生虫病的流行除了与上述三个流行环节有关外，还受自然因素（地理环境和气候因素）、生物因素（宿主的分布或传播媒介的存在）和社会因素（社会制度、经济状况、科学水平、文化教育、医疗卫生、生产方式和生活习惯等）的影响。

1. 自然因素 包括地理环境和气候条件，如温度、湿度、雨量、光照等。地理环境会影响到中间宿主的滋生与分布，气候条件会影响到寄生虫在外界的生长发育及其中间宿主和媒介昆虫的滋生繁殖。如血吸虫中间宿主钉螺的生长、毛蚴的孵化和尾蚴的逸出除需要水外，还与温度、光照等条件有关，而适宜的温度又增加了人群接触疫水的机会，因而有利于血吸虫病的流行。

2. 生物因素 有些寄生虫在其生活史过程中需要中间宿主或传播媒介的节肢动物存在，它们存在与否，直接决定了这些寄生虫在该地区是否流行。日本血吸虫的中间宿主是钉螺，钉螺主要分布在我国长江以南的河流中，杜氏利什曼原虫的传播媒介是白蛉，白蛉主要分布在我国长江以北的丘陵地带，人常说"血吸虫病不过长江，流行于长江以南；黑热病不过长江，流行于长江以北"就由此而来。

3. 社会因素 包括社会制度、经济状况、生活条件、生活习惯、文化传统、医疗卫生及生产生活方式等，这些都直接或间接地影响着寄生虫病的流行。我国不少地区均以未经处理的人粪作为农用肥料，导致虫卵污染外界环境，如蛔虫和钩虫的感染就与此相关；生食或半生食含囊蚴的淡水鱼、虾可感染肝吸虫病；蚊子是传播疟原虫的主要媒介节肢动物，在1949年以前由于经济原因，家庭防蚊灭蚊效果差，导致疟疾流行非常严重，而现在由于各家庭收入有所提高，家庭防蚊灭蚊措施做得好，疟疾的感染率大大地降低；另外，各级部门对寄生虫病防治工作的重视程度也直接影响着寄生虫病防治的效果。

自然因素、生物因素和社会因素三者常常相互作用，共同影响寄生虫病的流行。自然因素和生物因素一般是相对稳定的，而社会因素往往是可变的，因此社会的稳定、经济的发展、医疗卫生的进步、防疫保健制度的完善以及人民群众科学、文化水平的提高对控制寄生虫病的流行起主导作用。

（二）流行特点

1. 地方性 寄生虫病的流行常有明显的地方性，受地理环境、中间宿主及媒介节肢动物等因素的影响，寄生虫病多流行于热带、亚热带和温带地区。该地方人们的饮食习惯、生活习惯、生产方式与寄生虫的感染也有直接的关系，如肝吸虫病、姜片虫病、肺吸虫病和包虫病的流行就与当地居民的饮食习惯密切相关。

2. 季节性 由于温度、湿度、雨量、光照等气候条件会直接影响着寄生虫、中间宿主和媒介节肢动物的生长繁殖，因此寄生虫病的流行往往呈现出明显的季节性。如温暖、潮湿的环境有利于钩虫虫卵及钩蚴在外界的发育，因此钩虫病的流行多见于春、夏季节；丝虫病、疟疾的传播媒介是蚊子，因此其感染季节与蚊子出现的季节一致，多见于夏、秋季节；农民常因农业生产或下水活动接触疫水而感染血吸虫，南方农民夏季劳作与疫水的接触机会多，所以急性血吸虫病往往发生在夏季。

3. 自然疫源性 某些人体寄生虫可以在人和其他脊椎动物之间自然传播，这些寄生虫引起的疾病称人畜共患寄生虫病。引起这类疾病的寄生虫能在自然界动物中生存繁殖，在一定条件下可传播给人。这类不需要人的参与而在自然界自然传播的人畜共患寄生虫病具有明显的自然疫源性。因此，人类在野外活动，如地质勘探、探险和开发新的旅游区时，及时了解当地寄生虫病的自然疫源性是非常必要的。例如，黑热病就可在荒漠地区的脊椎动物之间传播，当人偶然进入该地区时，即可被感染；再如，细粒棘球绦虫的幼虫可寄生于人和多种食草类动物体内，引起一种严重的人畜共患寄生虫病，即棘球蚴病，也称包虫病。

三、寄生虫病的防治原则

根据不同寄生虫的生活史，针对不同寄生虫病的流行环节和因素，对寄生虫病采取综合性的防治措施，才能有效控制和消灭相应寄生虫病。寄生虫病的防治原则包括三个方面：

1. 控制传染源 在流行地区，及时发现寄生虫病患者、带虫者和保虫宿主，对患者、带虫者进行普查普治，用抗寄生虫药物进行杀虫或驱虫，对保虫宿主进行捕杀等，都是防治寄生虫病的重要措施。在非流行区，监测和控制流行区传染源输入和扩散是做好防治工作的必要手段。

2. 切断传播途径 加强粪便和水源的管理，做好环境和个人卫生，控制和杀灭媒介节肢动物及中间宿主是切断寄生虫病传播途径的重要方法。不同寄生虫病的传播途径各不相同，防治重点也有所不同。如对肠道寄生虫病要加强粪便和水源的管理；对有中间宿主的寄生虫要进行有针对性的处理，如通过消灭钉螺来防治血吸虫；圈养猪和加强猪肉检疫可防治猪带绦虫病和囊尾蚴病的发生；防蚊灭蚊可防治疟原虫和丝虫感染。

3. 保护易感人群 人类对各种人体寄生虫的感染大多缺乏特异性抵抗力，因此，对易感人群采取必要保护措施是防止寄生虫感染的最直接方法。加强身体锻炼，提高对寄生虫感染的免疫力，同时加强卫生知识的宣传教育，讲究个人卫生，饭前便后勤洗手，不吃生冷食物，改变不良的饮食习惯和生产生活方式，提高人群的自我保护意识，均能有效地保护易感者。必要时可进行预防性服药、皮肤涂抹驱虫剂等来预防寄生虫感染。

大多数人体寄生虫的生活史比较复杂，同时影响寄生虫病流行的因素较多，因此，采取单一的防治措施往往难以收到很好的效果。目前我国对寄生虫病的防治往往采取切实有效的综合防治措施，即根据流行区的实际情况和流行规律，将控制传染源、切断传播途径和保护易感人群三者有机地结合起来。

自测题

一、名词解释

1. 寄生
2. 终宿主
3. 生活史
4. 感染阶段

二、单项选择题

1. 寄生虫的中间宿主是指
   A. 寄生虫的成虫或无性生殖阶段寄生的宿主
   B. 寄生虫的幼虫或无性生殖阶段寄生的宿主
   C. 寄生虫成虫或有性生殖阶段寄生的宿主
   D. 寄生虫的幼虫或有性生殖阶段寄生的宿主
   E. 寄生虫的储存宿主
2. 有些寄生虫的成虫除能寄生于人体外，还可寄生于某些脊椎动物体内，这些动物可成为人体寄生虫病传播的来源，故称为
   A. 终宿主　　　　　　　B. 中间宿主
   C. 保虫宿主　　　　　　D. 转续宿主
   E. 异位寄生
3. 寄生虫的终宿主是指

A. 寄生虫的成虫或无性生殖阶段寄生的宿主

B. 寄生虫的幼虫或无性生殖阶段寄生的宿主

C. 寄生虫的成虫或有性生殖阶段寄生的宿主

D. 寄生虫的幼虫或有性生殖阶段寄生的宿主

E. 寄生虫的储存宿主

4. 寄生虫病的传染源包括

A. 患者、带虫者、保虫宿主

B. 患者和保虫宿主

C. 带虫者和保虫宿主或储存宿主

D. 患者和带虫者

E. 患者、储存宿主

5. 寄生虫的生活史是指

A. 寄生虫的繁殖方式

B. 寄生虫的感染方式、途径

C. 寄生虫生长、发育、繁殖的过程及环境条件

D. 寄生虫生长繁殖的影响因素

E. 寄生虫的生长环境

三、简答题

1. 寄生虫对人体的损害有哪些？请举例说明。

2. 简述寄生虫病流行的基本环节和特点。

（苗英慧）

第14章
常见人体寄生虫和医学节肢动物

第1节 医学蠕虫

蠕虫（helminth）是借助肌肉的收缩做蠕形运动的一类多细胞无脊椎动物。种类繁多，分布广泛，可营自生生活和寄生生活，能寄生人体的蠕虫称医学蠕虫，我国发现40余种。医学蠕虫主要包括线虫纲、吸虫纲和绦虫纲。根据生活史中是否需要中间宿主将蠕虫分为两大类。

1. 土源性蠕虫 也称直接型，发育过程中不需要中间宿主，虫卵在外界适宜的环境中发育成具有感染性的虫卵或幼虫，经口或皮肤侵入终宿主发育为成虫。

2. 生物源性蠕虫 也称为间接型，幼虫需在1个或1个以上的中间宿主体内发育为感染阶段后，再感染终宿主。

一、线　虫

（一）线虫概述

线虫隶属于线形动物门的线虫纲（Nematoda），常见的线虫有蛔虫、钩虫、蛲虫、鞭虫、丝虫和旋毛虫等。线虫的特点：①成虫呈圆柱形或线形，两侧对称，体表光滑不分节。多为雌、雄异体，雌虫大于雄虫，雌虫尾端尖直，雄虫尾端多向腹面卷曲或膨大成交合伞或交合刺。②消化系统完整，包括口孔、口腔、咽管（食管）、中肠、直肠和肛门。③生殖系统中雌性生殖系统多为双管型，即有2套卵巢、输卵管、受精囊、子宫，子宫最后汇入阴道。雄性生殖系统为单管型，由睾丸、输精管、储精囊、射精管组成，通入泄殖腔，泄殖腔背面伸出交合刺1～2根。④虫卵一般为卵圆形，无卵盖，卵壳自外向内为受精膜、壳质层和蛔苷，有的卵壳外还有蛋白质膜。卵壳内含未分裂或已分裂的卵细胞，有的含有胚胎或幼虫。⑤幼虫发育为成虫一般需蜕皮4次。

（二）似蚓蛔线虫

似蚓蛔线虫（*Ascaris lumbricoides*）简称蛔虫，是我国常见的寄生虫之一。成虫寄生于人体的小肠，引起蛔虫病，其并发症可对人体造成严重危害。

> **案例14-1**
>
> 患儿，女，6岁，其家属诉患儿突发性右上腹阵发性疼痛，伴恶心、呕吐，并吐出"一条圆柱形虫子"而就诊。询问病史发现，该患儿经常生吃瓜果蔬菜，且家住农村，饮食和卫生环境较差，近期常有阵发性脐周疼痛，排便时曾见圆柱形虫体排出。
>
> 问题：1. 该患者可能患有什么病？
> 　　　2. 该疾病的典型临床表现和防治原则有哪些？

1. 形态

（1）成虫　虫体呈长圆柱状，形似蚯蚓，头尾两端略细，体表有纤细的横纹，两侧有明显的侧线。

口孔周围有"品"字形排列的唇瓣。雌虫长20～35cm，最长可达49cm，生殖系统为双管型。雄虫长15～31cm，尾端向腹面卷曲，生殖系统为单管型（图14-1）。

（2）虫卵 有受精蛔虫卵和未受精蛔虫卵两种。受精蛔虫卵呈宽椭圆形，棕黄色；大小为（45～75）μm×（35～50）μm；卵壳厚，内含一个大而圆的卵细胞，卵细胞和卵壳两端有新月形间隙，外层为一层凹凸不平呈波浪状的蛋白质膜（图14-2）。未受精卵呈长椭圆形，棕黄色；大小为（88～94）μm×（39～44）μm；卵壳与蛋白质膜均薄，卵内含许多大小不等的屈光颗粒（图14-3）。

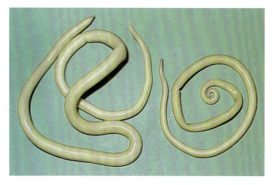

图14-1 蛔虫成虫

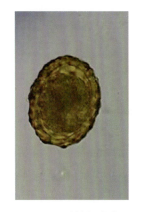

图14-2 受精蛔虫卵

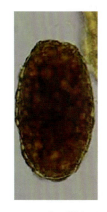

图14-3 未受精蛔虫卵

2. 生活史 成虫寄生于人体小肠，以空肠为主。雌、雄交配后，每条雌虫每日排卵约24万个。受精蛔虫卵随粪便排出体外，在潮湿、隐蔽、氧气充足和温度适宜（22～30℃）的土壤中，约经2周，其内卵细胞发育为第一期幼虫，再经1周，卵内幼虫蜕皮一次，发育为含幼虫的感染期虫卵。人若误食含有感染期虫卵的食物，在小肠内孵出幼虫，幼虫侵入肠壁的微血管和淋巴管，经血液循环上行至右心，经肺循环，穿过肺部毛细血管壁及肺泡壁入肺泡腔，在此发育2周，蜕皮2次，沿支气管、气管、咽、食管、胃到小肠，再蜕皮一次，发育为成虫。自感染期虫卵进入人体到雌虫产卵约需2个月，成虫寿命在1年左右（图14-4）。

3. 致病性

（1）幼虫致病 幼虫可引起蛔蚴性肺炎，主要是幼虫移行过程中，直接造成肺组织的机械性损伤。临床表现为发热、咳嗽、咳黏液痰或血痰、哮喘、荨麻疹等症状。幼虫也可引起其他部位的损害。

（2）成虫致病

1）消化道症状：患者可出现腹部不适、阵发性脐周疼痛、恶心、呕吐、食欲不振、消化不良、腹泻或便秘等临床症状。主要是成虫寄生于小肠，并以肠道内半消化食物为食。重度感染的儿童可出现营养不良，甚至发育障碍。

2）超敏反应：蛔虫变应原被人体吸收后可出现荨麻疹、皮肤瘙痒、血管神经性水肿等超敏反应。

3）并发症：成虫有窜扰、钻孔的习性，当小肠内环境发生改变，如发热、食入刺激性食物、酗酒及采用不当的驱虫治疗时，常使成虫发生乱窜钻孔，引起并发症。最常见的是胆道蛔虫症，其他部位如胰腺、肝及阑尾等处也会出现相应的症状。蛔虫亦可穿透肠壁，引起肠穿孔，若大量虫体扭结成团、堵塞肠管，可引起肠梗阻。

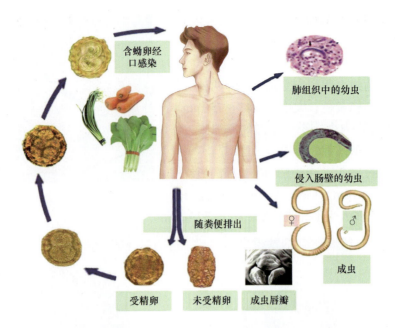

图14-4 蛔虫生活史

4. 实验诊断 自患者粪便中检查出虫卵，即可确诊。临床多采用生理盐水直接涂片法，三张涂片检查率可达95%。对直接涂片阴性者，也可采用沉淀集卵法或饱和盐水浮聚法，检出效果更好。对粪便中查不到虫卵，而临床表现疑似蛔虫病者，可采用驱虫治疗性诊断，根据患者排除的虫体形态进行鉴别。

5. 流行与防治 蛔虫感染呈世界性分布。我国各省区均有蛔虫病流行，南方高于北方，农村高于城市。蛔虫感染率较高的原因：①生活史简单，雌虫产卵量大，受精蛔虫卵抵抗力强；②不良的生活和卫生习惯。

加强宣传教育，普及卫生知识，纠正不良的饮食习惯，饭前便后要洗手，蔬菜、瓜果等洗净后再吃，防止误食感染期虫卵。加强粪便管理，防止虫卵污染环境，不随地大小便，不用鲜粪施肥，使用堆肥、建沼气池等方式进行粪便的无害化处理。普查普治患者及带虫者，常用药物有甲苯咪唑、阿苯达唑等。

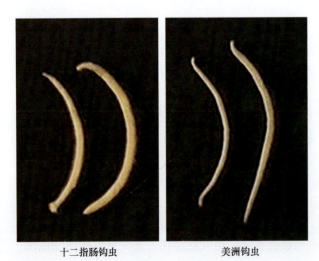

十二指肠钩虫　　　　美洲钩虫

图14-5 钩虫成虫

（三）十二指肠钩口线虫和美洲板口线虫

寄生于人体的钩虫（hookworm）主要有两种：十二指肠钩口线虫（十二指肠钩虫）和美洲板口线虫（美洲钩虫）。成虫寄生于人体小肠，引起钩虫病。钩虫病是我国严重危害人体健康的寄生虫病之一。

1. 形态

（1）成虫 虫体细长弯曲，长约10mm，活时为肉红色，十二指肠钩虫外形呈C形，美洲钩虫呈S形（图14-5）。虫体前端有发达的口囊，内有钩齿或板齿，口囊两侧有头腺一对，可分泌具有抗凝血酶原作用的抗凝血素及乙酰胆碱酯酶，这些因素可直接影响宿主肠壁伤口的血液凝固（图14-6）。雄虫尾端角皮膨大，形成膜质交合伞，有肌性辅肋作支撑，包括背辅肋、侧辅肋和腹辅肋。雌虫生殖系统为双管型，雄虫生殖系统为单管型，两种钩虫成虫的比较见表14-1。

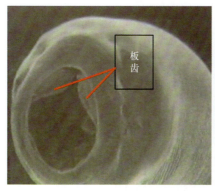 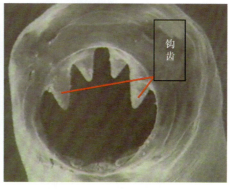

图14-6　钩虫口囊

表14-1　两种钩虫成虫的比较

鉴别要点	十二指肠钩虫	美洲钩虫
大小	♀：（10～13）×0.6	（9～11）×0.4
（mm×mm）	♂：（8～11）×（0.4～0.5）	（7～9）×0.3
体形	呈C形	呈S形
口囊	两对钩齿	一对板齿
交合伞	略呈圆形	略呈扁圆形
背辅肋	远端分2支，每支再分3小支	基部先分2支，每支远端再分2小支
交合刺	两刺呈长鬃状，末端分开	一刺末端呈钩状，常包套于另一刺的凹槽内
阴门	位于体中部略后	位于体中部略前
尾刺	有	无

（2）虫卵　椭圆形；大小为（56～76）μm×（35～40）μm；无色透明；卵壳极薄，内含4～8个卵细胞，卵细胞与卵壳之间有明显环形间隙（图14-7）。

2. 生活史　两种钩虫生活史相似，成虫寄生于人体小肠上段，借钩齿或板齿咬附在肠黏膜上，以血液、组织液和肠黏膜为食。雌、雄虫交配后，雌虫产卵，虫卵随粪便排出体外。虫卵在外界潮湿、温暖、隐蔽、含氧充足的土壤中，卵细胞不断分裂，经24～48小时，孵化出杆状蚴。杆状蚴以土壤中的细菌、有机物为食，经7～8天，通过2次蜕皮后发育为丝状蚴。丝状蚴是钩虫的感染阶段。其具有向温、向湿性，当与人体皮肤接触时，虫体活动力增强，借其活跃的穿刺运动和酶的作用，经毛囊、汗腺或破损的皮肤钻入皮下，然后到达淋巴管和小血管，随血液流至右心再到肺部，穿过肺部毛细血管壁入肺泡腔，再沿支气管、气管、咽、食管、胃到达小肠发育为成

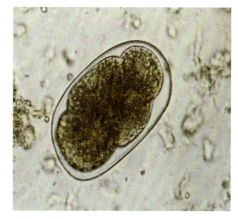

图14-7　钩虫虫卵

虫。十二指肠钩虫丝状蚴被食入，亦可经消化道或口腔黏膜侵入血液循环，循上述途径到达小肠发育为成虫。自丝状蚴侵入人体至成虫产卵需5～7周，成虫寿命一般为3～5年（图14-8）。

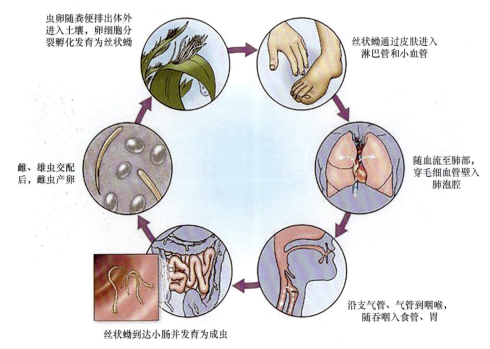

虫卵随粪便排出体外
进入土壤，卵细胞分
裂孵化发育为丝状蚴

丝状蚴通过皮肤进入
淋巴管和小血管

随血流至肺部，
穿毛细血管壁入
肺泡腔

沿支气管、气管到咽喉，
随吞咽入食管、胃

雌、雄虫交配
后，雌虫产卵

丝状蚴到达小肠并发育为成虫

图14-8　钩虫生活史

3. 致病性

（1）幼虫致病　丝状蚴侵入皮肤可引起钩蚴性皮炎，皮肤局部首先出现红色斑丘疹，奇痒无比，1～2天开始充血、水肿，抓破后常有继发感染，形成脓疱，最后结痂、脱皮而愈，病程为2～3周。幼虫移行至肺部时，穿破肺泡毛细血管，可引起出血及炎症细胞浸润，临床表现为咳嗽、痰中带血，同时有发热、畏寒等症状，严重时出现哮喘。

（2）成虫致病　成虫寄生于人体小肠，以口囊咬附于肠黏膜，造成肠黏膜散在出血点及小溃疡。患者可出现上腹部隐痛、不适、恶心、呕吐、腹泻、柏油状大便等症状。少数患者出现喜食生米、生豆甚至泥土、煤渣、破布等异常症状，被称为异食症。由于钩虫以血液为食，钩虫在吸血的同时分泌抗凝素，导致肠黏膜伤口渗血，同时成虫具有经常更换咬附位置的习性，使得患者长期处于慢性贫血状态，患者临床表现为皮肤蜡黄、黏膜苍白、头晕、乏力、心慌气短，严重者可出现贫血性心脏病，妇女出现闭经、流产，青壮年丧失劳动能力。

4. 实验诊断　因为钩虫虫卵比重较小，因此粪便检查虫卵常用饱和盐水浮聚法。当查不到虫卵时，可用钩蚴培养法：取粪便水洗沉淀后，取其沉淀物，在适宜条件下培养5～7天，查到丝状蚴即可确诊；还可做定量诊断、虫种鉴定，虽操作复杂但检出率高于饱和盐水浮聚法。

5. 流行与防治　钩虫感染呈世界性分布，我国南方以美洲钩虫感染为主，北方以十二指肠钩虫居多，多数地区两种钩虫混合感染。传染源为患者和带虫者。土壤及自然环境适于钩虫虫卵的发育，在适宜的温暖、湿度、隐蔽的环境下孵出幼虫。有感染阶段的土壤称为疫土。人因与疫土接触而感染，如赤手赤脚耕作等方式，非常容易感染。婴儿感染可因使用过被钩蚴污染的尿布、穿"土裤子"或睡沙袋等方式感染，少数经胎盘或母乳感染。

加强粪便管理和个人防护，改良耕作方法，防止丝状蚴侵入皮肤。普查普治是控制流行的必要措施。常用药物有甲苯咪唑、哌嗪（驱蛔灵）、阿苯达唑（肠虫清）等。

（四）蠕形住肠线虫

蠕形住肠线虫（*Enterobius vermicularis*）又称蛲虫，成虫寄生于人体回盲部，引起蛲虫病，尤以儿童常见。

1. 形态

（1）成虫 细小乳白色。头端角皮膨大形成头翼，口囊不明显，咽管末端膨大呈球形，称咽管球。雌虫长8～13mm，生殖器官为双管型。雄虫长2～5mm，尾部向腹侧面卷曲，生殖器官为单管型（图14-9）。

（2）虫卵 呈柿核形或不对称椭圆形，一侧较平，一侧稍凸，大小为（50～60）μm×（20～30）μm，无色透明，卵壳厚。虫卵排出时，卵内已含有蝌蚪期胚胎（图14-10）。

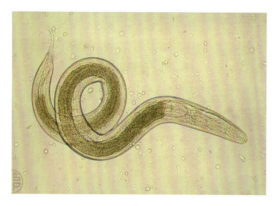

图14-9 蛲虫成虫

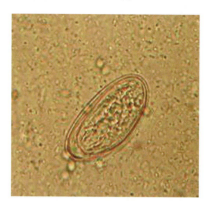

图14-10 蛲虫虫卵

2. 生活史与致病性 成虫寄生于人体回盲部，以肠腔内容物为食。雌、雄虫交配后，雄虫死亡。当宿主入睡后，雌虫爬到肛周产卵。雌虫在肛周产卵时，刺激肛门及会阴部皮肤，引起肛周皮肤瘙痒，这是蛲虫病的主要症状。患者常伴有烦躁不安、失眠、食欲减退、消瘦、夜惊、夜间磨牙等。若在搔抓时抓破皮肤，可引起继发感染。

大多数雌虫产卵后干枯死亡，少数可经会阴部返回，引起阴道、尿道等处异位寄生。异位寄生可致尿道炎、膀胱炎、阴道炎、子宫内膜炎、输卵管炎等；也有腹腔、腹膜、盆腔、肠壁组织、肝、肺、前列腺等处异位寄生的报道。

在肛周的虫卵约经6小时发育，卵内蝌蚪期胚胎蜕皮一次，发育为感染期虫卵。感染期虫卵可经肛门—手—口方式感染人体，虫卵在十二指肠内孵出幼虫，沿小肠下行，经3次蜕皮发育为成虫。从误食虫卵到成虫产卵需2～4周，雌虫寿命为2～4周（图14-11）。

3. 实验诊断 采用透明胶纸法或棉拭子法在肛周取材查到虫卵可确诊。取材最佳时间在清晨便前。若粪便中查到成虫或患儿入睡后1～3小时在肛周找到成虫也可确诊。

4. 流行与防治 蛲虫病呈世界性分布，发病率为农村高于城市，儿童明显高于成人，尤其是集体生活的儿童感染率更高。蛲虫感染率高的原因包括生活史简单、虫卵的抵抗力较强、感染途径多，可经肛门—手—口的途径自体外重复感染，而且可通过污染玩具、用具等经口、呼吸道造成异体感染。

加强卫生宣传教育，注意公共卫生、个人卫生及家庭卫生，以防止相互感染。集体生活的儿童要做好蛲虫的普查、普治工作。常用驱虫药有甲苯咪唑、扑蛲灵等；肛周皮肤涂抹蛲虫膏或2%白降汞软膏，可止痒杀虫。

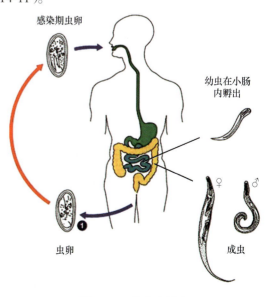

感染期虫卵

幼虫在小肠内孵出

虫卵

成虫

图14-11 蛲虫生活史

（五）毛首鞭形线虫

毛首鞭形线虫（*Trichuris trichiura*）简称鞭虫，其成虫寄生于人体回盲部，可引起鞭虫病。

1. 形态

（1）成虫　外形似马鞭，虫体前3/5纤细，后2/5较粗，雌虫长35～55mm，尾部钝圆而直，生殖系统为单管型。雄虫长30～45mm，尾端向尾部卷曲（图14-12）。

（2）虫卵　呈腰鼓形；大小约52μm×22μm；棕黄色；卵壳厚，内含一个卵细胞，两端各有一透明栓（图14-13）。

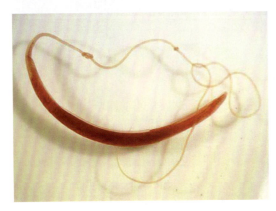

图14-12　鞭虫成虫

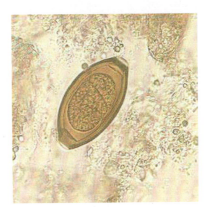

图14-13　鞭虫虫卵

2. 生活史与致病性　成虫主要寄生于人体的回盲部，以虫体前端纤细部分刺入肠黏膜下层乃至肌层，以血液和组织液为食，可导致肠壁组织充血、水肿或出血等慢性炎症反应，也可刺激细胞增生，肠壁组织增厚，形成肉芽肿病变。一般轻度感染者多无明显症状，严重感染者可出现头晕、消瘦、贫血、腹痛、慢性腹泻，少数有下腹部阵发性疼痛。营养不良的儿童重度感染者，可致直肠脱垂。

雌、雄虫交配后雌虫产卵，虫卵随粪便排出体外。虫卵在外界适宜的条件下，经3～5周发育为感染期卵。人因误食感染期卵而感染，卵进入小肠内孵出幼虫并钻入肠黏膜，经10天左右的发育，重新回到肠腔，移行至回盲部发育为成虫。自食入感染期卵到成虫产卵需1～3个月，成虫寿命3～5年。

3. 实验诊断与防治原则　粪便中查到鞭虫虫卵可确诊，为提高检出率可用自然沉淀法或饱和盐水浮聚法。防治原则同蛔虫。驱虫可用甲苯咪唑、阿苯哒唑，噻嘧啶与甲苯咪唑合用效果更好。

二、吸　虫

（一）吸虫概述

吸虫（trematode）属扁形动物门的吸虫纲，寄生于人体的吸虫有30多种，我国常见的吸虫有华支睾吸虫、布氏姜片吸虫、卫氏并殖吸虫、日本裂体吸虫及斯氏狸殖吸虫等。

多数吸虫具有以下特征：①成虫呈叶状或长舌状，两侧对称，背腹扁平；②具有口吸盘与腹吸盘；③消化系统不完整，有口无肛；④除血吸虫外，其他吸虫均为雌、雄同体；⑤生活史复杂，除血吸虫外均需两个中间宿主。

（二）华支睾吸虫

案例14-2

患者，男，45岁，因右上腹不规则疼痛近月余就诊。患者一个多月前开始出现右上腹胀痛、食欲差、厌油、恶心，并偶有腹泻等症状。既往体健，偶尔喝酒，常吃生鱼。查体：巩膜轻度黄染，肝肋下3cm、质软、表面光滑、边缘整齐，有压痛。实验室检查：白细胞 $13.0×10^9/L$，嗜酸性粒细胞 $3.1×10^9/L$；粪便检查找到华支睾吸虫虫卵；肝功能检查：谷丙转氨酶210U/L（参考值40U/L）。

问题：1. 该患者是如何感染肝吸虫的，该病的诊断依据是什么？
　　　2. 如何预防该疾病？

华支睾吸虫（*Clonorchis sinensis*）又称肝吸虫。成虫寄生于人体的肝胆管内，引起华支睾吸虫病，又称肝吸虫病。

1. 形态

（1）成虫　外形似葵花籽仁，前端较细，后端钝圆，大小为10～20mm。口吸盘位于虫体的亚顶端，略大于腹吸盘，腹吸盘位于虫体的前1/5处。睾丸似鹿角状，中度分支，前后排列于虫体的后1/3。受精囊呈椭圆形，子宫位于卵巢与腹吸盘之间，开口于腹吸盘前缘的生殖孔（图14-14）。

（2）虫卵　外形似芝麻粒；黄褐色；大小为29μm×17μm，是寄生于人体的蠕虫虫卵中最小的；虫卵前端较窄，有卵盖和肩缝，后端钝圆，有一点状小疣，卵壳厚内含一成熟毛蚴（图14-15）。

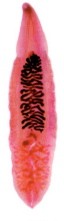

图14-14　肝吸虫成虫

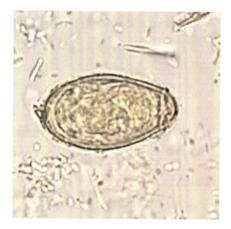

图14-15　肝吸虫虫卵

2. 生活史
成虫寄生于人或哺乳动物的胆管内，虫卵随胆汁进入消化道后随粪便排出体外，入水后被第一中间宿主淡水螺吞食。在淡水螺体内首先孵出毛蚴，继续发育为胞蚴、雷蚴和尾蚴，成熟的尾蚴逸出螺体，进入第二中间宿主淡水鱼、虾体内，发育为囊蚴。

囊蚴为肝吸虫的感染阶段，人或猫、狗等保虫宿主因食入含有活囊蚴的淡水鱼、虾而感染。进入小肠内的囊蚴在消化液的作用下孵出童虫，经胆总管进入肝胆管，发育为成虫。自囊蚴进入人体到发育为成虫产卵约需1个月时间。成虫寿命长达20～30年（图14-16）。

3. 致病性
肝吸虫的致病程度与感染虫数的多少以及对寄生部位的机械性刺激和代谢产物的化学性刺激有关。轻度感染者常无症状。中度感染者可出现头晕、乏力、食欲不振、上腹部不适、肝区隐痛等症状。重度感染者可表现为营养不良、腹痛、腹泻、肝脾大、神经衰弱及黄疸等。肝吸虫病晚期可诱发肝癌、胆管上皮癌、胆石症、急性胰腺炎等。

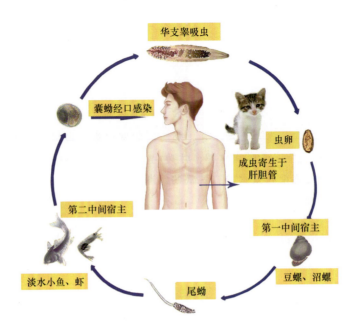

图 14-16　肝吸虫生活史

4. 实验诊断　检出肝吸虫虫卵即可确诊。常用的方法有自然沉淀法、倒置沉淀法和氢氧化钠消化法等。免疫学检查常用方法有皮内试验、间接血凝试验、酶联免疫吸附试验等。

5. 流行与防治　肝吸虫病主要分布在亚洲地区的中国、日本、朝鲜半岛、越南及菲律宾等国家。在我国除西北地区外，27 个省（自治区、直辖市）均有报道。本病为人畜共患寄生虫病，患者、带虫者及猫、狗、猪、狐狸、獾等保虫宿主均可成为本病的传染源。肝吸虫病的传播主要与当地的居民有生吃或半生吃鱼、虾习惯有关。

预防应开展卫生宣教，不生食或半生食鱼、虾，生熟刀具、砧板要分开。加强粪便和水源的管理，防止粪便入水，不用未经处理的新鲜粪便施肥，鱼塘或虾池要定期灭螺。积极查治患者、带虫者和保虫宿主，首选药物为吡喹酮，也可用阿苯哒唑等。

（三）布氏姜片吸虫

布氏姜片吸虫（*Fasciolopsis buski*）简称姜片虫，成虫寄生于人体小肠，引起姜片虫病。

1. 形态

（1）成虫　椭圆形，背腹扁平，外形似姜片，活虫呈肉红色。大小为（20～75）mm×（8～20）mm×（0.5～3.0）mm，为人体内寄生的最大吸虫。口吸盘较小，位于虫体前端，其后为腹吸盘。腹吸盘呈漏斗状，肉眼可见，为口吸盘的 4～5 倍。睾丸似珊瑚，呈高度分支状，前后排列于虫体的后 1/2。卵巢位于睾丸之前，子宫盘曲在卵巢与腹吸盘之间（图 14-17）。

（2）虫卵　长椭圆形；淡黄色；大小为（130～140）μm×（80～85）μm，是寄生于人体的蠕虫虫卵中最大的；卵壳薄，一端有不明显的卵盖，内含 1 个卵细胞和 20～40 个卵黄细胞（图 14-18）。

2. 生活史与致病性　成虫寄生于终宿主的小肠内，因虫体较大，吸盘发达，吸附力强，被吸附的肠黏膜及附近组织发生充血、水肿、出血等炎症，严重时肠黏膜坏死脱落形成溃疡；虫体覆盖肠黏膜，影响肠道的消化、吸收功能；虫体的代谢产物、排泄物对人体具有毒性作用。

轻度感染者可无明显症状，或偶有腹痛、腹泻；中度感染者可引起消化道功能紊乱、营养不良、水肿和维生素缺乏症，有时甚至发生肠梗阻；重症感染者可出现精神萎靡、消瘦、贫血甚至发生衰竭而死亡。儿童可出现智力减退、发育障碍，甚至出现侏儒症。

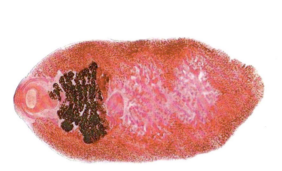

图14-17 姜片虫成虫

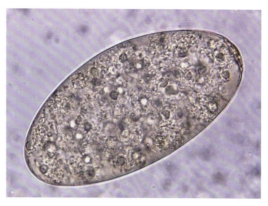

图14-18 姜片虫虫卵

成虫发育成熟后产卵，卵随粪便排出体外，入水后，在适宜的温度下，经3～7周发育孵出毛蚴。毛蚴侵入中间宿主扁卷螺的体内，历经1～2个月，先后发育形成胞蚴、母雷蚴、子雷蚴及尾蚴。成熟的尾蚴自螺体逸出，附着在菱角、荸荠、茭白等水生植物的表面或水面，形成囊蚴，即感染阶段。人或猪可因食入含有活囊蚴的水生植物而感染。囊蚴在小肠消化液和胆汁的共同作用下，脱囊成为童虫，经1～3个月发育为成虫。成虫寿命为4～5年（图14-19）。

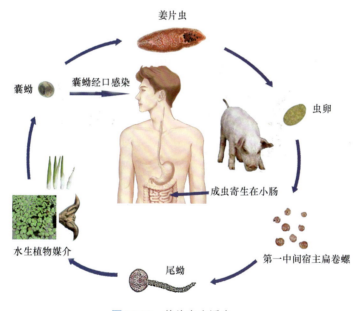

图14-19 姜片虫生活史

3. 实验诊断与流行防治 采用粪便直接涂片法或浓集法，也可根据粪便排出或呕吐物中的成虫形态特征进行诊断。

姜片虫病主要流行于亚洲的温带和亚热带的一些国家，我国有18个省（自治区、直辖市）有人或猪姜片虫病流行，以南部及中部的水乡为主要流行区，并取决于居民是否有生食水生植物的习惯。猪作为保虫宿主是重要的传染源。中间宿主与媒介水生植物在同一水域同时存在，以及流行区居民的生食水生植物、以青饲料喂猪、用新鲜粪便施肥等，为姜片虫的传播提供了方便。

开展卫生宣教，不生食水生植物，不喝生水。加强粪便管理，不用新鲜人粪或猪粪施肥。定期灭螺。普查普治，首选药物吡喹酮，中药槟榔、黑丑各半焙干后研为末，作成煎剂或冲剂服用，驱虫率很高。

（四）卫氏并殖吸虫

卫氏并殖吸虫（*P.westermani*）又称肺吸虫，主要寄生于肺部，引起肺吸虫病。

案例14-3

患者，男，35岁，因发热伴咳嗽、气喘20余天入院，体温在38～39℃，伴咳嗽，咳白色黏痰。追问病史，患者有生食醉蟹的习惯。体格检查：发育正常，左下肺呼吸音减弱。血常规：WBC 14.8×10⁹/L；E 4.45×10⁹/L。肺CT检查，左下肺不规则条片状影，密度不均，边界欠清，呈炎性浸润伴隧道征。

问题：1.该患者可能患哪种寄生虫病？
2.请叙述最适于该病的诊断方法。

1. 形态

（1）成虫 腹面扁平，背面隆起，形似半粒黄豆，活虫呈红褐色，大小为（7.5～12）mm×（4～6）mm×（3.5～5）mm。口吸盘位于虫体的顶端，腹吸盘位于虫体中横线之前，两者大小相近，卵巢与子宫左右并列于腹吸盘的两侧，两个分支状的睾丸左右并列于虫体的后1/3处（图14-20）。

（2）虫卵 呈椭圆形，金黄色，大小为（80～118）μm×（48～60）μm；卵盖倾斜，卵壳自卵盖侧到卵盖对侧为由薄变厚，内含1个卵细胞和十多个卵黄细胞（图14-21）。

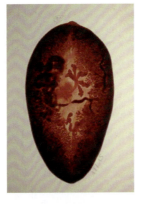
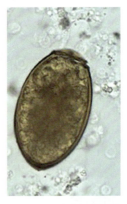

图14-20 肺吸虫成虫　　**图14-21** 肺吸虫虫卵

2. 生活史 成虫可寄生于人或多种哺乳动物，如猫、狗、狼、狐、虎等的肺部，以血液和坏死的组织为食。虫卵随痰液或粪便排出体外，虫卵入水，在适宜的温度下经3周发育为毛蚴。毛蚴侵入第一中间宿主川卷螺的体内，历经胞蚴、母雷蚴、子雷蚴、尾蚴等无性生殖阶段的发育。成熟尾蚴自螺体逸出，侵入第二中间宿主石蟹、蝲蛄体内，发育为囊蚴。囊蚴为肺吸虫的感染阶段，人或哺乳动物生食或半生食含有活囊蚴的石蟹或蝲蛄时，在宿主消化液的作用下，囊蚴脱囊为童虫。童虫可穿过肠壁进入腹腔，徘徊于各器官及邻近组织之间，再穿过横膈经胸腔进入肺，发育为成虫。自囊蚴进入宿主体内到成虫产卵，需2～3个月。成虫寿命一般为5～6年，少数可达20年（图14-22）。

3. 致病性 肺吸虫的致病包括童虫的窜扰和成虫的寄生。临床表现：①胸肺型：胸痛、咳嗽，咳铁锈色痰；②皮型：皮下游走性包块或结节，多见于腹壁或胸壁；③腹型：腹痛、腹泻，有时大便带血。④肝型：肝大、肝区疼痛及肝功能损害；⑤脑型：头痛、头晕、偏瘫、视力障碍及癫痫等症状。患者的临床表现可以某一型为主，也可混合存在。

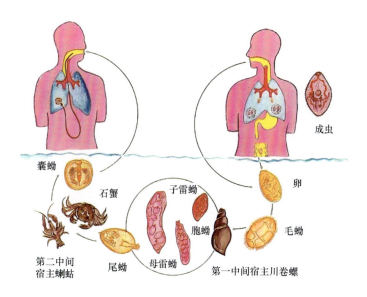

图14-22 肺吸虫生活史

4. 实验室诊断 取痰液或粪便，多以沉淀法检查虫卵，查到虫卵即可确诊。皮下包块或结节手术摘除或肺囊肿的穿刺物涂片，发现虫卵、童虫、成虫均可确诊。免疫学检查可用皮内试验、酶联免疫吸附试验等作为辅助诊断。

5. 流行与防治 肺吸虫分布广泛，我国除新疆、西藏、内蒙古、青海等地未见报道外，其他各省（自治区、直辖市）均有本虫分布。肺吸虫病是一种人畜共患寄生虫病，猫、狗、虎、豹、狼、狐、貂及黄鼬等多种动物均可成为其传染源。中间宿主川卷螺与溪蟹、蝲蛄在同一水域的广泛存在，流行区居民习食"醉蟹""腌蝲蛄""蝲蛄豆腐"等不良饮食习惯更易造成本病的传播。

预防应加强卫生宣教，不生食溪蟹和蝲蛄，加强粪便管理，防止虫卵入水，消灭川卷螺。查治患者、带虫者和保虫宿主，首选药物为吡喹酮。

（五）日本裂体吸虫

日本裂体吸虫（*Schistosoma japonicum*）又称血吸虫，成虫寄生于人的肠系膜静脉血管内，可致血吸虫病，是中华人民共和国成立初期五大寄生虫病之一。

1. 形态

（1）成虫 呈圆柱形，雌、雄异体，在宿主体内呈雌、雄合抱状态。口、腹吸盘位于虫体前端。雄虫为圆柱状，较粗短，大小为10～22mm，腹吸盘以下，背腹略扁，虫体两侧向腹面卷曲，形成抱雌沟。雌虫细长，大小为12～26mm（图14-23）。

（2）虫卵 呈椭圆形，淡黄色；大小平均为89μm×67μm；卵壳薄，无卵盖，卵壳的一侧有一小棘，内含一毛蚴，毛蚴与卵壳间常可见大小不等的圆形或长圆形的油滴状头腺分泌物（图14-24）。

（3）尾蚴 分体部和尾部，尾部又分尾干和尾叉，体部有头器、吸盘和5对穿刺腺（图14-25）。

2. 生活史 成虫寄生于人或牛、羊、猪、马等哺乳动物的肠系膜静脉，以血液为食。雌虫产卵于肠黏膜下层的静脉末梢内，大部分虫卵沉积在肠壁，部分随血流到达肝脏沉积。卵内毛蚴分泌溶组织物质，透过卵壳刺激周围组织，引起肠壁组织坏死，形成以虫卵为中心的嗜酸性脓肿。由于肠蠕动、腹内压力及血管内压力增高，使虫卵随破溃组织落入肠腔，并随粪便排出体外。虫卵入水，在适宜的环境下（20～30℃），经2～32小时孵出毛蚴。毛蚴钻入中间宿主钉螺体内，经历母胞蚴、子胞蚴和尾蚴的繁殖阶段。成熟尾蚴逸出螺体，悬浮或游动于近岸的水面下。尾蚴为血吸虫的感染阶段。人或动物接触含有尾蚴的疫水后，尾蚴最快可在10秒内钻入宿主皮肤，脱去尾部发育为童虫。童虫经小血管、淋巴管随血液循环经右心到肺，再通过肺毛细血管经左心入体循环，到达肠系膜静脉，发育为成虫。自尾蚴侵入人体到雌虫产卵约需24天，成虫寿命平均为4.5年，最长可达40年（图14-26）。

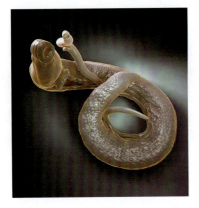

图14-23　血吸虫成虫

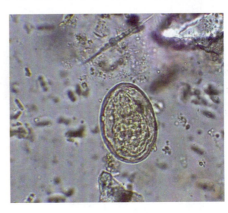

图14-24　血吸虫虫卵

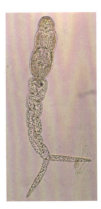

图14-25　血吸虫尾蚴

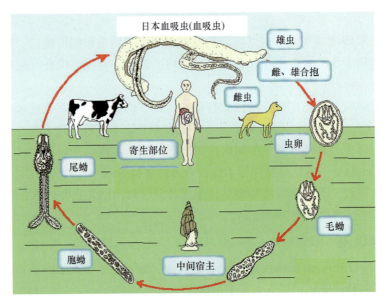

图14-26　血吸虫生活史

3. 致病性　血吸虫的尾蚴、童虫、成虫和虫卵均可对宿主造成不同程度的损害，其中以虫卵的致病作用最为显著。尾蚴侵入宿主皮肤时，感染者局部皮肤出现瘙痒感小丘疹，称尾蚴性皮炎；童虫移行到肺时可引起尾蚴性肺炎；成虫的机械性损伤，可致静脉内膜炎和静脉周围炎。免疫复合物的形成还可引起蛋白尿、水肿、肾功能减退等症状；虫卵内毛蚴不断释放可溶性虫卵抗原，透过卵壳，引起T细胞介导的Ⅳ型超敏反应，形成以虫卵为中心的肉芽肿，同时周围组织坏死，形成嗜酸性脓肿。随着病情发展，卵内毛蚴死亡和组织修复，坏死组织逐步被吸收，最后引起纤维化。晚期血吸虫病的特征性病变就是在肝的切面，围绕在门静脉周围可见白色长纤维束从不同角度插入肝内，称干线型纤维化。患者出现门静脉高压，出现肝脾大、食管-胃底静脉曲张，甚至腹水、消化道大出血等症状。病变累及结肠壁，可导致结肠狭窄、结肠息肉等。

4. 实验室检查

（1）病原学检查方法　①直接涂片法和自然沉淀法：急性血吸虫病患者的黏液血便中常可查到血吸虫虫卵。②尼龙绢袋集卵孵化法检测毛蚴。

（2）免疫学检查常用方法　间接红细胞凝集试验、酶联免疫吸附试验等检测抗血吸虫抗体。

5. 流行与防治　血吸虫流行于亚洲的中国、日本、菲律宾及印度尼西亚等国家。我国曾流行于长江流域及其以南省（自治区、直辖市）。经过近50年的防治，曾经的流行地区大多数已达到消灭血吸虫病的标准。但近年来我国部分地区血吸虫病疫情呈上升趋势，防疫形势仍十分严重。

血吸虫病保虫宿主的种类繁多、分布广是造成该病流行的因素之一；中间宿主钉螺的适应能力强，繁殖速度快，为本病的传播奠定了基础；流行地区内人群皆有易感性。

加强人、畜粪便管理，防止污染水源，消灭钉螺，切断传播途径，是预防血吸虫病的主要措施。治疗首选药物为吡喹酮。

三、绦　　虫

（一）概述

绦虫（tapeworm）属扁形动物门中的绦虫纲，该纲动物全部营寄生生活。寄生人体的绦虫有30余种，我国常见的有链状带绦虫、肥胖带绦虫、细粒棘球绦虫等。绦虫的特征：①成虫呈白色或乳白色，背腹扁平，带状，多分节，体长数毫米至数米不等，分属于圆叶目和假叶目；②雌雄同体，虫体分为头节、颈部和链体；③无体腔和消化道，营养物质由体壁直接吸收；④成虫寄生于终宿主的消化道内，假叶目绦虫生活史需要2个中间宿主，圆叶目绦虫生活史只需要1个中间宿主，个别种类甚至无需中间宿主；⑤成虫引起的临床症状并不严重，而幼虫对人体的危害远大于成虫。

（二）链状带绦虫

链状带绦虫（*Taenia solium*）又称猪带绦虫、猪肉绦虫或有钩绦虫。成虫寄生于人体小肠，引起猪带绦虫病。幼虫寄生在猪或人体组织中，引起囊尾蚴病（囊虫病）。

> **案例14-4**
>
> 患者，男，50岁。因粪便中发现有能活动的白色宽面条状虫体而就诊。自述平素时常出现上腹隐痛，偶有腹泻。询问病史发现，患者喜食外卖的肉包和云吞。患者的妻子在此前曾发现腹部、背部和颈部皮肤下有圆形活动结节，就诊后手术切除腹部结节病理检查结果示猪囊尾蚴结节，血清囊尾蚴抗体检测阳性，诊断为"皮下肌肉型囊尾蚴病"。但该患者此次体格检查中未见皮下结节。
>
> **问题：**1. 该患者可能患有什么病？患者妻子患病和该患者可能有什么关系？
>
> 　　　　2. 该患者可选择哪些检查以明确诊断？

1. 形态

（1）成虫　虫体扁平，呈长带状，长2～4m，由700～1000个节片组成，节片较薄、略透明。头节近球形，有4个吸盘、顶突和2圈小钩等附着器。链体由幼节、成节及孕节组成（图14-27）。幼节短而宽，内部生殖器官未成熟。成节近方形，内部有发育成熟的雌性和雄性生殖器官，卵巢分3叶，由两大叶和一小叶组成，子宫呈管状，睾丸有150～200个。孕节呈长方形，子宫内充满虫卵，子宫主干向两侧呈树枝状分支，每侧有7～13支（图14-28）。

（2）虫卵　球形或近似球形；直径为31～43μm；呈棕黄色；卵壳甚薄，易破碎，一般从孕节排出时已脱落。胚膜厚，具放射状条纹，内含六钩蚴（图14-29）。

（3）囊尾蚴　呈椭圆形，黄豆大小，含乳白色半透明的囊泡，囊内充满液体。头节向内翻卷，其形态结构与成虫头节相似。

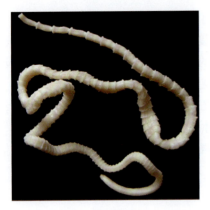

图14-27 猪带绦虫成虫

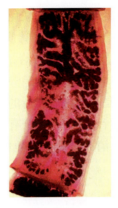

图14-28 猪带绦虫成虫孕节

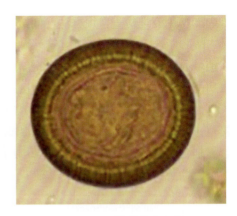

图14-29 猪带绦虫虫卵

2. 生活史 人是唯一终宿主。成虫寄生于人体小肠内，以头节吸盘和小钩附着于肠壁。孕节常数节连在一起从链体脱落后随粪便排出体外，孕节或虫卵被中间宿主（猪）吞食，在小肠消化液的作用下，孵出六钩蚴并钻入肠壁血管或淋巴管，随血流可到达猪的全身，约经10周发育成囊尾蚴。囊尾蚴在猪体内可存活数年，含有囊尾蚴的猪肉俗称为"米猪肉""豆猪肉"等。人因生食或半生食含囊尾蚴的猪肉而感染，囊尾蚴在人体小肠内头节翻出，附着于小肠黏膜，经2～3个月发育为成虫。成虫在人体可存活20～30年。如人误食虫卵后，六钩蚴可在人体发育为囊尾蚴（图14-30）。

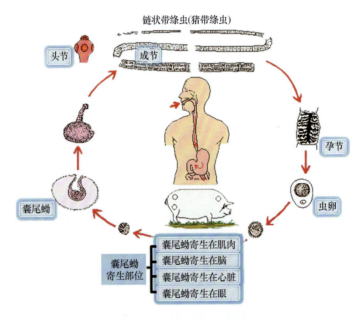

图14-30 猪带绦虫生活史

3. 致病性

（1）成虫致病作用 一般较轻，主要为掠夺营养，成虫的头节对肠黏膜的刺激和虫体代谢产物均可引起肠黏膜的炎症反应。临床症状有腹痛、腹泻、消化不良、消瘦。

（2）幼虫致病作用 幼虫可寄生于人体肌肉、皮下、组织等部位，引起囊尾蚴病，又称为囊虫病。在人体内寄生的囊尾蚴是致病的主要阶段，其症状和危害因寄生的部位和数量而不同。囊尾蚴病的感染方式有自体内感染、自体外感染和异体感染。人体囊尾蚴病依其主要寄生部位可分为皮下及肌肉囊尾蚴病、脑囊尾蚴病、眼囊尾蚴病等。

4. 实验诊断 确诊有赖于病原学检查，如从粪中检获孕节，可通过压片计数子宫分支数鉴定虫种。

有针对性地询问有无食用"米猪肉"及节片排出史均有助于临床诊断。对于皮肤和肌肉囊尾蚴病，可手术摘取皮下结节或肌肉内包块经压片检查法、囊尾蚴孵化试验或病理组织学检查发现囊尾蚴组织结构。此外，还可用酶联免疫吸附试验检测囊尾蚴抗体和用PCR检测囊尾蚴的核酸来进行辅助诊断。

5. 流行与防治 猪带绦虫病和猪囊尾蚴病呈世界分布，但感染率不高。在我国，本病分布广泛，流行因素主要与猪无圈散养、人厕猪圈相连，人食猪肉的习惯和方法不当有关。加强卫生宣传教育，不生食或半生食猪肉，切生肉、熟食的刀、砧板分开使用，以避免活囊尾蚴进入人体。严格肉类检疫，提倡猪圈养及人厕与猪圈分开。治疗：患者驱虫可采用槟榔和南瓜子合剂，吡喹酮、甲苯咪唑等也有较好的疗效。

（三）肥胖带绦虫

肥胖带绦虫（*Taenia saginata*）也称牛带绦虫、牛肉绦虫或无钩绦虫（图14-31、图14-32）。成虫寄生在人体小肠内，引起牛带绦虫病。牛带绦虫与猪带绦虫同属于带科、带属，两者的形态和发育过程相似，具体区别如表14-2所示。

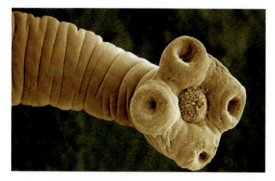

图14-31 牛带绦虫成虫头节

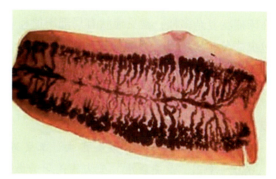

图14-32 牛带绦虫成虫孕节

表14-2 猪带绦虫与牛带绦虫的区别

主要区别点	猪带绦虫	牛带绦虫
虫体	2～4m	4～8m
节片	700～1000片，薄，略透明	1000～2000片，肥厚，不透明
头节	圆球形，有顶突及小钩	近方形，无顶突及小钩
成节	卵巢分左、右叶及中央小叶	卵巢仅2叶
孕节	子宫分支不整齐，每侧7～13支	子宫分支整齐，每侧15～30支
囊尾蚴	头节有小钩，可寄生于人体引起囊尾蚴病	头节无小钩，不寄生于人体
感染阶段	囊尾蚴、虫卵	囊尾蚴
中间宿主	猪、人	牛
所致疾病	绦虫病，囊虫病	绦虫病
孕节虫卵检查	粪便查孕节及虫卵	粪便查孕节，肛门透明胶纸法易检出虫卵

（四）细粒棘球绦虫

细粒棘球绦虫又称包生绦虫，成虫寄生于犬科等食肉动物的小肠内，幼虫（棘球蚴）寄生于人或草食动物组织内，引起棘球蚴病，又称包虫病。该病是我国西北地区常见的人畜共患寄生虫病。

成虫是绦虫中最小的虫种，长2～7mm，头节呈梨形，有4个吸盘和1个顶突。顶突上有2圈小钩；颈部之后为链体，包括幼节、成节、孕节各1节。包生绦虫的虫卵与猪带绦虫、牛带绦虫的虫卵形态相似。幼虫为棘球蚴，圆形或不规则的囊状，大小不一，从不足1cm至数十厘米不等。棘球蚴囊

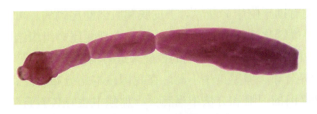

图14-33　细粒棘球绦虫成虫

内充满液体。囊壁分两层，外层为角皮层，内层为胚层，又叫生发层。胚层内长出许多原头蚴和生发囊。生发囊的胚层又可形成多个原头蚴及与其结构相似的子囊，子囊内又可形成孙囊。原头蚴、生发囊可从胚层上脱落，悬浮于囊液中，称为棘球蚴砂（图14-33）。

成虫寄生于犬科等食肉动物的小肠内上段，通过顶突小钩和吸盘固着在肠绒毛基部隐窝内，孕节或虫卵随粪便排出体外。孕节有较强的活动能力，可以沿着草地爬行，污染牧区，如被羊、牛、马等食草动物吞食，于十二指肠中孵出棘球蚴，并穿入肠壁的血管或淋巴管，随血流到达身体各部位，约经5个月发育为囊尾蚴。人因误食虫卵而患棘球蚴病。

棘球蚴病又称包虫病，棘球蚴对人体的危害以机械性损害为主，严重程度取决于棘球蚴的体积、数量、寄生时间和部位。常见寄生于人体肝，其次为肺、腹腔、脑、脾、骨髓等器官。巨大的棘球蚴囊多见于腹腔，它可以占满整个腹腔，推压膈肌，甚至使一侧肺叶萎缩。

临床症状复杂多样，常见症状有局部压迫和刺激、过敏等。

包虫病分布于世界各大洲的牧区，而我国是世界上棘球蚴病流行较为严重的国家之一。本病诊断可采用X线或免疫学检查方法。预防该病主要注意个人卫生，保护水源，不用患畜内脏饲养犬。药物治疗方面，可选用阿苯哒唑、甲苯哒唑、吡喹酮等。

♥ 医者仁心

"最美医生"王文涛：深入高原斗"虫癌"

2020年全国"最美医生"王文涛是华西医院肝脏外科副主任，10多年来，他利用业余时间，乘车七八个小时前往四川省甘孜藏族自治州，为当地人民治疗包虫病。包虫病如不及时治疗，病死率相当高，因此被称为"虫癌"，甘孜藏族自治州很多群众饱受包虫病的折磨。受限于医疗、经济、交通、语言等客观因素，他只身前往，在甘孜当地医院手把手教授手术、教学、查房、疾病科普宣讲，然后再返回成都上班。因高原反应他不得不一边吸氧一边做手术，为当地培养了一支带不走的医疗队伍。王文涛说："能参与到脱贫攻坚、助力民族地区发展，我备感荣幸。为老百姓服务，就是一个医生的责任和使命"。

（五）曼氏迭宫绦虫

曼氏迭宫绦虫（*Spirometra mansoni*）广泛分布于世界各地，成虫常见于猫、犬等肉食动物小肠内，其幼虫和成虫均可寄生于人体内引起疾病，尤其以幼虫寄生引起的裂头蚴病更为常见。

人体感染裂头蚴有两种途径，即裂头蚴或原尾蚴经皮肤或黏膜侵入，误食被裂头蚴或原尾蚴污染的食物。感染方式：①局部敷贴生蛙肉；②吞食未煮熟的蛙、蛇、鸡或猪肉。其幼虫可迁移并寄生于皮下、眼睛、口腔、内脏、脑和脊髓等组织器官中。脑裂头蚴病的临床表现酷似脑瘤，常有阵发性头痛史，严重时昏迷或伴喷射状呕吐、视物模糊、间歇性口角抽搐、肢体麻木、抽搐甚至瘫痪等，极易误诊。

避免用蛙和蛇皮、肉敷贴皮肤、伤口，不生食或食用未煮熟的蛙、蛇、鸟、猪及其他动物肉类可以有效防止感染。

第2节　医学原虫

原虫（protozoa）是单细胞真核生物，目前报道的至少有65 000种，分布在海洋、土壤、水体或腐败物内，大多数营自生生活，可寄生于人或动物体内或体表的约有1万种。

医学原虫指与医学相关，寄生于人体管腔、体液、组织或细胞内的原虫，有40余种。原虫形态多样，大小在2～3μm到100～200μm，其基本结构包括细胞膜、细胞质和细胞核。医学原虫有无性生殖和有性生殖两种繁殖方式。WHO规定的六大热带病中，原虫病占了3大类，分别为疟疾、锥虫病和利什曼病。常见的医学原虫有溶组织内阿米巴、阴道毛滴虫、蓝氏贾第鞭毛虫、疟原虫、弓形虫等。

一、溶组织内阿米巴

溶组织内阿米巴（*Entamoeba histolytica*）又称痢疾阿米巴，主要寄生于人体结肠，也可侵入其他器官组织，引起肠外阿米巴病。

1. 形态　溶组织内阿米巴在生活史过程中有滋养体和包囊两个发育时期。

（1）滋养体　分为大滋养体和小滋养体两种。大滋养体直径为10～60μm，运动活泼，内外质分明。透明的外质向移动方向伸舌状或指状伪足，使阿米巴向伪足伸出的方向定向移动，即阿米巴运动。经固定染色后可见泡状细胞核，核仁居中，核膜与核仁之间可见纤细的核纤维。从有症状患者的黏液脓血便或组织中分离的滋养体内质常见被吞噬的红细胞。小滋养体大小为12～30μm，内外质界线不明，胞质内不含有红细胞，其细胞核结构与大滋养体相似。

（2）包囊　呈圆球形，直径为10～20μm，外有光滑囊壁，内有1～4个细胞核。四核包囊为成熟包囊，囊内仅有4个细胞核，此期是原虫的感染阶段。单核和双核包囊为未成熟包囊，胞质中有储存营养物质的拟染色体和糖原泡（图14-34）。

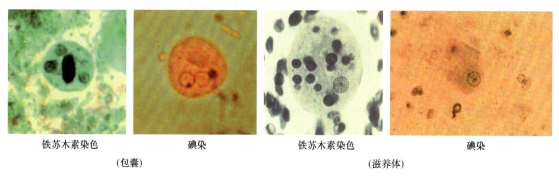

铁苏木素染色　　碘染　　铁苏木素染色　　碘染

（包囊）　　　　　　　　　　（滋养体）

图14-34　溶组织内阿米巴形态结构

2. 生活史　溶组织内阿米巴生活史基本过程为包囊—肠腔内滋养体—包囊。人因摄入被四核包囊污染的食物和水而感染。包囊经消化液作用，虫体脱囊而出，很快形成8个小滋养体。滋养体在结肠的上端以细菌或肠内容物为食，以二分裂的方式增殖。滋养体随肠内容物继续下行，由于肠腔内水分、营养物质逐渐减少，虫体停止活动，团缩并分泌囊壁形成包囊随粪便排出体外（图14-35）。若当肠蠕动加快或有腹泻时，未形成包囊的滋养体也可随粪便排出。滋养体抵抗力低，在外界环境中很快死亡，不能成囊。

当宿主免疫力下降或肠壁受损时，肠腔内的滋养体借助伪足的机械性作用、溶组织酶和毒素的作用，侵入肠壁组织，吞噬红细胞。滋养体以二分裂的方式大量繁殖，破坏、溶解肠壁组织，引起肠壁溃疡，即肠阿米巴病。滋养体可随坏死的肠壁组织脱落至肠腔，随肠内容物排出体外而死亡。也可随血流播散至其他脏器，如肝、肺、脑等，引起肠外阿米巴病。

3. 致病性　人体感染溶组织内阿米巴后，多为无症状带虫者。阿米巴病的潜伏期为2～26天，多为2周。当感染者免疫力下降时，滋养体侵入组织可引起阿米巴病，临床分为两种类型。

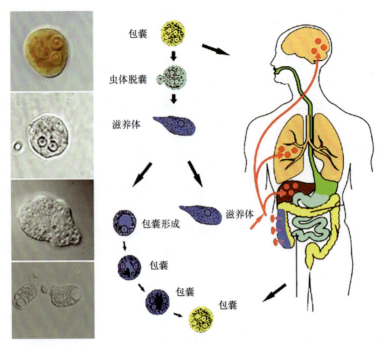

图14-35 溶组织内阿米巴生活史

（1）肠阿米巴病　由溶组织内阿米巴滋养体侵袭肠壁所致。好发部位为盲肠和升结肠，其次为直肠、乙状结肠和阑尾。临床上可分为急性和慢性。急性期典型症状为腹痛伴里急后重、腹泻，粪便可呈果酱样黏液脓血便，有腥臭味，一日数次或数十次。急性爆发性痢疾是严重和致命性的肠阿米巴病，儿童多见。有些急性反复发作者可转为慢性，表现为长期间歇性腹痛、腹泻、胃肠胀气和体重下降，可持续1年以上，甚至达5年之久。肠阿米巴病最严重的并发症是出现肠穿孔、继发性细菌性腹膜炎及中毒性巨结肠等。

（2）肠外阿米巴病　肠壁组织中的滋养体也可随血流侵入肝、肺、脑等器官，引起肠外阿米巴病。其中以阿米巴肝脓肿最常见，患者可出现发热、肝大、肝区疼痛等症状。肺脓肿患者主要症状为发热、胸痛、咳嗽、咳痰，痰呈咖啡色。脑脓肿患者可发展为脑膜脑炎，死亡率高。

4. 实验室诊断　病原学检查是确诊溶组织内阿米巴感染的依据。可选用生理盐水直接涂片法从患者的脓血便、稀便或病灶活组织内检查滋养体。对于慢性患者和带虫者，主要是在成形粪便中查到包囊。最常选用的方法为碘液玻片法和浓集检查法（汞碘醛离心沉淀法）。

此外，还可采用培养检查法检测滋养体；间接血凝试验、酶联免疫吸附试验检测抗阿米巴抗体。免疫学检查主要用于阿米巴病特别是肠外阿米巴病的辅助诊断和阿米巴感染状况的流行病学调查。

5. 流行与防治　溶组织内阿米巴的感染呈世界性分布，多见于热带和亚热带，感染状况与区域经济发展水平、公共卫生条件、个人卫生习惯以及机体免疫力关系密切。我国各地均有分布，经济不发达、卫生条件差的地区以及免疫力低下人群感染率高。

加强卫生宣传教育，做好环节卫生，消灭蝇、蟑螂等传播媒介；治疗患者和带虫者。药物首选甲硝唑（灭滴灵），适用于急慢性阿米巴病患者。带包囊者的治疗可用巴龙霉素、喹碘方等。

二、鞭 毛 虫

鞭毛虫是以鞭毛为运动器官的原生生物，如蓝氏贾第鞭毛虫、阴道毛滴虫、杜氏利什曼原虫等。

（一）蓝氏贾第鞭毛虫

蓝氏贾第鞭毛虫（*Giardia lamblia*）简称贾第虫。虫体寄生于人体小肠，引起贾第虫病，导致腹泻与营养不良等症状。因贾第虫病在旅游者人群中发病率较高，故又称"旅游者腹泻"。贾第虫是机会致病性原虫，可与艾滋病合并感染，因而近年更加引起人们的重视。

1. 形态

（1）滋养体　呈纵切倒置的梨形，长9～21μm，宽5～15μm，厚2～4μm。虫体，背面隆起，腹面扁平，两侧对称。腹面前半部向内凹陷形成1个分为两叶的吸盘，两叶吸盘中央各有1个卵圆形的细胞核，核仁大而圆。鞭毛4对，包括前后侧鞭毛、腹侧鞭毛和尾部鞭毛。1对中体位于吸盘下方，为贾第虫属特有结构，是鉴别贾第虫的重要形态特征。

（2）包囊　椭圆形，长8～14μm，宽7～10μm，囊壁较厚。细胞质通常收缩，形成双层结构，在囊壁和细胞质之间有明显的不均匀空隙。成熟包囊有胞核4个，多偏于一侧。囊内可见到鞭毛、中体、轴柱等早期结构（图14-36）。

2. 生活史与致病性　贾第虫成熟的四核包囊为感染阶段，人因食入被包囊污染的食物和饮水感染。进入人体后，在十二指肠内脱囊形成滋养体。滋养体寄生在小肠，借助吸盘吸附在肠黏膜表面。感染者多数为无症状带虫者，仅少数出现腹痛、腹泻、腹胀、发热和厌食等症状。如虫株毒力强、数量多或宿主免疫功能低下，大

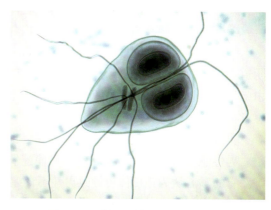

图14-36　蓝氏贾第鞭毛虫形态结构

量虫体形成的机械性损伤可影响肠黏膜吸收功能，导致肠道功能紊乱，患者表现为以腹泻为主的吸收不良综合征。

当滋养体落入肠腔而随肠内容物到达回肠下段或结肠腔后，形成包囊。囊内核进一步分裂，形成四个核的成熟包囊，并随粪便排出。包囊对外界抵抗力强，为传播阶段。据统计，一次腹泻粪便中的滋养体数量可达140亿个，一次成形粪便中包囊数量达9亿个。

3. 实验诊断与防治原则　病原学检查是贾第虫感染的确诊依据。对急性期腹泻者，用生理盐水直接涂片法查找患者新鲜粪便中的活滋养体。对慢性患者，用生理盐水涂片后，再用碘液染色法查找包囊。对疑似贾第虫感染，而多次粪检阴性者，可采用引流十二指肠液或胆汁，直接涂片镜检或离心后取沉渣找滋养体。此法可提高检出率，但患者一般不愿接受，取材较困难。免疫学检查可选用酶联免疫吸附试验（ELISA）、间接荧光抗体试验（IFA）和对流免疫电泳（CIEP）等，均具有较高的敏感性和特异性，已被用于贾第虫感染的流行病学调查和临床辅助诊断。

积极治疗患者和带虫者。加强人和动物粪便管理，保护水源，注意饮食饮水卫生。艾滋病患者及其他免疫功能低下者，均应接受防止贾第虫感染的防治措施。常用药物有甲硝唑、呋喃唑酮（痢特灵）、替硝唑、巴龙霉素等。

（二）阴道毛滴虫

阴道毛滴虫（*Trichomonas vaginalis*）简称阴道滴虫，呈世界性分布。阴道毛滴虫是以性传播为主的疾病，可寄生于女性阴道、尿道及男性尿道、前列腺内，引起滴虫性阴道炎、尿道炎或前列腺炎。

1. 形态　阴道毛滴虫的发育阶段只有滋养体期。活体无色透明，呈水滴状，可借助4根前鞭毛及体侧波动膜的波动做螺旋式运动。经固定染色后呈梨形或椭圆形，大小为（7～32）μm×（5～15）μm。虫体前1/3处有一个椭圆形泡状核，其上缘有5颗排列成环状的毛基体，由此向外发出4根前鞭毛和1根后鞭毛。后鞭毛向后伸展与虫体波动膜外缘相连，波动膜位于虫体前1/2处。有轴柱1根，纤细透明，纵贯虫体并从后端伸出体外（图14-37）。

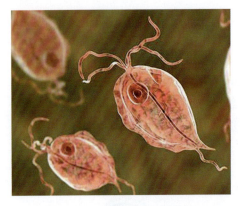

图14-37 阴道毛滴虫滋养体

2. 生活史与致病性 阴道毛滴虫生活史简单。滋养体既是活动和繁殖阶段，也是感染和致病阶段，人群感染主要是通过直接或间接接触方式而传播。

主要寄生于女性阴道，尤以后穹隆多见，偶可侵入尿道或子宫等部位。正常情况下，健康妇女因阴道中的乳酸杆菌酵解阴道上皮细胞内的糖原产生大量乳酸，使阴道内环境呈酸性（pH 3.8～4.4），这种酸性环境可以抑制病原繁殖，称为阴道的自净作用。而当阴道内有滴虫寄生时，滴虫可与乳酸杆菌竞争消耗糖原，妨碍其酵解作用，破坏了"阴道的自净作用"，阴道毛滴虫得以大量繁殖，并促进继发性细菌感染，引起滴虫性阴道炎。多数感染者无临床表现或症状不明显。典型滴虫性阴道炎患者临床症状为阴部瘙痒或烧灼感、白带增多，白带呈白色、黄色、赤色、脓状，以黄色泡沫状为典型，伴有臭味。当滴虫侵犯尿道时，患者可表现为尿频、尿急、尿痛。

男性感染一般寄生于尿道、前列腺，也可在睾丸、附睾及包皮下组织寄生。虫体以纵二分裂法繁殖。男性感染者一般呈带虫状态，可使配偶重复感染，严重者表现为尿痛、夜尿、前列腺肿大及触痛等。有的学者认为该虫体可导致男性不育症。

3. 实验诊断 从阴道分泌物、尿液或前列腺分泌物中查到滋养体为确诊依据。常用方法有生理盐水直接涂片法、悬滴法或涂片染色法。涂片查不到虫体时，可做培养法，将分泌物接种于肝浸液培养基中，经37℃孵育。

4. 流行与防治 阴道毛滴虫呈全球性分布，在我国流行广泛。各地区及不同人群感染率不一，以女性20～40岁年龄组感染率最高。患者和无症状带虫者是本病的主要传染源，传播方式主要以性生活传播为主，也可通过使用公共浴池、浴具、坐便器等间接传播。

加强卫生宣传教育工作，注意个人卫生、经期卫生以及公共环境卫生，不使用公共浴具。及时治疗患者和带虫者，对性伴侣同时治疗方可根治。常用口服药物有甲硝唑、乙酰胂胺（滴维净），局部可用1∶5000高锰酸钾溶液冲洗阴道。

🖥️ 链 接 杜氏利什曼原虫

杜氏利什曼原虫可引起黑热病，是中华人民共和国成立初期我国重点防治的五大寄生虫病之一。生活史包括前鞭毛体及无鞭毛体两个时期，感染阶段为前鞭毛体，寄生于白蛉的消化道内。感染方式是白蛉的叮咬传播。无鞭毛体寄生于人或哺乳动物的单核巨噬细胞内，是杜氏利什曼原虫的致病阶段。黑热病三大症状：长期不规则发热，脾、肝、淋巴结肿大和全血细胞贫血。在我国，黑热病流行于长江以北的广大农村，中华人民共和国成立后，开展了大规模的防治工作，取得了显著成绩。近年来主要在甘肃、四川、陕西、山西、新疆和内蒙古等地每年有病例发生，患者集中于陇南和川北。采取查治患者，杀灭患犬和消灭白蛉的综合措施是预防黑热病的有效办法。

三、疟 原 虫

（一）疟原虫

疟原虫（*Plasmodium*）是引起疟疾的病原体。寄生于人体的疟原虫有4种，即间日疟原虫、恶性疟原虫、三日疟原虫和卵形疟原虫。在我国主要是间日疟原虫和恶性疟原虫，三日疟原虫少见，卵形疟原虫罕见。

1. 形态 疟原虫的基本结构为细胞核和细胞质。经瑞氏或吉姆萨染色后,红细胞内疟原虫胞核被染成红色,胞质呈蓝色,疟原虫分解血红蛋白后的代谢产物疟色素不易着色,呈棕褐色。4种疟原虫在红细胞内的形态特征不尽相同,现以我国最常见的间日疟原虫为例,介绍其红细胞内期的形态特征。

(1)滋养体 疟原虫刚侵入红细胞的初始阶段称为早期滋养体,又称环状体,胞核小,位于虫体的一侧,胞质少,中间有空泡,形似指环状,此时被寄生的红细胞无明显变化。环状体进一步发育,胞核增大,胞质亦增多,虫体变大伸出伪足,胞质中开始出现疟色素,此时称为晚期滋养体,亦称大滋养体。被间日疟原虫寄生的红细胞体积胀大,颜色变浅,开始出现红色的薛氏小点。

(2)裂殖体 晚期滋养体继续发育,核开始分裂后成为裂殖体。随着胞核的反复分裂,最后胞质也随之分裂,每一个核都被部分胞质包裹,成为裂殖子。早期胞质未分裂的裂殖体称为未成熟裂殖体。当细胞核经分裂后的数目达到12~24个,胞质随之分裂,每个核被分裂的胞质所包裹,形成一个裂殖子,疟色素集中成团,则称为成熟裂殖体。

(3)配子体 疟原虫在红细胞内经过数次裂体增殖后,部分裂殖子侵入红细胞后不再进行裂体增殖,而是继续发育,核增大而不再分裂,胞质增多而无伪足,最后发育成为圆形或卵圆形的个体,称为配子体。配子体有雌、雄之分。雌配子体因虫体较大,也称为大配子体,其胞质致密,呈深蓝色,疟色素多而粗大,核小而致密,呈深红色,多偏向虫体一侧;雄配子也称为小配子体,其虫体较小,胞质稀薄,呈浅蓝色,疟色素少而细小,核大较疏松,呈淡红色,常位于虫体的中央。

2. 生活史 寄生于人体的4种疟原虫生活史基本相同,需要人和雌性按蚊两个宿主。在人体内以裂体增殖方式进行无性生殖;在雌性按蚊体内以配子生殖方式进行有性生殖,继而进行孢子增殖。

(1)在人体内的发育 包括在肝细胞内的发育(红细胞外期)和红细胞内的发育(红细胞内期)两个阶段。

当唾液中含有子孢子的雌性按蚊叮咬人吸血时,子孢子随蚊的唾液进入人体,30分钟后侵入肝细胞并进行裂体增殖。成熟裂殖体胀破肝细胞后释放出裂殖子,一部分被吞噬细胞吞噬,其余部分则侵入红细胞内,开始红细胞内期的发育。间日疟原虫的红细胞外期时间约为8天、恶性疟原虫约为6天、三日疟原虫为11~12天、卵形疟原虫为9天。间日疟原虫和卵形疟原虫的子孢子在遗传学上有两个不同的类型,即速发型子孢子和迟发型子孢子。速发型子孢子进入肝细胞后即开始裂体增殖,而迟发型子孢子在肝细胞内需要经过数月或数年的休眠期后才开始裂体增殖。经过休眠期的子孢子称为休眠子,与疟疾的复发有关。

从肝细胞释放出来的裂殖子,很快侵入红细胞内,经过早期滋养体、晚期滋养体、未成熟裂殖体和成熟裂殖体阶段。最后,红细胞被胀破,释放出的裂殖子一部分被吞噬细胞消灭,其余部分又侵入其他红细胞内继续裂体增殖。不同疟原虫完成一代红细胞内期裂体增殖所需的时间不同,间日疟原虫约需48小时,恶性疟原虫需36~48小时,三日疟原虫约需72小时,卵形疟原虫约需48小时。红细胞内期的疟原虫经几代裂体增殖后,部分裂殖子侵入红细胞后不再进行裂体增殖而是发育为雌、雄配子体。配子体的进一步发育需要在蚊胃中进行。

(2)在蚊体内的发育 当雌性按蚊叮咬患者或带虫者时,在红细胞内发育的各期疟原虫随血液进入蚊胃,但仅有雌、雄配子体能在蚊胃内继续发育,形成雌、雄配子。雄配子钻入雌配子体内,受精结合成为圆球形的合子,合子变长能活动,称为动合子。动合子从蚊胃壁穿过,停留于蚊胃基底膜下,形成圆球形的卵囊。卵囊长大,囊内的核和细胞质不断分裂进行孢子增殖,形成数以万计的子孢子,即孢子增殖。子孢子随卵囊破裂释出或由囊壁钻出,随血液、淋巴到蚊的唾液腺,发育为成熟子孢子。当受染的蚊再次叮咬人吸血时,子孢子进入人体(图14-38)。

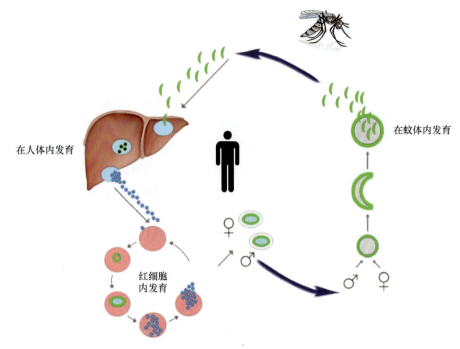

图14-38　疟原虫生活史

3. 致病性　红细胞内期是疟原虫的主要致病阶段，其致病强弱与侵入的虫种、数量和人体免疫状态有关。

（1）疟疾发作　疟疾的一次典型发作表现为寒战、高热、出汗退热三个连续阶段。典型发作具有周期性，与红细胞内期的裂殖体增殖周期一致，间日疟及卵形疟隔日发作1次，恶性疟36～48小时发作1次，三日疟间隔2天发作1次。疟疾发作与红细胞内期的裂体增殖、虫体代谢产物和红细胞碎片有关。

（2）疟疾的再燃与复发　疟疾初发停止后，患者在无新感染的情况下，由于体内残存的少量红细胞内期疟原虫在一定条件下重新大量增殖又引起的疟疾发作，称为疟疾的再燃。再燃与宿主抵抗力及疟原虫的抗原变异有关。疟疾初发患者红细胞内期的疟原虫已被消灭，且未经蚊媒传播感染，经过数周至年余，又出现疟疾发作，称为疟疾的复发。目前认为肝细胞内迟发型子孢子与疟疾复发有关。

（3）贫血　疟疾发作数次后，导致大量红细胞被破坏，可出现贫血。发作次数越多，病程越长，贫血越严重。另外，红细胞的破坏与脾功能亢进和免疫病理的损害有关。

（4）脾大　疟疾患者多在发作3～4天后，开始出现脾大，长期不愈或反复感染者，脾大十分明显，可达脐下。主要原因是脾充血和单核巨噬细胞吞噬疟原虫增生而致。患者多伴有肝大、门静脉高压、脾功能亢进、巨脾、贫血等症状。

（5）凶险型疟疾　免疫力低下或因各种原因延误诊治的疟疾患者，可因血中疟原虫数量剧增而出现凶险症状，大多数由恶性疟原虫所致。临床常见的有脑型、超高热型等，患者多表现为持续高热、抽搐、昏迷、重症贫血、肾衰竭等，来势凶猛，若不能及时诊治，死亡率很高。

（6）疟性肾病　主要表现为全身性水肿、腹水、高血压和蛋白尿，最后常可导致肾衰竭，多见于长期患有三日疟而未治愈的患者。

4. 实验室诊断与防治原则　病原学检查是疟疾确诊的依据。采集患者外周血，在同一张载玻片上同时作厚、薄血膜片，经瑞氏或吉姆萨染色镜检查找疟原虫。注意选择适宜的采血时间，间日疟宜选择在发作后数小时至十余小时采血，恶性疟宜选择在疟疾发作开始时采血检查。此外，还可采用快速检测试剂盒对疟原虫的抗原进行检测、采用PCR对疟原虫的核酸进行检测，以辅助诊断。

积极治疗患者和带虫者来控制传染源，同时做到防蚊灭蚊。常用的治疗药物有氯喹、伯氨喹、乙胺嘧啶和青蒿素等。

📺 链接 从 3000 万到零病例 中国获得"无疟认证"

从 20 世纪 40 年代每年报告约 3000 万疟疾病例到 2017 年以来零病例，经过 70 多年的艰苦努力，2021 年 6 月 30 日，中国获得世界卫生组织国家消除疟疾认证。疟疾作为我国流行历史久远、危害严重的传染病之一，这场横跨 70 多年的接力，过程不乏教训和曲折，我们不仅取得了从 3000 万到零病例的瞩目成绩，也为实现"无疟疾世界"愿景做出了中国贡献，其中最值得骄傲的是青蒿素的发现。

（二）刚地弓形虫

刚地弓形虫（*Toxoplasma gondii*）简称弓形虫，是一种分布广泛的细胞内寄生原虫，可寄生于人体、脊椎动物及鸟类等，引起人畜共患的弓形虫病。

1. 形态 弓形虫发育的全过程有 5 种不同形态的阶段，滋养体、包囊、裂殖体、配子体和卵囊，以上均可存在于终宿主（猫科动物）体内，在中间宿主（人、哺乳动物、鸟类等）体内仅见滋养体和包囊两种。其中的滋养体、包囊和卵囊与传播和致病有关（图 14-39）。

2. 生活史 弓形虫生活史发育过程需两类宿主，在猫科动物体内完成有性生殖阶段，同时也可进行无性增殖，在其他动物或人等中间宿主体内只能完成无性生殖。

（1）终宿主体内的发育 猫科动物为终宿主。当其

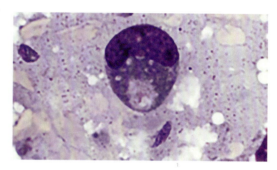

图 14-39 刚地弓形虫形态结构

食入含有弓形虫包囊或假包囊的动物内脏或肉类等时而感染。经过裂殖增殖形成雌、雄配子体。两者结合形成合子，再继续发育为卵囊。卵囊可随粪便排出体外，通过污染食物而感染中间宿主或终宿主。

（2）中间宿主体内的发育 成熟卵囊、包囊或者假包囊被中间宿主（如人、羊、猪、牛等）吞食后，在小肠内逸出子孢子、缓殖子或速殖子，侵入血管或淋巴管进入单核巨噬细胞系统的细胞内寄生，并扩散至全身各器官组织（如脑、淋巴结、肝、心、肺、肌肉等），进入细胞内进行无性增殖，形成假包囊（图 14-40）。

3. 致病性 弓形虫的致病性与虫株毒力和宿主的免疫状态有关，可引起宿主组织的炎症和水肿，包囊挤压组织器官引起功能障碍，包囊破裂或虫体刺激引起变态反应，形成肉芽肿。

根据弓形虫的感染途径分为先天性和获得性弓形虫病两种。先天性弓形虫病是孕妇在孕期初次感染弓形虫，经胎盘垂直传播给胎儿，可造成流产、早产、畸胎或死胎，若孕妇于妊娠后期受染，受染胎儿多数表现为隐性感染，有的出生后数月甚至数年才出现症状。获得性弓形虫病主要为经口感染。免疫力正常者多为隐性感染，仅表现为血清特异性抗体增高。淋巴结肿大是获得性弓形虫病的常见表现，多见于颌下和颈后淋巴结。弓形虫可引起多器官出现病损，常累及脑和眼部，引起中枢神经系统损害，如脑炎、脑膜脑炎、癫痫和精神异常等。

4. 实验诊断与防治原则 由于弓形虫病原学检查较困难且阳性率不高，所以血清学诊断已成目前重要的辅助诊断手段。常用的方法有弓形虫染色试验、间接免疫荧光抗体试验、间接血凝试验、酶联免疫吸附试验，其中间接血凝试验与酶联免疫吸附试验应用较为广泛。

防治弓形虫病应加强对家畜、家禽和可疑动物的监测和隔离；加强肉类检疫及饮食卫生的管理；教育群众不吃生或半生的肉、奶制品；定期对孕妇做弓形虫常规检查，以预防先天性弓形虫病的发生。乙胺嘧啶、磺胺嘧啶对增殖期弓形虫有抑制生长的作用。

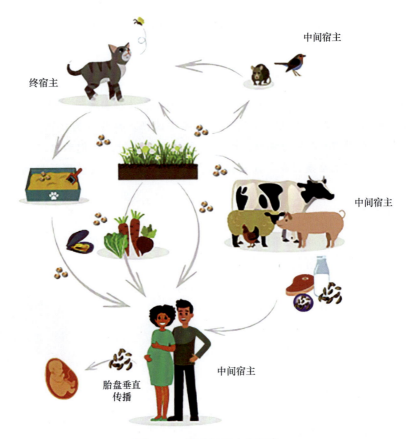

图14-40 刚地弓形虫生活史

第3节 医学节肢动物

节肢动物门是动物界最大的门，种类繁多、分步广泛，占动物种类的2/3以上。其中一些可通过蜇刺、寄生和传播病原生物等方式危害人类健康，称为医学节肢动物。研究医学节肢动物的形态、分类、生活史等与人类疾病关系的科学称为医学节肢动物学。

节肢动物的主要特征为虫体左右对称，具有成对附肢，体表骨骼化，由几丁质及醌单宁蛋白组成表皮，循环系统开放式，发育史大多经历蜕皮和变态。与医学有关的节肢动物分为5纲，昆虫纲、蛛形纲、甲壳纲、唇足纲和倍足纲。

医学节肢动物对人类的危害可分为直接危害和间接危害。

1. 直接危害 ①骚扰和吸血：有些吸血昆虫在其滋生地及活动场所叮刺人吸血，被叮刺处有痒感，出现丘疹样荨麻疹，影响工作和睡眠。②蜇刺和毒害：包括含毒的唾液或毒腺液由口器叮刺而注入皮下，也可由蜇器刺蜇人体后注入毒液，引起中毒等。③超敏反应：过敏体质人群接触节肢动物的唾液、分泌液、排泄物、脱落的表皮等异种蛋白，可引起超敏反应。④寄生：有些可寄生于人畜体内或体表引起病变。

2. 间接危害 医学节肢动物可以携带病原微生物或寄生虫，在人和（或）动物之间传播病原体，这种由节肢动物传播的疾病称为虫媒病。如蝇通过接触患者的粪便、脓液等污物，将病原体机械地从一个宿主传给另一个宿主。有些病原体需要在某些节肢动物体内完成发育或增殖后才具备感染能力，属于生物学性传播。

常见医学节肢动物的直接危害及传播的疾病见表14-3。

表 14-3 常见医学节肢动物致病性

节肢动物	直接危害	传播疾病
蚊	骚扰、钉刺吸血	丝虫病、疟疾、流行性乙型脑炎、登革热等
蝇	骚扰、传播	蝇蛆病、伤寒、痢疾、霍乱、肠道蠕虫病、结膜吸吮线虫病等
虱	钉刺吸血、骚扰	流行性斑疹伤寒、回归热等
蚤	钉刺吸血、骚扰、致敏	鼠疫、地方性斑疹伤寒、皮肤瘙痒等
白蛉	叮咬、吸血	黑热病
臭虫	吸血、骚扰	Q热、乙型肝炎等
蜱	叮咬、吸血	局部炎症或蜱瘫痪；森林脑炎、新疆出血热、Q热等
蠕形螨	接触	酒糟鼻、外耳瘙痒等；合并细菌可引起毛囊炎、痤疮等

自 测 题

一、单项选择题

1. 华支睾吸虫成虫寄生于人体的
   A. 肝脏　　　　　B. 肠系膜静脉
   C. 腹腔　　　　　D. 肝胆管
   E. 肺脏

2. 猪肉绦虫对人体危害比牛肉绦虫大是因为
   A. 猪肉绦虫比牛肉绦虫长
   B. 头节有小钩
   C. 猪肉绦虫活动力强
   D. 牛肉绦虫成虫不寄生于人体
   E. 猪肉绦虫幼虫寄生于人体致病

3. 日本血吸虫的主要致病阶段是
   A. 成虫　　　　　B. 尾蚴
   C. 毛蚴　　　　　D. 虫卵
   E. 囊蚴

4. 下列寄生虫的感染方式哪项是错误的
   A. 血吸虫—经口
   B. 钩虫—接触疫土
   C. 蛔虫—误食感染期虫卵
   D. 旋毛虫—生食或半生食有旋毛虫囊包的动物肉
   E. 蛲虫—食入感染期卵

5. 经蚊感染的是
   A. 蛲虫　　　　　B. 疟疾
   C. 猪肉绦虫　　　D. 阴道毛滴虫
   E. 旋毛虫

6. 阴道毛滴虫干扰阴道自净作用的机制是
   A. 原虫侵入阴道上皮
   B. 妨碍乳酸杆菌的糖原酵解作用

   C. 增强乳酸杆菌糖原酵解作用
   D. 机械性刺激和化学毒素作用
   E. 与其他细菌的共生作用

7. 肠外阿米巴病最常见于
   A. 脑　　　　　　B. 肝
   C. 肺　　　　　　D. 心
   E. 皮肤

8. 寄生于人体的最大蠕虫虫卵是
   A. 华支睾吸虫虫卵
   B. 卫氏并殖吸虫虫卵
   C. 布氏姜片吸虫虫卵
   D. 日本血吸虫虫卵
   E. 带绦虫虫卵

9. 钩虫对人体的最主要的危害是
   A. 钩蚴性皮炎　　　B. 钩蚴性肺炎
   C. 贫血　　　　　　D. 异食症
   E. 消化道症状

10. 蛔虫对人体危害最为严重的是
    A. 夺取营养
    B. 幼虫经肺移行
    C. 成虫扭结、钻孔而引起的并发症
    D. 成虫代谢产物引起的中毒反应
    E. 消化道症状

二、简答题

1. 哪些吸虫不寄生在肠道，但可在粪便中检查到其虫卵？叙述其原因。

2. 钩虫为什么能引起缺铁性贫血？

（王　蕾）

主要参考文献

曹德明.2020.病原生物学与免疫学.2版.北京：人民卫生出版社

曹元应，曹德明.2017.病原生物与免疫学.3版.北京：人民卫生出版社

陈红，张驰，2018.病原生物学与免疫学基础.成都：四川大学出版社

李凡，徐志凯，2019.医学微生物学.9版.北京：人民卫生出版社

李睿.2019.病原生物学与免疫学.北京：北京大学医学出版社

林逢春，孙中文.2020.免疫学检验技术.5版.北京：人民卫生出版社

刘荣臻，曹元应.2020.病原生物与免疫学.4版.北京：人民卫生出版社

卢芳国，王倩.2022.免疫学基础与病原生物学.2版.北京：北京大学医学出版社

潘丽红，高江原.2015.医学免疫学与病原生物学.2版.北京：科学出版社

潘丽红.2020.医学免疫学与病原生物学.3版.北京：科学出版社

戚中田.2022.医学微生物学.4版.北京：科学出版社

卫茹，杨朝晔.2020.病原生物学和免疫学.北京：人民卫生出版社

夏金华.2018.病原生物学与免疫学.2版.北京：科学出版社

夏金华.2022.免疫学检验.2版.北京：科学出版社

严家来，陈晓玲.2019.病原生物与免疫学.2版.北京：中国医药科技出版社

朱凤林，陈应国.2019.病原生物与免疫学.北京：人民卫生出版社

自测题单项选择题参考答案

绪论

1. C 2. E 3. D 4. C 5. C 6. B

第1章　免疫系统

1. C 2. B 3. B 4. D 5. B 6. D 7. A 8. E 9. D 10. D

第2章　抗原

1. E 2. D 3. E 4. B 5. A 6. A 7. C 8. B 9. B 10. A

第3章　免疫球蛋白与抗体

1. B 2. C 3. A 4. E 5. E 6. D 7. B 8. D 9. C 10. C

第4章　补体系统

1. C 2. A 3. C 4. B 5. D 6. D 7. C 8. C 9. D 10. B

第5章　人类主要组织相容性复合体及其编码分子

1. B 2. D 3. C 4. D 5. E 6. D 7. B 8. D

第6章　免疫应答

1. D 2. C 3. C 4. B 5. E 6. D 7. B 8. A 9. C

第7章　免疫与临床

1. E 2. A 3. A 4. E 5. E 6. C 7. E 8. E 9. C 10. B 11. E 12. E 13. B 14. A
15. E 16. C 17. B

第8章　细菌的基本特性

1. B 2. C 3. E 4. B 5. C 6. B 7. D 8. C 9. D 10. E

第9章　常见的致病菌

1. B 2. C 3. D 4. C 5. C 6. D 7. B 8. D 9. A 10. D 11. B 12. B 13. D 14. A
15. A

第10章　病毒的基本特性

1. D 2. C 3. E 4. D 5. A 6. D 7. D 8. B 9. B 10. A

第11章　常见的致病性病毒

1. A 2. B 3. A 4. B 5. E 6. D 7. D 8. C 9. A 10. B

第12章　其他微生物

1. D 2. D 3. B 4. C 5. D

第13章　人体寄生虫的基本特性

1. B 2. C 3. C 4. A 5. C

第14章　常见人体寄生虫和医学节肢动物

1. D 2. E 3. D 4. A 5. B 6. B 7. B 8. C 9. C 10. C